名誉总主编 钟世镇

总 主 编 丁自海 王增涛

钟世镇现代临床解剖学全集（第2版）

眼科
临床解剖学

（第2版）

Clinical Anatomy
of Ophthalmology

(2nd Edition)

主 编 刘祖国 颜建华

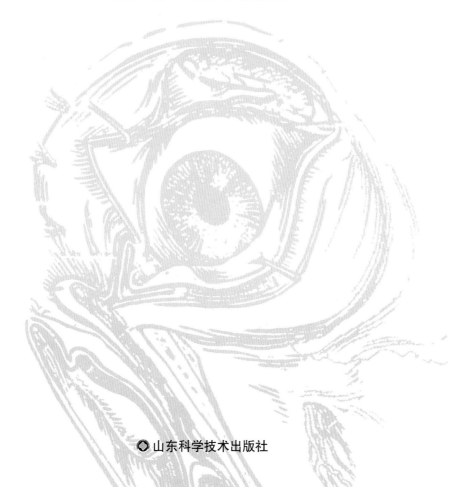

山东科学技术出版社

图书在版编目（CIP）数据

眼科临床解剖学 / 刘祖国，颜建华主编 . —2 版 .
— 济南：山东科学技术出版社，2020.1
ISBN 978-7-5331-9991-3

Ⅰ . ①眼… Ⅱ . ①刘… ②颜… Ⅲ . ①眼科学 –
人体解剖学 Ⅳ . ① R322.9

中国版本图书馆 CIP 数据核字 (2019) 第 289271 号

眼科临床解剖学（第 2 版）

YANKE LINCHUANG JIEPOUXUE（DI 2 BAN）

责任编辑：冯　悦

装帧设计：魏　然

主管单位：山东出版传媒股份有限公司
出 版 者：山东科学技术出版社
　　　　　地址：济南市市中区英雄山路 189 号
　　　　　邮编：250002　电话：（0531）82098088
　　　　　网址：www.lkj.com.cn
　　　　　电子邮件：sdkj@sdcbcm.com
发 行 者：山东科学技术出版社
　　　　　地址：济南市市中区英雄山路 189 号
　　　　　邮编：250002　电话：（0531）82098071
印 刷 者：山东临沂新华印刷物流集团有限责任公司
　　　　　地址：山东省临沂市高新技术产业开发区新华路东段
　　　　　邮编：276017　电话：（0539）2925659

规格：16 开（210mm×285mm）
印张：15　字数：390 千　印数：1～2000
版次：2020 年 1 月第 2 版　2020 年 1 月第 1 次印刷
定价：180.00 元

总主编简介

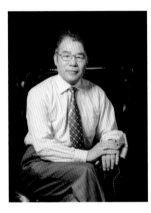

　　丁自海，1952年生，河南南阳人。南方医科大学教授、博士生导师，微创外科解剖学研究所所长、临床解剖学家。在临床解剖学研究领域中，特别在皮瓣外科解剖学、脊柱微创外科解剖学、腔镜外科解剖学、颅底锁孔入路解剖学及实验形态学等领域取得了一系列成果。在引进、消化和吸收国外先进临床解剖学方面做出了贡献。发表论文150余篇，其中SCI论文30余篇。培养硕士研究生、博士研究生及博士后和访问学者60余名。享受国务院政府特殊津贴。现任中国解剖学会理事、中国解剖学会护理解剖学分会主任委员、国家自然科学基金项目评审专家。任《解剖学杂志》《中国临床解剖学杂志》《中华显微外科杂志》《解剖学研究》等杂志编委。曾获军队科技先进个人称号，军队、省部级科技进步奖6项。主持国家自然科学基金和军队、省部级重大科技计划项目6项。总主编《钟世镇现代临床解剖学全集》《临床解剖学丛书》，主编《手外科解剖与临床》《显微外科临床解剖学》等专著10部，主编国家规划教材3部，主译专著8部。

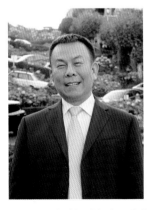

　　王增涛，山东大学附属山东省立医院手足外科主任，山东大学教授。2002年成功完成深低温保存断指再植手术；2007年提出"手指全形再造"的理念，并陆续报道了手指全形再造系列新技术；在手外科与显微外科领域有多项创新与发现。2002年在南方医科大学丁自海教授的帮助与指导下于山东省立医院建立临床解剖学研究室，十几年来在钟世镇院士的进一步指导下，做了大量的显微外科、手外科与足踝外科的临床解剖工作，累积拍摄超过200万张解剖照片和2 000多小时的解剖学视频。自2006年开始，根据国内外同行的需求，连续14年举办"显微外科解剖与临床高级研修班"，培训了大量显微外科医师。

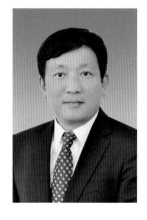

刘祖国 教育部长江学者特聘教授，国家杰出青年基金获得者，厦门大学眼科研究所所长，福建省眼科与视觉科学重点实验室主任，厦门大学医学院医疗大数据研究中心主任、干细胞研究所所长。兼任亚洲干眼协会候任主席、亚洲角膜病协会理事、海峡两岸医药卫生交流协会眼科学专业委员会主任委员、眼表泪液疾病学组组长、中华医学会眼科学分会常委及角膜病学组副组长、中国医师学会眼科学分会常委及角膜病学专业委员会副主任委员、中国老年医学眼科专业委员会名誉主任委员、中国生物医学工程学会组织工程与再生医学分会理事会常委、医疗器械工作委员会委员。《中华眼科杂志》《中华眼科与视觉科学杂志》与《中华细胞与干细胞杂志》（电子版）副总编辑，*Ocular Surface*、《中华医学杂志》等十多家杂志编委。主编、参编教材及专著40余本。发表文章400多篇（其中SCI收录杂志140多篇），在2015年中华医学会眼科学分会公布的"我国眼科科研人员近15年国内学术影响力"排名中并列首位。三次获得国家科技进步二等奖，八次获得部、省级科技进步一等奖，获得发明专利13项及40多项研究基金的资助。获得第八届中国青年科技奖、药明康德药物化学奖、中华眼科杰出成就奖、亚太眼科成就奖、中国优秀眼科医师及吴阶平医药创新奖。为新世纪百千万人才工程国家级人才、卫健委有突出贡献的中青年专家。

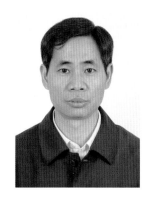

颜建华 中山大学中山眼科中心教授，临床医学博士，博士研究生导师，斜视弱视专科主任，眼科学国家重点实验室PI。中华医学会眼科学分会斜视与小儿眼科专业委员会委员，广东省视光学学会斜视弱视专业委员会主任委员。从事眼科临床工作30余年，对眼科常见病、多发病的诊治有较深造诣，具有较强的解决眼科疑难疾病的能力。对各种成人和小儿斜视、弱视以及屈光不正的诊治经验丰富，特别是与眼眶疾病相关的斜视诊治有自己独特

的见解。熟悉眼眶外伤性骨折、甲状腺相关眼病、各种眼眶和眼内肿瘤性病变的治疗。在国家级杂志发表眼科专业论文170余篇，其中SCI杂志30多篇（第一作者或通讯作者）。担任《斜视治疗学》和《眼眶病与眼肿瘤的现代诊治》的副主编，并参与9本眼科专著编写。

PREFACE

《钟世镇现代临床解剖学全集》（第2版）

序

2008年，首版《钟世镇现代临床解剖学全集》出版时，我曾写过一个总序，着重在践行"认识新时代，把握新特点，明确新任务，落实新要求"中，对时任主编和编者们，寄予期望，希望他们能够发现本身存在的不足，努力寻找改进的措施。"光阴似箭，白驹过隙"，经过10年艰苦奋斗的创新，今天迎来了收获丰硕的《钟世镇现代临床解剖学全集》（第2版）。

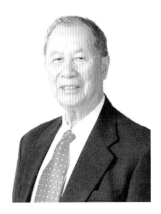

"近水楼台先得月"，我欣喜地收到新版书稿的定稿，经过对新版书稿"跑马观花"式地浏览后，我最突出的感受是：新版本继往开来，标新立异，革故鼎新，独树一帜，别具匠心。例如：在临床前沿的微创外科解剖学领域，增添了腹膜后间隙形态结构有关规律性内容；在骨科临床方面增加了脊柱椎间孔镜应用解剖学；在临床五官科部分增加了耳、鼻、咽、喉腔镜解剖学相结合的资料；特别是在精密仪器密集、诊疗康复精准度高超的临床影像学领域，增补了许多贴近临床的应用解剖学资料。

"涓涓细流，归为江海。纤纤白云，终成蓝图。"老一辈专家不务虚名、讲求质量的清风高节，淋漓尽致地体现在人才辈出、后生可敬的新版本编者身上。吴阶平院士"结合手术要求探讨解剖学重点，通过解剖学进展提高手术水平"的嘱托，已由新版本的编著者们，通过"天道酬勤"的努力，实现了"万点落花舟一叶，载将春色到江南"。

在新版本即将付梓，嘱我写序之际，谨录三个诗句为贺："活水源流随处满，东风花柳逐时新""不是一番寒彻骨，怎得梅花扑鼻香""江山代有才人出，各领风骚数百年"。

中国工程院资深院士　钟世镇

2019年夏于广州

《钟世镇现代临床解剖学全集》（第2版）

前　言

　　首版《钟世镇现代临床解剖学全集》（以下简称"全集"）出版已经10年，由于"全集"各卷紧跟学科的发展趋势，针对性和实用性强，深受广大读者的欢迎。在这10年中，"全集"各相关学科的临床解剖学又有了新进展。在整形外科（包括创伤外科、显微外科、手外科等），对皮瓣小型化的要求越来越高，因此，皮支链皮瓣的解剖学研究特别是采用改进的血管铸型技术和造影技术后，又涌现出一批新成果。涉及胃肠外科、肝胆外科、泌尿外科、妇科的腹膜后筋膜和筋膜间隙的解剖操作更加规范，总结出更加实用的经验。运用骨科数字医学、智能骨科的理念，从临床解剖学研究入手，产生了一大批临床解剖学成果。南方医科大学微创外科解剖学研究所对椎管镜、椎间孔镜相关的解剖学研究，发表了一批高质量的论文。胸心外科中腔镜解剖学和手术解剖学也取得新的进展。颅脑外科新改良的颅底手术入路解剖学又有更清晰的描述。耳鼻咽喉头颈外科融入内镜检查和显微外科信息技术，对鼻颅底外科入路解剖学的研究推动了内镜鼻颅底外科的发展，对内镜入路解剖学的描述更加具体、细腻和实用。血管外科在我国起步较晚，但涉及重要血管手术操作的解剖学要点的描述有了长足进步。眼科近几年出现了眼内镜检查睫状体结构等最新成果。上述各学科的最新进展被纳入新版中，影像技术的进步也为"全集"第2版增加了许多新的影像解剖学资料，更换和增加了一大批手绘图，使新版的质量进一步提高。

　　钟世镇院士是我国现代临床解剖学的奠基人和开拓者，他创立的以解决临床学科发展需要为目的的现代临床解剖学研究体系及所取得的辉煌成就已载入史册。如今，已步入耄耋之年的他，仍十分关心临床解剖学的发展，对第2版修订提出了新的希望，我们一定会认真落实。

　　首版分卷的几位主编退休或其他原因，不再担任第2版的主编。他们的宝贵知识已通过著书立说传诸后世，总主编向他们致以崇高的敬意。

　　在第2版撰稿中，我们仍然坚持站在临床医师的角度，用临床思维方法审视解剖学内容；坚持以应用解剖学为主线，以临床为依托，阐明器官的位置、形态、结构和毗邻；提供手术操作的解剖学要点，正常与异常结构的辨认及重要结构的保护和挽救，对手术中的难点从解剖学角度给予解释和提供对策；为开展新技术、新术式提供解剖学依据和量化标准。

希望《钟世镇现代临床解剖学全集》（第2版）能为我国临床相关学科的发展有所促进，为青年医师专业能力的提升和新业务的开展有所帮助。

总主编 丁自海 王增涛

2019年夏

前　言

　　《钟世镇现代临床解剖学全集·眼科临床解剖学》分册第2版是在第1版的基础上修订编写的，此分册的修订编写工作由厦门大学眼科研究所和中山大学中山眼科中心共同承担。此书的修订编写目标是为临床医生、研究生、教师提供一本真实、实用、简练的具有临床实用意义的眼科临床解剖学专著。为此我们在参考国内外近年出版的有关书籍和文献的基础上，依据临床医生、医学生、教师学习和工作的实际需要，组织国内多家知名医学院校副高职称以上的资深眼科临床专家共同编写了本书，通过大家的不懈努力，克服重重困难，本书终于由山东科学技术出版社出版了。

　　为了体现本书的实用性和针对性，撰著者站在临床医师的角度，用临床思维来审视眼科解剖学内容，针对眼科解剖学与临床疾病的结合点下了不少的功夫。如有些解剖学知识为临床疾病的发生发展机制提供了指导；有些内容对手术入路、手术层次的辨别，手术量化标准及注意事项提供了必要的解剖依据；有些章节充分体现了大体解剖与组织解剖相结合、形态与影像相结合的原则等等。总之，本书字里行间在以眼科解剖学为主线的基础上渗透着方方面面的眼科临床知识，阅读本书将会对眼科临床疾病及手术有更深层次的理解。

　　书中插图除了容易理解的示意解剖图外，还选用了与解剖相关的临床实际典型案例和手术外观图，包括眼附属器、眼前段疾病和眼底疾病等，选用了一些眼底造影、眼部CT和组织学层次的图像，这对理解各种眼科临床疾病十分有帮助。各个章节都选用了第1版《眼耳鼻咽喉科临床解剖学图谱》一书中眼科部分的图谱，尤其是其中一些标本图，解剖标志清晰、构图精美、三维真实，为本书增光添彩，在此向原作者致以衷心的感谢。

　　全书共分八章，分别从眼的胚胎发育学、眼球的解剖、眼附属器的解剖、眼表结构与临床、眼眶及其毗邻的解剖关系、眼部的血液循环和眼的神经分布等介绍了眼部精细形态结构及其与眼科临床相关的知识，文字尽量简洁而全面，力图使读者得到系统、全面、真实而完整的眼科临床解剖学知识。

　　由于眼科解剖学的进展不多，第2版与第1版相比并没有做很大的改动，但在以下几方面做了改进：①更改了原有的一些不清楚的图片，增加了63幅精彩的眼部结构图以及与解剖相关的典型病例图，其中大部分由中山大学中山眼科中心王忠浩副主任医生提供，在此表示衷心的感谢！②增加了近几年出现的新的眼部检查图片，如眼底的OCT血管显影图、眼内窥镜检查到的睫状体结构、角膜共聚焦显微镜图像和睑板腺红外线检查仪图片等；③增加了部分眼科解剖与临床切实相关的新内容。

　　参与此书撰写的作者均在临床第一线工作，工作十分繁忙，他（她）们对于此书的出版付出了大量的心血，在此表示衷心的感谢。要写好一本解剖学与临床相结合的书，的确十分不易，如何写好此书，我们进行了专门的讨论与思考。最后我们给各位作者的原则是，在大体结构上要求一致，撰写的内容是从解剖的角度来思考临床问题，力求对临床工作产生重要的指导意义，同时为体现各个作者的特色，对于其写作风格及细致的内容未作统一要求。虽然我们竭力做到尽善尽美，然而真正要编写好本书难度很大，各个撰著者风格不一，部分内容会有重叠；视器结构精细，拍照困难，部分结构显示不够清晰等。本书中的疏漏、错误和不完善之处在所难免，敬请读者不吝赐教、指正。

刘祖国　　颜建华

2017年岁末于广州

《眼科临床解剖学》（第2版）

作　者

主编　刘祖国　颜建华

编委（以姓氏笔画为序）

王桂芳　暨南大学附属华侨医院眼科

文　峰　中山大学中山眼科中心

刘　文　中山大学中山眼科中心

刘祖国　厦门大学医学院眼科中心

刘　骁　中南大学附属湘雅二院眼科

李永平　中山大学中山眼科中心

李加青　中山大学中山眼科中心

李　炜　厦门大学医学院眼科中心

肖满意　中南大学附属湘雅二院眼科

张明昌　华中科技大学附属协和医院眼科

张　洁　华中科技大学附属协和医院眼科

张　浩　首都儿科研究所附属儿童医院眼科

陈　卉　中山大学中山眼科中心

陈　宏　华中科技大学附属协和医院眼科

周孝来　中山大学中山眼科中心

钟兴武　中山大学中山眼科中心

钟敬祥　暨南大学附属华侨医院眼科

唐罗生　中南大学附属湘雅二院眼科

梁凌毅　中山大学中山眼科中心

谭　钢　中山大学中山眼科中心

颜建华　中山大学中山眼科中心

CONTENTS

目 录

眼的胚胎发育

眼的胚胎发育十分精细而复杂，了解眼的发育过程和发育调控对理解各种先天性眼病的发生机制及后天性眼病的发病机制有重要作用。

眼球的发育

眼球由胚板的中枢神经系统发源，最初形成视泡，然后逐渐形成眼球各部分结构，并有表面外胚层和中胚层加入。

■ 视泡、视杯和胚裂

视泡和视杯的发育

胚眼由表面外胚叶、神经外胚叶和中胚叶组成，是从胚板上的中枢神经系统发源而来的。在胚长3.2 mm时，发生于前脑泡两侧的两个初级视泡（primary optic vesicle）是眼的原基。视泡逐渐生长发育增大，而与前脑的连接则慢慢变细，称为视柄（optic stalk）。胚长5.5 mm时，发育中的初级视泡的前壁与表面外胚叶接近，该处的表面外胚叶生长变厚，形成晶状体板（lens plate），且渐向视泡内凹陷，形成晶状体泡，并与表面外胚叶分离独立嵌入视泡中。初级视泡的各部生长速度不同，远端变平，前壁凹陷形成杯状，称视杯（optic cup），也即二级视泡（secondary optic vesicle）。视杯的前壁与后壁接近并接触后，初级视泡消失，视杯实际上由两层神经外胚叶构成，内层以后发育成视网膜的内9层，外层则发育成视网膜色素上皮层。临床上眼科常见的疾病视网膜脱离即为视网膜神经上皮层与色素上皮层之间的分离。

胚裂形成和闭合

在原始视泡的前壁凹陷形成视杯的过程中，视杯下方即较为扁平的下壁停止生长也发生凹陷，形成胚胎裂（embryonic fissure），也称眼裂（ocular cleft）或脉络膜裂（choroidal cleft），它既是视神经纤维入脑的通道，也是中胚叶组织进入正在发育的眼球内的通路。经此入眼内的中胚叶，在胚裂闭合后就与视杯周围的中胚叶组织分开，形成脉络膜，睫状体内的结缔组织、血管、肌肉组织和虹膜前部。没有进入眼内的包绕在视杯周围的中胚叶组织则形成角膜和巩膜等。胚裂是暂时性的胚胎发育阶段，然后从中部逐渐闭合，向前至视杯缘，向后向视茎伸展，在胚长10~18 mm时，胚裂基本封闭。

原始视泡视杯形成时期的发育异常

1. 先天性无眼球或小眼球 如原始视泡未从脑泡发生，完全没有眼球的组织结构，或者视泡曾经形成，但随即发生变性，遗留残余组织，便成为先天性无眼球或先天性极度小眼球。组织胚胎学观点认为，眼的各主要结构为衬于脑泡内的神经组织所形成，完全无原始视泡向外突起则应为无眼球，眼内不存在眼的主要结构；但只要发现有这些结构就应称为小眼球，无论其小到何种程度（图1-1）。临床上难以区分时称为先天性临床无眼球，无眼球常双眼同时发生，也可单侧或一侧为无眼球，另一侧为小眼球或眼球其他发育异常。少数患者合并表现有眼球下方的大囊肿形成（图1-2）。

2. 先天性囊性眼　如原始视泡部分或全部未能退化，则形成先天性囊性眼（congenital cystic eye）。这种先天性畸形少见，若囊肿小易误诊为先天性无眼球，通常表现为大囊肿，有时大于正常眼球，囊泡居眼眶中部，壁薄带蓝色，常推上睑向前隆起，此点与缺损性囊肿不同，后者常使下睑膨隆（图1-3）。视泡早期发育障碍则产生单纯囊肿，较晚期发育障碍则视泡与表面外胚叶接触，可有晶体形成，并有视泡内陷的迹象。囊性眼的腔可一个或多个，囊的外壁为纤维组织类似巩膜，表层可附有眶内肌肉，囊的内壁衬原始视泡的外胚叶组织，包括数层分化不佳的视网膜结构，单层含色素的细胞，视网膜胶质增生样肿块，间或可见脉络膜组织的原基。囊腔含有少量蛋白的黄色液体，并可经视蒂与脑室相通。

3. 先天性眼组织缺损　绝大多数先天性眼组织缺损均是因胚裂正常闭合过程即胚长7~14 mm期间发生障碍，缺损的位置在胚裂部位，称为典型性缺损。由其他因素导致的不在胚裂部位的先天性缺损称为非典型性缺损。与胚裂有关的眼组织结构全部受累称为完全性缺损，缺损部位累及视乳头、视网膜、脉络膜、睫状体、虹膜甚至晶状体，严重者同时有从胚裂唇形成的囊肿；只有部分胚裂组织受损者称为部分性缺损，如单纯下方视网膜脉络膜部分缺损、视神经部分缺损、瞳孔缘出现一小切迹、视乳头下方弧形斑或线状沉着区、视乳头过度凹陷等。

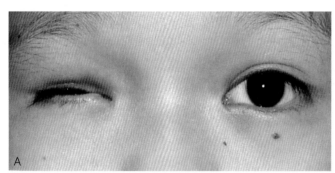
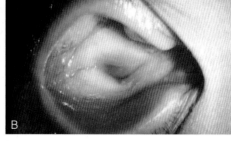

图1-1　先天性右眼小眼球
A.眼外观；B.眼球外形

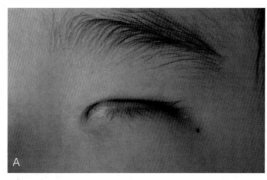
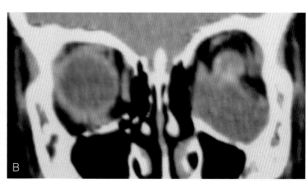

图1-2　先天性左眼小眼球并囊肿形成
A.眼外观；B.眼眶CT（左侧小眼球并下方囊肿形成）

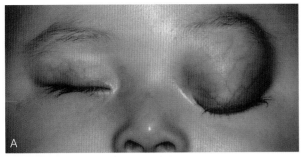

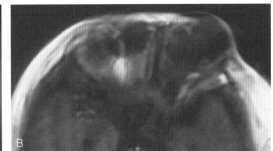

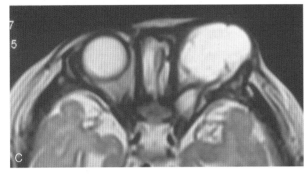

图1-3 先天性囊性眼（左眼）
A.眼外观；B.眼眶MRI（T$_1$加权）显示左囊性眼为低信号；C. T$_2$加权显示左囊性眼为高信号

（1）脉络膜和视网膜的典型性缺损：眼底检查见缺损区位于眼底下方略偏内侧，多为卵圆形，只见白色光亮的巩膜背景，缺损的后界一般离视乳头很近，也可包括视乳头，前界达眼底周边部，既可局限于视网膜和脉络膜，也可同时累及虹膜和睫状体；缺损也可很小，呈圆形或椭圆形，或沿胚裂区有几个孤立的缺损区，有时形成桥形缺损；缺损的边界较清，多伴有色素沉着。缺损区可有两种较稀小的血管，一为与其他视网膜相连的视网膜血管，一为脉络膜血管，较弯曲粗大，隐约而不显著，位于深部。60%以上的患者为双眼同时发生。

（2）睫状体和虹膜的典型性缺损：睫状体可单独缺损或为胚裂完全缺损的一部分。缺损可位于下方鼻侧或颞侧，小而窄的缺损不易发现，大而宽者可见该处睫状体明显向后移位，缺损两侧的睫状突增生，两层外胚叶组织折叠并突入玻璃体腔呈息肉状或伴发大小不一的上皮性囊肿，缺损区的底部为较疏松的结缔组织。虹膜缺损常位于下方，因虹膜是在胚裂闭合以后发生，与胚裂闭合有关的缺损则应同时伴有睫状体、视网膜脉络膜缺损，单独的虹膜缺损多因其他原因所

致。

（3）视神经入口处缺损：临床上并非罕见，可表现为单纯的视神经入口处部分缺损，也可表现为完全性缺损的一部分。缺损区呈卵圆形或三角形，可接近视乳头或占视乳头的一部分或全部，眼底镜下表现为缺损区达2~4倍视乳头大小，圆形或不规则形，轻者只像一深的生理凹陷，重者为一大凹陷，有时伴球后囊肿，视乳头表面为白色，扩张部分为灰色，底部靠下方最深，可达10 mm，也可出现侧方或部分性视乳头凹陷缺损，缺损累及附近脉络膜者，视乳头在缺损凹陷区的上方呈粉红色，有时凹陷被残余的玻璃体血管占据，重者有厚的条索进入玻璃体内。

（4）牵牛花综合征（morning glory syndrome）：为另一种视神经入口处的先天异常，临床上也常见到，表现为单眼多见，视乳头大，达正常乳头的2~3倍，呈灰白色，周边带为粉红色，视乳头边缘有20~30支血管呈放射状分布，径直出入视乳头，整个异常视乳头形如牵牛花，患眼视力很差。其发生机制不清，可能是视神经入口处缺损的一种特殊类型或与该处胶质发育异常有关（图1-4）。

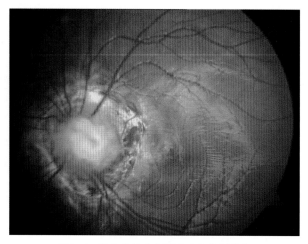

图1-4　牵牛花综合征眼底（文峰提供）

构，胚胎10个月时，色素上皮细胞内出现感光细胞外段的吞噬体。细胞色素颗粒在胚胎5~6 mm时（胚胎第5周）开始出现，到胚胎10 mm时（第6周）色素颗粒充满细胞，并且整个视网膜同步进行，色素颗粒包括有不同发育时期的前黑色素小体、未成熟和成熟的黑色素小体。在发育过程中，色素上皮细胞的面积和数量因在眼底不同部位而不同，由周边部向后极部逐渐增加。在胚胎3个月时，眼底各部位色素上皮细胞面积最小，胚胎5个月时，细胞面积最大，以后又逐渐减少，出生时接近成人水平。出生后，除黄斑外，后极部的色素上皮细胞没有太大的变化。色素上皮层在邻近脉络膜一侧与玻璃状膜紧密连接，但与神经上皮层的一面即与视杆细胞和视锥细胞仅疏松连接，所以临床上视网膜脱离时，为视网膜的色素上皮层与神经上皮层之间的分离，而色素上皮层与脉络膜往往不分离。

■ 神经外胚叶的发育

在胚长4~5 mm时期，原始视泡发育增大接近表面外胚叶，在诱导晶状体发育的同时，视泡壁本身因接近晶状体板而诱导内陷形成视杯，视杯的外层发展较慢，形成以后的视网膜色素上皮层，内层细胞增殖旺盛，迅速增厚，经过十分复杂的高度分化形成以后的视网膜神经上皮层，视杯前部内外两层发育分化为睫状体和虹膜的外胚叶部分，视茎则形成视神经的一部分。

视网膜的发育

当胚长约5 mm时，原始视泡尚未凹陷，其远端已出现分化，而近端直到形成视网膜色素上皮层，始终为单层细胞。

1. 视网膜色素上皮层的发育　由视杯外层形成。胚胎5周时，这层细胞排列不齐，似有多行样，为假复层细胞，但实为一层，细胞高，核呈椭圆形，胞浆少，细胞内可见粗面内质网，胚胎5周以后，色素上皮细胞与神经上皮层之间以及色素上皮细胞之间均有紧密连接和缝隙连接。胚胎6周时，色素上皮细胞内有较发达的高尔基复合体，胚胎10周时，细胞也变为短柱状，核圆形，位于细胞底部，胞浆明显增多，底部有半桥粒结

2. 神经上皮层的发育　由视杯内层形成。胚长5 mm时，增厚的视杯内层类似于中枢神经系统的其他部位，分成两个区，原始神经上皮区与边缘区。原始神经上皮区位于深部，含8~9层椭圆形细胞核，称为原始核带。边缘区位于浅部，细胞核极少或无，称为无核带。边缘区内也类似于中枢神经系统，有毛细血管长入（暂时性），这种毛细血管在脑内发展成为大血管，在视杯内则为过渡性，到胚胎7 mm时该血管完全消失。胚长7~8 mm时，原始神经上皮深层增殖分化，细胞增至10~12行，细胞核大，椭圆形，含染色深的核仁，有丝分裂多见，并向边缘区迁移，使神经上皮层的面积和厚度均不断增加，这种现象在后极部最明显，胚裂处则较迟缓。在最深层的内侧，出现了纺锤形的细胞，长轴与视网膜面垂直，向内侧的视网膜面和外侧的基底膜面均伸出突起，此为Müller细胞。原始神经上皮的表面可见较小的圆形核细胞，以后会发育成神经节细胞。胚长21 mm时，原始神经上皮区增殖分为两层，内成神经细胞层（inner neuroblastic layer）和外成神经

细胞层（outer neuroblastic layer）。两层之间为一较窄的无核区，称Chievitz过渡性纤维层，这层纤维在成人视网膜内不存在。两层成神经细胞层从内向外逐渐分化形成视网膜各层神经细胞，神经节细胞发生较早，视锥和视杆细胞出现最晚。

内成神经细胞层发育较早，形成Müller细胞、神经节细胞和无长突细胞。大部分内成神经细胞发育为神经节细胞。胚长17 mm时，其内层细胞即具有神经节细胞的特征，即内成神经细胞层的内面细胞分化发育成神经节细胞，并慢慢向视网膜表面移位，伸出向心性轴突，形成视神经纤维，经视茎通向脑部，胚胎5个月时，已排列形成神经节细胞层，神经节细胞层与内成神经层之间的无细胞边缘区即为内丛状层。其余内成神经细胞分化为无长突细胞和Müller细胞，胚长21 mm时，可见内侧2~3层的神经节细胞和外侧5~6层的Müller细胞和无长突细胞。Müller细胞是高度分化的视网膜支架细胞，其发育最早，胚胎12 mm时，Müller细胞明显增多，其细胞突既伸向视网膜内侧，终于内界膜，也向视网膜的外面延伸，终于外界膜。

外成神经细胞层发育较晚，形成双极细胞、水平细胞和视锥视杆细胞。在胚胎第4~5个月时，外成神经细胞层的内层分化为双极细胞和水平细胞，并与内侧的Müller细胞和无长突细胞发生位移、融合，即外成神经细胞层的内侧半与内成神经细胞层融合形成内颗粒层，Chievitz层消失（黄斑部的该层仍保留）。外成神经细胞层的外层形成外颗粒层，分化发育成视细胞，其与内颗粒层之间的无细胞核区即为外丛状层。胚长48 mm时，外成神经细胞层已分化出含有肾形细胞核的视细胞原系，胚长80 mm时，此细胞向外膨出，越过外侧的基底膜，发育形成视锥视杆细胞的内节，而视锥视杆细胞的外节来自原来视泡腔内面被覆的纤毛。视锥视杆细胞外节盘膜要到胚胎7个月时才出现，新形成的盘膜排列方向不一，以后逐渐趋向一致。胚胎第8个月时（250 mm），血

管已出现于视网膜内面几层。

视网膜各部分的发育速度不同，成神经细胞层在胚胎第2个月末（26 mm）时发育至赤道部，而视杯缘的视网膜仍旧只分为一核层和非核层；胚胎第3个月末（65 mm）时，成神经细胞层发育到锯齿缘，此时神经纤维层只有视网膜后部发育完全；胚胎5个月时，神经节细胞单独成为一层达锯齿缘，此时后极部的内核层已出现，视网膜后极部除黄斑外，其发育已基本完成，而前部分的发育要到出生时才完成。

3. 黄斑部的发育　黄斑部视网膜在胚胎3个月前是视网膜发育最早的部位，但以后却比视网膜其他部位发育要慢，即使出生后相当长时期仍在不断发育过程中。黄斑部发育的特点是Chievitz层持续残留，胚胎8个月时还广泛存在，生后4个月仍能辨别。胚胎6个月时，黄斑部核分散变薄的现象不如后极部其他视网膜明显，黄斑部的神经节细胞有7~9层（其他视网膜只有4层），因此，黄斑部较厚，不仅没有凹陷，反而略微隆起，直到胚胎7个月时黄斑部才开始迅速生长，神经节数量减少，中心凹开始出现。胚胎8个月时中心部位的神经节细胞只有2层，出生时还有1层，中心凹进一步凹陷。随着黄斑部神经节细胞层变薄，神经节细胞和双极细胞的细胞突轴拉长，外丛状层增宽，黄斑中心便形成有倾斜边缘的凹陷。该处外丛状层纤维的走行近似与视网膜平面平行，由中心凹呈放射状走出，称为Henle层。这就是临床上黄斑部硬性渗出呈放射状星芒状的解剖学基础。出生后视网膜其他部位的发育基本完成，但黄斑部继续发育。出生时Chievitz纤维大部分消失，黄斑中心只有一层外颗粒层，无视杆细胞，缺少神经纤维层和内丛状层，外丛状层较宽，锥体细胞较短小，尚未发育完全，因此，婴儿出生时尚不能固视。生后4个月，黄斑部Chievitz层消失，中心凹仅有散在的神经节细胞和双极细胞，锥体细胞数量增加并变长。出生后15个月，中心凹部的锥体细胞的外段长度仅达成人的一半。出

生后45个月，黄斑中心凹部和该处锥体细胞的密度接近成人水平，但外段长度仍较成人略短。由于黄斑部到出生后仍在发育，当人体出生后由于眼的屈光间质混浊，如先天性白内障、先天性上睑下垂，剥夺了黄斑部接受正常光觉和形觉刺激的机会，则会影响黄斑部等功能的发育而形成弱视。

4. 视网膜睫状部　当胚胎长48 mm时，视杯前缘生长迅速，在杯缘顶端两层细胞之间，出现一圆形空腔，逐渐扩大形成一环状窦腔围绕视杯缘，名叫边缘窦（marginal sinus）。胚胎长65~70 mm时，该处形成许多皱褶，最初仅视杯外层发生皱褶，后来内外层均有皱褶，当视杯前缘继续向前生长形成虹膜时，这些皱褶则留在后面，形成睫状突，睫状突共70~75个。每个突起由两层神经外胚层结合而成：外层为含色素上皮层，向前延伸为虹膜上皮的前层，向后延续为视网膜色素上皮层；内层为无色素上皮层，保持原始视网膜的特征，向前延续为虹膜上皮的后层，向后与视网膜相连续。胚胎4个月时，睫状突向晶状体伸长，与晶状体赤道部相接近，睫状突的上皮细胞表面产生许多细小丝状物，以后形成晶状体悬韧带。胚胎5个月时，随着眼球各部尤其是眼球前部的显著增长，睫状体和晶状体的距离加宽，在睫状突和视网膜之间出现睫状体平坦部。

5. 视网膜虹膜部　当视杯边缘到达晶状体前面时，前后两层细胞向前生长形成虹膜的神经上皮层，前层细胞很快成为含色素的细胞，并与视网膜色素上皮相延续，后层细胞早期没有色素，以后也成为含色素的细胞，并向后与视杯内壁相延续。瞳孔括约肌和瞳孔开大肌都由虹膜的神经外胚叶发展而来。在胚胎长65~70 mm时，视杯边缘窦的前壁细胞内可见纤细的肌原纤维，这些细胞为立方形，以后立方上皮继续分化，肌原纤维积聚在胞浆内，逐渐形成平滑肌细胞，最后发展成瞳孔括约肌。开始这些细胞之间没有血管和间隔，胚胎第7个月时，含有血管的结缔组织中隔从

四周的中胚层长入，将肌纤维分为条束。随后含血管的中胚层进入到肌细胞之下并与其后的虹膜色素上皮分隔开来，因此除在瞳孔缘部处瞳孔括约肌与色素层完全分开，胚胎第8个月时，瞳孔括约肌基本发育成熟。瞳孔开大肌直接从虹膜色素上皮的前层周边部细胞发展而来。胚胎第6个月时（胚长180~190 mm），光镜下可见肌丝样结构。开始时，细胞核和色素向细胞的后2/3移位，在细胞浆的前1/3产生肌原纤维，与虹膜面相平行，以后肌原纤维不断增多，形成一层组织与色素上皮紧密相连，至出生时，瞳孔开大肌的发育近于完善。瞳孔开大肌内无血管分布，不与色素上皮分开，可以说是一种肌神经单元，永远保持胚胎期的性质，这与瞳孔括约肌不同。

视神经的发育

视神经发生的原基是视茎，但原始视茎来源的细胞只形成视神经内的神经胶质细胞，位于神经纤维之间，而神经纤维来自视网膜的神经节细胞，视茎周围的中胚叶组织形成视神经鞘，从视茎沟进入的中胚叶组织如结缔组织和血管等则参与形成视神经的中隔组织。

视茎为视泡和前脑连接的部分，为一圆腔。当视泡前壁内陷形成视杯（胚）裂时，与胚裂相连的视茎的下方也向内折叠形成一浅沟，称视茎沟。视茎加长时，视茎沟不延长，局限于视杯侧。故视茎分为两部分，一为远端凹陷部分（近视杯）呈新月形，一为近端环形部分。随着视茎的延长，视茎腔逐渐变窄，胚长22 mm左右时，视茎腔完全消失。在靠近视茎部分的视杯内层，以玻璃体动脉主干为中心，在其周围形成皱襞，即原始上皮性视乳头（primitive epithelial papilla），从视网膜神经节细胞发出的神经纤维（轴突）到达此部，垂直方向进入视茎，围绕玻璃体动脉的原始细胞群被进入的视神经纤维分隔开，以后形成视神经的胶质细胞，分隔后的原始视网膜细胞聚集成团，类似于锥体，称为

Bergmeister原始乳头，出生前，玻璃体动脉血管萎缩消失，原始乳头也随之消失，形成以后的视乳头生理凹陷。

胚长25 mm时，视茎已完全被视神经纤维所占据，视神经除增粗和增加纤维外，基本无其他变化，视神经的纤维不断向中枢神经系统的方向生长，其纤维在脑垂体前部分交叉形成视交叉，胚长48 mm时，视束即形成，胚胎5个月时，髓鞘首先在视神经的脑端出现，以后逐渐延向眼球端，出生到达巩膜筛板部分。胚胎8~9个月时，视神经的基本结构完全形成。

视网膜和视乳头的发育异常

1. 视泡发育性转化　由原始视泡来源的色素上皮、无色素上皮、视网膜和神经胶质等的某些部分在胚胎时期可转变为另外的组织，称为发育性转化，可同时伴有其他眼部发育异常。常见的发育性转化有：①脉络膜缺损和白化病时视网膜色素上皮转化为无色素，有时表现为部分区域无色素；②睫状体部的无色素上皮转化为色素上皮，如小眼球畸形有时见睫状体上皮两层都有色素，另一种转化异常为睫状体无色素上皮被视网膜取代，即睫状体的无色素上皮发育为胚胎性视网膜结构，形成一些折叠，可有玫瑰花团形成，间或折叠变成球状物，脱落后成为玻璃体漂浮物。

2. 先天性视网膜皱襞　较常见，正常情况下，为胚裂闭合时的暂时现象，因视杯内层生长较快，向外覆盖外层，致胚裂不能完全闭合。典型的先天性视网膜皱襞常从视乳头开始，水平向颞侧走行，达锯齿缘。可单侧或双侧，部分有遗传性，可能为性连锁遗传。严重患者伴永存玻璃体动脉残留。

3. 先天性视网膜囊肿　来源于原始视泡腔，常由锯齿缘的皱褶引起，囊肿多位于眼底周边部，双侧对称发生，多为静止性，对视功能无明显影响，常为男性青年患者。少数进展的病例可发生层间分离，形成视网膜劈裂，最后导致视网膜脱离。

4. 先天性视网膜劈裂　又称为先天性玻璃体血管性纱膜，较常见。双侧多见，为对称性，少数为单侧，绝大多数为男性，属于性连锁隐性遗传。表现为眼底视网膜神经上皮层层间分裂，半透明膜状物从视网膜发出，伴有视网膜血管进入玻璃体内，膜内常有椭圆裂口，多位于颞下方周边部，分离的视网膜边界常有白色线条。黄斑部受累者表现为深层和浅层的条纹状改变（图1-5），该处视网膜呈囊性劈裂，后期则发生萎缩和色素变性。

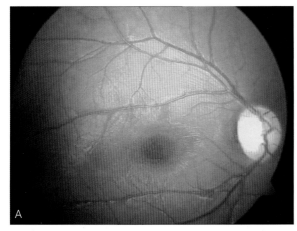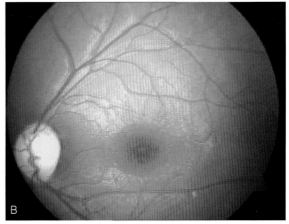

图1-5　先天性双侧黄斑劈裂
A.右侧观；B.左侧观（文峰提供）

5. 眼底有髓鞘神经纤维　较常见，单侧多见，男多于女，一般无遗传因素。视神经纤维的髓鞘形成从中枢向周边进行，人在出生时髓鞘生长到眼的筛板并止于此，如出生后仍继续生长，则导致眼底有不透明的有髓神经纤维。临床表现为红色眼底上呈现明显的白色斑块，边缘呈羽毛状，大小形状不一，视网膜血管常埋没其中，大部分位于视乳头上或其附近，少数独立于视网膜上，无须特殊治疗（图1-6）。

6. 原发性视网膜色素变性　很常见的遗传性疾病，约1/3为散发性，是一组以进行性感光细胞及色素上皮功能缺失的遗传性视网膜变性疾病，尤以视杆细胞受累更严重。典型表现为夜盲、进行性视野缺损、眼底色素沉着、视网膜电流图显著异常或无波形，尚无有效治疗方法（图1-7）。黄斑部视网膜变性则有卵黄样黄斑营养不良和Stargardt病等，会影响中心视力。

7. 黄斑阙如与黄斑发育不良　较少见，先天性黄斑阙如表现为黄斑区视网膜未发育，该处形成一2~5 PD大小的视网膜缺损，视力极差（图1-8）；黄斑发育不良则生后视力很差，视网膜后极部的结构停留在胚胎第6个月的阶段，视网膜中央部与周边部结构相似，多见于白化病患者的眼底（图1-9）、高度远视眼和小眼球患者。

8. 黄斑异位　是指黄斑不在正常的眼底位置，距离视乳头过远或过近，常导致假性斜视的外观。有些眼部病变可导致继发性黄斑异位，如早产儿视网膜病变（图1-10，11）、视网膜皱襞

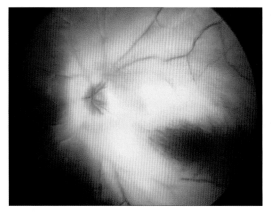

图1-6　先天性眼底有髓神经纤维（文峰提供）

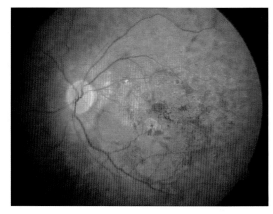

图1-7　原发性视网膜色素变性眼底（文峰提供）

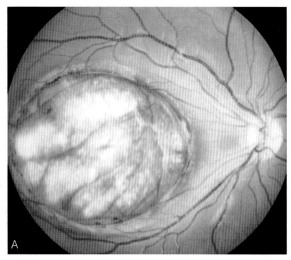

A

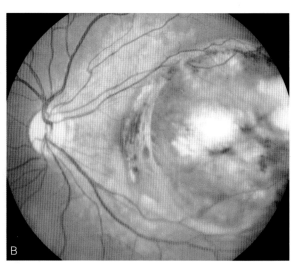

B

图1-8　先天性双侧黄斑缺损眼底

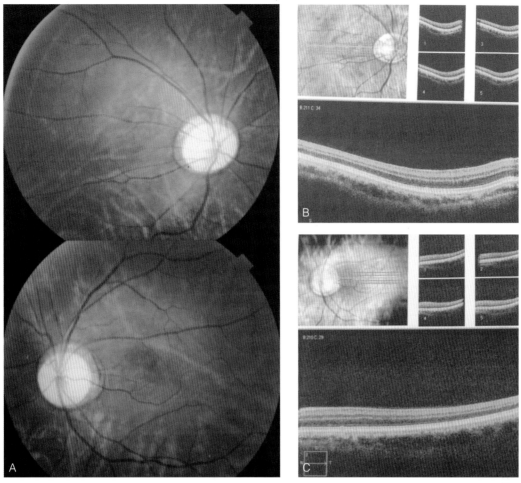

图1-9　A.白化病患者先天性双侧黄斑发育不良眼底，黄斑未发育，中心凹反光阙如；B. OCT检查未见右眼黄斑中心凹；C. OCT检查未见左眼黄斑中心凹

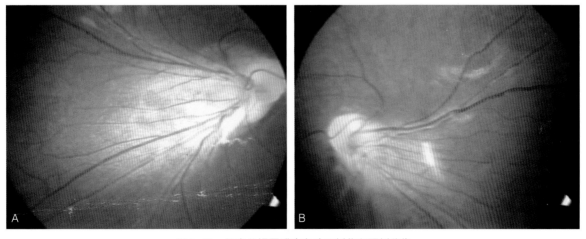

图1-10　早产儿视网膜病变致双侧黄斑颞侧移位

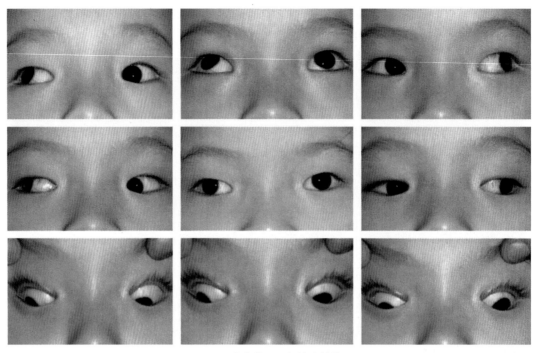

图1-11　患者的双眼假性外斜外观

和永存玻璃体残余等。

9.先天性夜盲、昼盲、色盲　先天性夜盲少见，又称特发性夜盲，可能与杆细胞发育缺陷有关，表现为眼底无明显病变但暗光下视力差，白昼行动自如，暗适应功能减退或全部消失，本病终生不变且无治疗方法。遗传方式有多种，包括常染色体显性遗传、性连锁隐性遗传和常染色体隐性遗传等。先天性昼盲极少见，与夜盲相反，白天视力不好，暗光下视力增进，可能与锥细胞发育缺损有关。先天性色盲十分常见，男性发病率达5%，女性少见，大部分表现为红绿色弱或红绿色盲，蓝色弱或蓝色盲极少，本病为性连锁隐性遗传，多为男性发病，女性传递。

10.视神经发育不良　分为先天性无视神经和视神经发育不全，无视神经很罕见，不能查见视乳头，也无视网膜血管，无视神经节细胞，可能与胚裂早闭且无玻璃体内血管系统，以致神经节细胞不发育，也没有神经纤维进入视乳头。视神经发育不全较常见，视乳头比正常明显变小，

且较苍白，可呈肾形或扁圆形，视乳头周围有浓淡不一的黄白色色素环绕。多数患者视力差，为静止性，多伴有内斜视、眼球震颤和弱视等（图1-12）。

11.先天性视乳头凹陷　视乳头凹陷的大小取决于巩膜上视神经孔的大小和Bergmeister原始视乳头组织萎缩的程度。正常大部分视乳头凹陷（生理凹陷）即杯/盘比为0.3以下，大于0.6为异常。如出生时C/D比很大，且不伴有眼压高等青光眼性病变，则为先天性缺陷性凹陷或假性青光眼性凹陷，注意与青光眼性病理性凹陷相区别。

12.假性视神经炎　即为视乳头处因神经纤维堆积和过量的神经胶质组织而隆起，视乳头边界不清，呈现污秽的灰色外观，类似于视神经炎的外观。临床上较常见，多为双侧性，多有高度远视，矫正视力常达不到正常，部分有家族遗传性。病变为静止性、先天性、无出血渗出等，可与视乳头炎相鉴别。

13.先天性视乳头倾斜　正常人尤其是近视

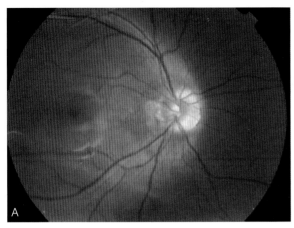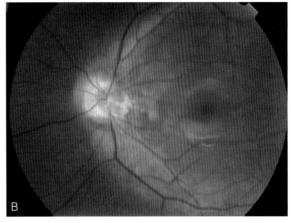

图1-12　先天性双侧视神经发育不良眼底

患者视乳头颞侧有弧形斑十分常见，而视乳头倾斜引起的先天性弧形斑则大多数位于视乳头下方，如该处脉络膜和视网膜色素上皮均阙如则呈现为白色的巩膜斑，如有脉络膜而无色素上皮层则称为脉络膜弧形斑，临床上较常见。轻者视力正常，无特殊意义；重者可有明显的视野缺损、视盘逆位和近视散光性屈光不正等。因病变位于下方，其原因可能与胚裂部分性不闭合有关。

14. 先天性视乳头小凹　为位于视乳头上的圆形或椭圆形的陷窝，较少见。眼底镜下小窝呈灰色外观，有时呈黄色或白色，少数为黑色外观，常可见小凹被白色或灰色的纤维胶质膜遮盖，大部分为0.25~0.40视乳头大小，深1~2 mm，多数位于视乳头的颞侧，少数分布于鼻侧、下方或上方（图1-13）。多为单眼，少数为双眼，无眼别和性别差异，视乳头小凹的主要并发症为视网膜脱离，多位于黄斑区上下血管弓之间，黄斑区常呈囊肿性改变，因此对临床上不伴有裂孔的黄斑区视网膜脱离要注意检查是否有先天性视乳头小凹，注意与中心性浆液性脉络膜视网膜病变相区别。可能与胚胎发育时视杯的视网膜和色素上皮陷入视神经有关，也有人认为是原始视乳头的多潜能细胞异常分化所致。

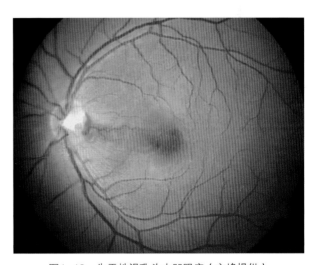

图1-13　先天性视乳头小凹眼底（文峰提供）

■ 表面外胚叶的发育

在胚胎初期视泡与表面外胚叶接近之前，眼部表面外胚叶尚未分化，只有一层原始立方上皮细胞，一旦视泡与表面外胚叶接近，表面外胚叶即开始发育分化，形成晶体和角膜上皮细胞层，部分形成眼附属器的外胚叶组织（另有论述）。

晶体的发育

晶体的发育可分为两个时期：晶体泡形成期和晶体纤维产生期。胚长4.5 mm时，视泡前壁与表面外胚叶靠近，接近眼泡的表面外胚叶细胞呈圆柱状增高，细胞核排列不规则，分裂增多，排列为数行，上皮层变厚，这种表面外胚叶的肥厚部分称为晶体板（lens plate），是晶体原基。晶体板需眼泡的接近诱导才能形成，当由于某些原因不能形成晶体板，晶体不能形成，称为先天性无晶体眼。胚长5~6 mm时，晶体板的中央部向眼泡侧内凹，形成晶体凹（lens pit）。此凹陷逐渐加深，胚长7 mm时，仅存一细茎与表面外胚叶连接，此时晶体凹几乎充满整个视杯。胚长9~10 mm时，细茎消失，形成独立的晶体泡（lens vesicle），与表面外胚叶完全分离。开始时晶体泡呈球形，其壁为单层上皮，晶体泡与表面外胚叶之间有中胚叶组织长入（图1-14）。

晶体泡自脱离表面外胚叶后即开始分化。其前壁细胞来自晶体板的边缘部分，形成以后的晶体前囊下上皮细胞，为一层立方上皮，终生保持其上皮细胞的性质；其后壁细胞来自晶体板的中央部分，以后渐分化为初级晶体纤维（primary lens fibre）；其前后壁交界处的细胞即为晶体赤道部细胞，仍处于不成熟状态，能不断产生新的后期晶体纤维，终生如此。胚胎发育时如果晶体泡的发育出现异常，则会产生某些先天异常。如晶体泡推迟到初级晶体纤维形成后才闭合，则其纤维末端在闭合时会被牵入夹住形成轴性白内障；如晶体泡在中胚叶开始向前生长前仍未与表面外胚叶分离，中胚层可损伤晶体泡，形成晶体前圆锥（anterior lenticonus）；如晶体泡从表面外胚层分离时有外胚层细胞脱落并被带入晶体泡内，则会产生前轴胚胎性白内障（anterior anxial embryonic cataract）。

胚长12 mm时，晶体后壁细胞向前延伸成柱状，突入晶体泡腔内，但未到达前壁上皮细胞，晶体泡腔由圆形变为新月形。胚长18 mm时，后壁细胞已到达前壁下面，整个晶体泡腔消失，全为拉长的后壁细胞占据，成为实体的球状。同时，拉长的每个纤维样细胞的核逐渐萎缩消失，形成晶体原始纤维，此纤维终生不变，被以后形成的后期晶体纤维挤压在晶体的中央，成为晶体的胚胎核（embryonic nucleus）。任何原因引起原始晶体纤维的发育分化停滞都会形成先天性核性白内障。胚长26 mm时，晶体赤道部上皮细胞开始分化、伸长，并向内移行，形成新的纤维，称次级晶体纤维（secondary lens fiber）。此纤维的前端向前极生长于前上皮细胞下面，后端向后极生长于晶体后囊膜之下，并在晶体前后极与对侧赤道部来源的晶体纤维对接，最初形成的次级晶体纤维包绕在原始晶体纤维（胚胎核）的外面，以后层次逐渐增加，到胚胎8个月前，由次级晶体纤维所形成的部分称为胎儿核（foetal nucleus）。次级晶体纤维的生长终生不停，但老年时生长非常缓慢。这种层层不断生长的性质，类似于皮肤

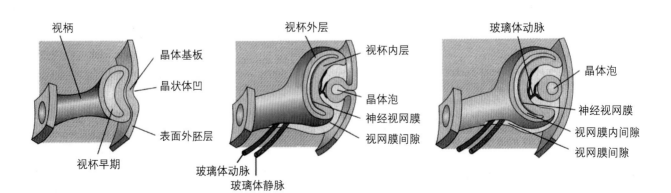

图1-14　晶状体的胚胎发育

的表皮，但晶体老化的纤维不像皮肤一样可以脱失，而是逐渐挤向晶体的里面，被新生的晶体纤维所围绕。晶体开始本来为球形，以后因晶体纤维的不断生长，直径逐渐增大，较前后轴略长，变为扁圆形。

新形成的晶体纤维不断以同样方式生长，位于已形成的纤维外面。同一层晶体纤维的长短基本相同，但比其相邻的内侧纤维稍长，由于任何一层晶体纤维总不能足够长，而使其可以达到晶体的前后极的极点，因此，晶体纤维在前后极部与对侧纤维的对接部位并不在前后极的极点部位，晶体纤维在接近对接部位时，纤维开始变尖、变扁，使连接处仍保持平整，而呈一线状对接，以致对接处就形成一条缝，称为晶体缝（lens sutures）。早期的晶体缝呈直线形，前面为横向线形，后面为垂直线形，以后新形成的晶体纤维不断增多，晶体缝就由直线形变成交叉形的"Y"字缝，甚至形成星状或更复杂形状的晶体缝。前后晶体缝的形状相同，但后面的"Y"倒向下，呈倒"Y"形。晶体纤维接合部位的异常改变，会导致出现与晶体缝形态一致的晶体混浊，如先天性星形白内障等。

晶体囊于胚胎第6周时开始形成，包围整个晶体，为一极薄的囊膜，是晶体上皮细胞的产物。胚胎第7周时晶体囊膜的结构已清晰可见。胚胎第10周时晶体前后极部位的囊膜厚度基本相同，但此后后囊的厚度明显薄于前囊。晶体囊膜为一均质性膜，电镜下，胚胎时期晶体囊的各部位由细纤维状结构组成，浅层疏松，深层较致密。晶体囊膜的厚度随胎龄的增长而变厚：前囊在胚胎第7周时为$0.2\sim0.5\,\mu m$，4个月时为$2.8\,\mu m$，7个月时为$3.0\,\mu m$，出生时达$8.7\,\mu m$，随着晶体囊膜的增厚，其层次结构的排列更为规则、紧密。

晶体发育异常

1. 先天性无晶体　临床上极罕见，又分为原发性无晶体和继发性无晶体。原发性无晶体是指胚胎早期表面外胚叶未形成晶体板和晶体泡，常伴有眼部其他发育畸形，如极度小眼球、角膜组织变形等。继发性无晶体较原发性多见，是指晶体形成后又发生退行性变，晶体结构大部分吸收、消失，仅遗留痕迹，见于大部分先天性小眼球和发育不良的眼球。

2. 晶体泡未与表面外胚叶分离　当晶体泡未与表面外胚叶分离或延时分离，则晶体组织会与表面外胚叶后方的中胚叶角膜基质持续接触，出现先天性角膜混浊、角膜后圆锥和前部圆锥形晶体等异常。晶体纤维发育不全或不规则发育可导致晶体双核、无核、晶体内异常的裂隙等。

3. 球形晶体　可能是胚胎第5~6个月晶体呈圆形时因某些原因使晶体发育停滞，多为双侧性，晶体呈球形，直径小，体积小而前后径较长。瞳孔充分散大时，晶体边缘完全暴露。由于悬韧带松弛使晶体前移，易致瞳孔阻滞而发生青光眼。由于晶体增厚，晶体屈折力增加，患眼为高度近视且调节不能。球形晶体常伴有其他异常如晶体和瞳孔异位、房角发育异常、永存晶体血管膜等。

4. 圆锥形晶体　有两种情况，一种为前部圆锥形晶体，另一种为后部圆锥形晶体。临床上较少见。前部圆锥形晶体表现为晶体前面中央突出，呈圆锥状，通常突起部分只含晶体皮质，各层核均无影响。故可能发生于胎儿后期或出生以后，与晶体前囊发育不佳致晶体皮质向前突出有关。如同时伴有眼前部其他畸形，则常有晶体角膜粘连，与晶体泡和表面外胚叶延迟分离有关，少数可能是炎症粘连所致。后部圆锥形晶体较前部圆锥形晶体多见，表现为晶体后面呈球形隆起，多数为单独发生，也可伴有其他眼部异常如玻璃体动脉残留等。多数位于晶体正后极部或稍偏位，大部分病例晶体后极有不同程度的白内障，如尘状、盘状、喇叭状和玫瑰花状等。其发生原因与晶体后囊发育不良致后极局部软弱或永存玻璃体血管的牵引等有关。

5. 晶体缺损　比较常见，大部分病例发生在正下方稍偏内或外的典型位置，可为单侧或双侧，可有一处或两处缺损，缺损区的形状和大小各不相同，可表现为晶体边缘的小凹陷、新月形、鞍形和三角形等，缺损的部位常有晶体悬韧带缺陷。其确切病因不明，可能与悬韧带发育不良有关。可同时伴有眼部其他异常如晶体脱位、虹膜脉络膜缺损等。

6. 晶体异位　多由于一侧晶体悬韧带有较大范围的发育不良或缺损，使牵引晶体的力量不对称，致晶体朝发育较差的悬韧带纤维相反方向移位。这种先天异常较常见，有较强的遗传性。可单独发生或伴有瞳孔移位，或与中胚叶特别是骨发育异常同时发生。与中胚叶发育不全同时发生者有两种常见的疾病，一种称Marfan综合征，表现为双眼对称性晶体向上方移位（约占80%），四肢、手足骨细而长，皮下脂肪缺乏、永存性卵圆孔等心脏畸形，多为常染色体显性遗传；一种称Marchesani综合征，表现为晶体异位和球形晶体，身矮、肢短，手足短小，肌肉发育良好，皮下组织丰满。

7. 先天性白内障　先天性白内障（congenital cataract）指出生时即存在或出生后逐渐形成的先天遗传或发育障碍的晶体混浊，为儿童常见的一种眼病，常造成儿童弱视或失明，可为家族性，也可散发，可单眼也可双眼，可单独存在也可伴发眼部或全身其他先天异常。常见的原因有遗传因素、环境因素（胚胎3个月内病毒性感染、营养不良、服用药物、早产儿和宫内缺氧等），使晶体的发育受阻，代谢受干扰和破坏，晶体蛋白合成异常，从而发生晶体混浊。先天性白内障的晶体混浊部位、形态和程度各不相同，常见的有膜性、核性、绕核性、前极性、后极性、尘状、点状、盘状、缝状、珊瑚状、花冠状以及全白内障等。

角膜上皮的发育

角膜上皮起源于表面外胚层，其余均来源于中胚层。晶体泡自表面外胚叶分离后，表面外胚叶又融合成为单层立方上皮细胞，且逐渐向角膜上皮分化。胚胎第6周时，角膜上皮细胞分化为两层，其中表层为大核较扁平的细胞，内层为立方细胞。胚胎第8周时，上皮层已变为三层，于内外两层细胞之间有多角形细胞出现，胚胎第7个月时，上皮层有4层细胞，出生时角膜上皮最后分化为5~6层结构。

玻璃体的发育

玻璃体的胚叶来源至今仍有争论，一般认为玻璃体主要来源于外胚叶，中胚叶只是起过渡性的辅助作用。玻璃体的胚胎发育可分为三个阶段（图1-15）。

1. 原始玻璃体（primary vitreous）　在由表面外胚叶形成的晶体与神经外胚叶形成的原始视泡之间，有许多原生质突连接两者，这些原生质突由神经外胚叶和表面外胚叶细胞产生，这一充满原生质网状结构的腔隙即为原始玻璃体腔。随着视杯的加深，玻璃体腔由一狭窄的腔隙逐渐扩大。胚长10 mm时，伴有血管的中胚叶细胞，经胚裂进入视杯，这些血管就是玻璃体动脉，它发出很多分支，走向晶体并参与晶体血管的形成。所以原始玻璃体是由神经外胚叶、表面外胚叶和轴旁中胚叶联合形成的。本阶段于胚胎第6周时结束。

2. 次级玻璃体（secondary vitreous）　从胚胎第6周到第3个月，玻璃体动脉逐渐退行萎缩。同时，视网膜表面生成无血管的稠密纤细的新玻璃体，称次级玻璃体。随着次级玻璃体的增加，逐渐将原始玻璃体从周边挤向中央和晶体的后面，胚长70 mm时，原始玻璃体被挤压为以晶体后面为底，视盘表面为顶的细圆锥状。次级玻璃体与原始玻璃体的境界清楚。在视杯缘部玻璃体纤维更为密集，且与视网膜紧密黏着，称为玻璃体基底部（vitreous base）。次级玻璃体的前界位于晶体后面，并在晶体赤道部后2 mm处与晶体后囊相接触，形成一直径为8~9 mm的环状接触线，称为Egger线。次级玻璃体的原纤维较原始玻璃体更为纤细、致密，以前原始玻璃体所在位置称为Cloque管。

3. 三级玻璃体（tertiary vitreous）　即晶体悬韧带。胚胎3个月时，视杯缘向前生长加快，形成睫状体区，睫状区的神经上皮分泌纤维性的次级玻璃体，在视杯缘形成边缘束。胚胎第4个月时，从睫状体的凹谷内面，伸出细小的圆锥形突起，此种细小的原纤维所形成的玻璃体纤维，称为三级玻璃体。此时因边缘纤维束位于视杯缘和晶体赤道部之间，所以，三级玻璃体纤维向前呈直角横穿次级玻璃体边缘束。随着胚胎发育，次级玻璃体的前方边缘纤维束纤维也逐渐萎缩消失，三级玻璃体纤维继续向晶体赤道部延伸，并附着在赤道部及其前后的晶体囊膜上，即晶体悬韧带。晶体悬韧带最早于胚长65 mm时可以辨出，出生时才发育完全。

玻璃体发育异常

1. 玻璃体漂浮物　先天性玻璃体漂浮物的轻重程度不一，轻的只有晶体后面有少量原始玻璃体残留，或视乳头前面的玻璃体内有弯曲的半透明细长的玻璃体动脉残余等，重者几乎整个玻璃体都被纤维性组织所取代。这些异常组织多来源于中胚叶，其中尤以原始玻璃体血管系统的残余或异常多见。

2. 永存玻璃体动脉残留　为较常见的人眼先天性发育异常，表现为玻璃体动脉从视乳头到晶体全程全部残留，常伴有较多的增生性纤维或胶质性组织，位于玻璃体中轴，呈细线状或条索状，有的条索内的血管仍然畅通，视乳头端和晶体端较浓厚，中间较细小，连于晶体处多在后极部鼻侧略偏下，间或也有位于颞侧者，伴该处晶

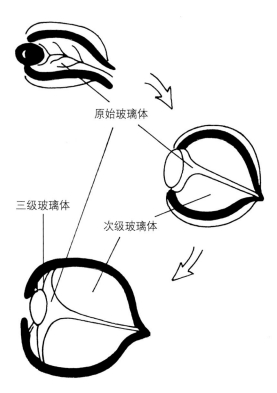

图1-15　玻璃体的发育

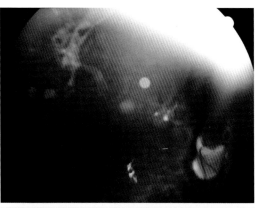

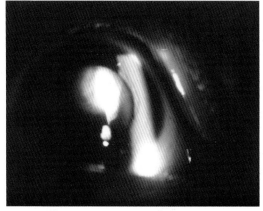

图1-16　永存玻璃体动脉残留

体局限性混浊。这种条索皱缩牵拉可引起白内障或晶体脱位，部分患者伴有视网膜发育不良，视网膜内有不规则的色素增生或灰白色膜状物形成（图1-16）。

3. 视乳头前膜　该膜由胶质和纤维组织构成，是Bergmeister原始视乳头和中胚叶组织的残余，大小厚薄不一，覆盖于视乳头和视网膜动脉之上，有时可延伸到周围视网膜上。一般无视功能障碍，临床上注意与炎症或出血后遗留的膜状物相鉴别。

中胚叶的发育

葡萄膜的发育

1. 虹膜的发育　胚胎3个月时，视杯前缘生长迅速，视杯前缘附近的中胚叶组织向前内方延伸，超过晶体赤道部，到达晶体的前面，形成虹膜的基质层。其中中央区较薄称为瞳孔膜，胚胎第7个月时瞳孔膜开始萎缩形成瞳孔，如萎缩不全则会形成先天性瞳孔残膜。虹膜的后面两层色素上皮和瞳孔括约肌、瞳孔开大肌的发育由神经外胚层发育而来，前已述及。

2. 睫状体的发育　睫状体的神经外胚叶发育前已述及。睫状体的基质由视杯周围的中胚叶发育而来，中胚叶组织在睫状突形成时填充于视杯内的睫状皱褶中心。每个睫状突基质具有一个由脉络膜网而来的静脉和由睫状长动脉返支而来的动脉。即在胚胎第2个月时，脉络膜前段血管平行排列，睫状突处也出现不规则静脉性血管网，这些血管伸入睫状突的皱褶内；胚胎第6个月时，虹膜动脉大环已形成，每个睫状突内有1支虹膜大环返支的分支。睫状肌的发育不同于瞳孔括约肌与瞳孔开大肌，后者来源于神经外胚叶，前者来源于中胚叶。视杯前缘向前生长时，其外面的中胚叶变厚，胚胎第5个月时，睫状体平坦部形成，子午线切面的原基部位为三角形，底朝前房角，顶向后，睫状肌就在这三角区内分化发育。此时，

睫状肌的子午线部分已形成，位于三角区的外部，与新形成的巩膜突相接。斜行肌在胚胎第6个月时出现，位于纵行肌的前段内侧，出生时纵行肌的发育接近完成，而斜行肌在出生后仍继续发育。胚胎第6个月以后，睫状体除随眼球生长而增大外，变化不大，但此时的锯齿缘则由原来的与睫状肌前面同一水平的位置逐渐后移，胚胎第8个月时，锯齿缘与睫状肌中段平行，胚胎第9个月时，锯齿缘与睫状肌后界相齐，成人时则位于睫状肌的后面。

3. 脉络膜的发育　脉络膜起源于原始视泡周围的中胚叶组织，胚长5~10 mm时，视杯外层（视网膜色素上皮层）出现色素的同时出现毛细血管网，此即脉络膜毛细血管网，胚长11 mm时，视杯外层与中胚叶之间出现境界明显的基底膜，即玻璃状膜（bruch膜）。胚胎第3个月时，随着巩膜进一步发育，巩膜与脉络膜的边界渐趋明显，此时出现了较大的第二层血管，为静脉层。胚胎第4个月时在毛细血管层与静脉层之间出现动脉层，该动脉来源于睫状后短动脉，开始仅发生在后极部，以后逐渐向前延伸。胚胎第5个月时，脉络膜的各层均已出现。脉络膜的色素在胚胎第3~4个月时出现，最初位于脉络膜外层和后极部，逐渐由外向内，由后向前散布。

4. 葡萄膜发育异常

（1）先天性无虹膜（congenital aniridia）：较少见，表明其发育停滞于原始状态，为胚长65~80 mm时视泡前端边缘部分的发育障碍所致。双眼多见，为常染色体显性遗传，真正完全无虹膜者极罕见，前房角镜检查常能发现根部有残余虹膜组织，因无虹膜遮光，患者常有畏光，视力较差，部分患者并发眼压高和青光眼。

（2）先天性虹膜缺损：与胚裂闭合有关的典型性虹膜缺损前已述及。现讲述其他虹膜非典型性缺损。虹膜缺损临床上常见，缺损累及虹膜整个节段直到睫状体缘者，称为全部性缺损，否则称为部分性缺损。部分性缺损可表现为瞳

孔缘的切迹样缺损，虹膜孔洞样缺损（假性多瞳孔），睫状体缘处的虹膜缺损（虹膜根部脱离）。如缺损累及全层虹膜，称为完全性虹膜缺损，仅累及外胚叶或中胚叶部分者，称为不全缺损。如瞳孔膜衍生之中胚叶组织从缺损区跨过，则称为桥形缺损。这种病变与视杯发育过程中前缘虹膜中胚叶和神经外胚叶发育异常有关，遗传方式多为常染色体显性遗传。

（3）虹膜基质发育不全和虹膜基质前层增生：基质发育不良为虹膜基质发生不同程度的萎缩菲薄，失去正常的构型，有时可透见色素上皮层和瞳孔括约肌，多属于常染色体显性遗传。部分患者可伴有其他异常如瞳孔变形、瞳孔异位、虹膜缺损等。虹膜基质前层增生则有如双层虹膜，可能部分或全部遮盖瞳孔。

（4）永存瞳孔残膜及其他虹膜发育异常：永存瞳孔残膜（persistent papillary membrane）起源于虹膜表面中胚层，一般源于虹膜小环或虹膜边缘，附着于晶体前囊（图1-17）或飘于前房中，重者形若蜘蛛且居中影响视力，轻者呈细白丝状并无任何症状。虹膜内肌肉异常多表现为小瞳孔，由于瞳孔开大肌发育不良所致，暗适应差。先天性虹膜囊肿较常见，是因外胚叶组织突入玻璃体呈息肉状或形成上皮性囊肿。其他异常包括双侧瞳孔大小不等、多瞳症、瞳孔异形（表现为方形、梨形、裂隙状等）、瞳孔异位（偏向外上方或位于边缘等）、虹膜色素层发育不全（透见虹膜呈半透明状）、虹膜瞳孔缘色素增生等。

（5）睫状体发育异常：包括睫状体不发育或发育不全、睫状体缺损和睫状突移位等。睫状突向前移位较多见，常因此影响房水引流致眼压升高。

（6）脉络膜非典型性缺损：典型性缺损前已述及，非典型性缺损少见，其表现类似于典型性，也有相应的视野缺损，可能既与外胚叶发育缺陷，也与中胚叶发育缺陷有关。

（7）先天性无脉络膜（congenital choroideremia）：是一种遗传性脉络膜全层弥漫性萎缩，眼底视网膜动脉变细，可见均匀一致的白色巩膜背景，但眼底周边部可有岛状红色脉络膜残余。属性连锁遗传，男性多见，女性多为携带者。

角膜、巩膜、角巩膜缘和前房角的发育

1. 角膜的发育 角膜除其上皮层起源于表面外胚叶外，其他均来源于中胚层。胚长18 mm时，晶体泡与表面外胚叶分离后，角膜和前房开始发育，在表面外胚叶细胞和晶体表面之间充填疏松的间充质，以后在中间渐出现一裂隙，且裂隙不断增宽，最后把中胚叶组织分成前后两层，前层形成角膜基质，后层形成虹膜基质，中间的裂隙即为前房。表面的外胚叶细胞发育成角膜上皮前已述及，胚胎第6周时，中胚叶细胞在上皮细胞后方形成一层扁平细胞，即角膜内皮细胞，其细胞数随胎儿的增长而逐渐增多。胚胎第8周时，视杯附近的中胚叶细胞向角膜上皮层及角膜内皮细胞层之间伸展，形成角膜基质层，基质层逐渐增厚，从深层到浅层逐渐形成薄叶状结构，

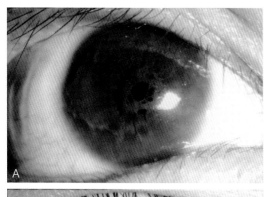
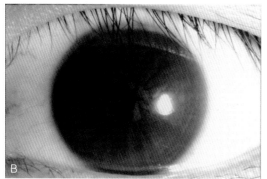

图1-17 先天性永存瞳孔残膜

细胞核数目不断减少，胶原纤维不断增多，最后呈现为均一、致密、排列整齐的结构。胚胎第4个月时，角膜上皮层和基底层之间有一基底膜相隔，以后两者之间出现一薄层无细胞的透明膜，即前弹力层（Bowman膜），由排列不整齐的胶原纤维组成，有许多小孔通过神经末梢，到胚胎第7个月时，与正常Bowman膜相近。后弹力层（Descemet膜）为内皮细胞的产物，此细胞分泌一种无细胞结构的玻璃样膜，贴在内皮细胞层的前面，对其形成时间意见不一，一般认为于胚长30 mm时形成，胚长60~70 mm时已清晰可见。关于角膜神经的发育，于胚胎3个月时，在角膜基质层内可见细微的神经纤维，胚胎4个月时进入前弹力层，第5个月时到达角膜上皮层，胚胎第6~9个月时，神经纤维数量明显增多，胚胎第10个月时与成人角膜的神经纤维类似（图1-18）。

2.角膜发育异常

（1）先天性大角膜（congenital megalocornea）：为一种双侧性眼前部比正常增大的发育异常，其突出的特征是角膜直径明显增大，一般达13 mm，但眼压正常，可伴有散光等屈光不正，临床上较少见，要注意与先天性青光眼的大角膜相区别。这种发育异常有遗传性，可能原因是胚长12 mm时发育迟缓，视杯的边缘未朝向视杯的轴心卷曲，睫状环形成过大，眼前部也过大。

（2）先天性小角膜（congenital microcornea）：较少见，即角膜直径小于11 mm，而眼的其他组织基本正常者。因小角膜的眼前部均较小，眼外肌的附着点靠前，因此也可称为眼前部小眼球。本病有明显的遗传倾向，多为外显不全的常染色体显性遗传，其发生原因可能与胚胎早期即

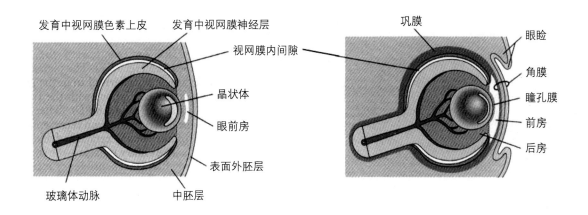

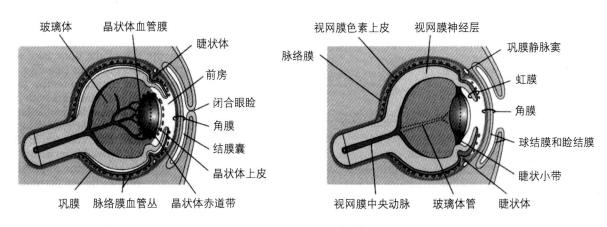

图1-18　角膜、晶状体和玻璃体的发育

胚长12 mm时视杯边缘的形状和宽度过小有关。

（3）圆锥角膜（keratoconus）：较常见，其特征为角膜中央部分呈圆锥形，尖部变薄并扩张，中央曲度明显增大，常有明显的不规则散光，严重影响视力，大多在青年时期出现，其原因可能是中胚叶在先天发育时未能从角膜周边移行至中央。还有一种少见的角膜后面曲度异常，即角膜后面的曲度普遍增大，前面角膜正常，中央变薄，称为后部性圆锥角膜，这种异常的发生机制与前部角膜圆锥不同，因这种异常的形态与角膜胚胎时期相似，可能为角膜发育停顿所致。

（4）先天性角膜白斑：较常见，其混浊的部位、大小和形态各不相同，可表现为部分混浊，也可表现为全角膜混浊，可以为暂时性或永久性，还可伴有其他先天性异常，如虹膜缺损、永存瞳孔残膜、小眼球、晶体与角膜粘连等。发生原因与晶体泡延迟同角膜分离、中胚叶从视杯边缘生长形成角膜内皮和基质的发育障碍以及炎性混浊等有关。

（5）角膜前胎生环（anterior embryotoxon）：又称角膜幼年环，出生时或出生后不久出现，类似于角膜老年环，即角膜缘内宽约1 mm的环形混浊，有遗传性。可伴大角膜、蓝色巩膜和无虹膜等其他先天畸形。

（6）角膜后胎生环（posterior embryotoxon）：为Schwalbe环明显增生突起，呈发亮的白色环，围绕部分或全部角膜。有家族性和遗传倾向，部分患者同时有前房角中胚叶发育异常和发育性青光眼。

（7）先天性巩膜性角膜（congenital sclerocornea）和先天性前葡萄肿（congenital anterior staphyloma）：先天性巩膜性角膜的角膜周边部不透明，与巩膜相融合，不能分辨两者的分界，有血管从巩膜浅层侵入，视力极差，可能与视杯前轴旁中胚叶发生畸变有关，很少见。先天性前葡萄肿表现为全角膜混浊且突出于睑裂外，因其内衬有前粘连的葡萄膜组织，故呈蓝黑色，视力

极差。与宫内炎症和发育异常有关，后者有遗传倾向。

（8）角膜遗传性退行性混浊：出生时即表现为角膜混浊，一般为静止性，有遗传倾向，与成人发生的角膜营养不良类似。①先天性斑点状混浊（congenital macular opacities）：临床上少见，为出生时即有的双眼对称性弥漫性角膜基质斑点状混浊，斑点细小，肉眼观察时会误认为弥漫性混浊，部分有角膜上皮水肿，多为常染色体隐性遗传。②先天性漩涡状混浊（whorllike corneal opacity）：极少见，为前弹力层棕色细小混浊，排列成漩涡状，多为常染色体显性遗传。③先天性角膜内皮营养不良（congenital endothelial dystrophy）：表现为后弹力膜出现结节，结节后面的内皮消失，基质深层也有混浊点，有遗传性。

（9）先天性角膜皮样肿：常见，为角膜缘处出现皮样组织结构，有时有毛发，呈黄白色，多为近圆形，位于颞下方者居多，大小不一，一般为2~4 mm，少数可含有黏液样组织、软骨及骨等，由胚胎早期表面外胚叶及视杯边缘的中胚叶母细胞变形性发育畸形导致（图1-19）。

3.巩膜的发育　巩膜由视杯周围的中胚叶组织浓缩致密化而形成。胚胎第2个月时，视杯周围的轴旁中胚叶细胞平行于视杯长轴，首先从角

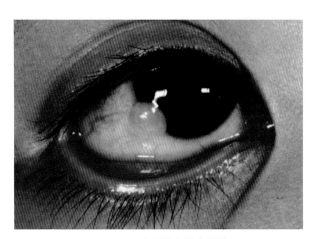

图1-19　先天性角膜皮样肿

膜缘处开始分化出胶原纤维和弹力纤维，使组织变为浓缩致密，胚胎第2个月末，此浓缩硬化到达赤道部，逐渐向后进展，到第5个月时形成完整增厚的巩膜。生后2年达到成人巩膜的厚度。胚胎第5个月前后，巩膜内层出现色素，形成巩膜棕黑层。

4. 巩膜发育异常 巩膜的先天异常较少见，主要有以下类型。

（1）先天性蓝色巩膜：因先天性巩膜透明度增加，透见葡萄膜色素，使巩膜呈浅蓝色（图1-20）。可能与胚胎第3个月巩膜发育受阻有关，组织学上显示巩膜变薄，纤维大小或数量减少，黏多糖基质增加。如伴有骨脆性增加、关节脱位和耳聋等，则称为van der Hoeve综合征。

（2）先天性巩膜扩张：可发生于视乳头周围，形成视乳头周围深的边界清楚的脉络膜萎缩环，少数累及黄斑部及颞侧视网膜而不累及视乳头。这与中胚叶形成眼后极致密巩膜的发育障碍有关。

（3）巩膜内软骨或骨组织形成：极少见，因中胚叶组织发育紊乱，在巩膜内见到透明的软骨斑块或骨组织。

4. 角巩膜缘和前房角的发育 胚胎第2个月时，开始出现前房角小梁网的原基，此时，前房周边部被中胚叶组织覆盖，胚胎第3个月末，出现角巩膜缘，可见来源于视杯缘静脉丛的一团内皮细胞的Schlemm管，它形成一个小空腔，内与

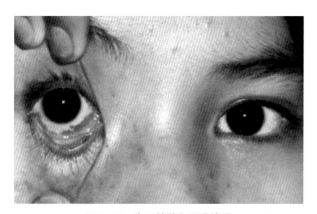

图1-20　先天性蓝色巩膜外观

小梁相连，外与集液管和睫状静脉的小支相连。Schlemm管不是一个单一的环形管道，有的地方为管道，有的地方由数个小管彼此连接而成。Schlemm管出现不久，其内侧的中胚叶组织略增厚，与角膜内皮细胞和后弹力膜相连续，分化为互相交叉的条索状膜样组织及许多小带，即前房角小梁网。胚胎第4个月时，房角位置较第3个月时后移，尖端在睫状体前缘内端之后，小梁的前部暴露于前房内，并有与角膜内皮细胞相连的内皮细胞覆盖。胚胎第5~6个月时，睫状体前缘后移，Schlemm管进一步发育，巩膜突形成。胚胎第6个月时，房角的尖端随虹膜根部和睫状体位置的后移到达相当于Schlemm管前缘处，小梁的前1/3暴露于前房。胚胎第7个月时，前房角扩展到相当于Schlemm管中部的位置，小梁组织变得较疏松，睫状体前缘内端向眼球中心移位。足月胎儿的房角尖端已相当于巩膜突的位置，小梁和Schlemm管基本已发育良好。

关于前房变深和前房角形成的方式，目前看法不一。有人认为前房角是因该处的中胚叶组织逐渐萎缩、消失而形成；有人认为前房角的形成是一个中胚叶组织的裂开过程，即在发育过程中，因角膜的高度与直径不断增大，睫状体的前缘不断向后转向眼球中心，虹膜和睫状体逐渐远离小梁；有人认为前房的形成既不是前房角处中胚叶组织的萎缩，也不是中胚叶组织的裂开，而是前房角处的中胚叶组织随着眼球的不断生长，细胞间隙增大、融合，细胞重新排列，导致前房角组织变稀疏而形成的。

5. 前房发育异常

（1）先天性无前房：极罕见。见于：①小眼球患儿，一直未形成角膜和晶体，因而无前房；②晶体未从表面外胚叶分离，虹膜与角膜相融合，前房不存在。

（2）眼前段中胚叶发育不良：较常见，包括前房角分化异常，角膜后面周边部有灰白透明组织增生、Schwalbe线突起、虹膜基质发育

不良，梳状韧带形成，周边虹膜与角膜广泛粘连等。常伴多种其他先天异常如瞳孔移位、假性多瞳孔、角膜混浊等。大部分因妨碍房水引流致眼压升高，发生先天性青光眼，从而严重影响视力。

眼部血管系统的发育

胚长4.5 mm时，眼部血管开始出现；胚长5~6 mm时，视杯外面有许多小血管围绕，其数目逐渐增加，系由眼动脉而来，眼动脉是原始颈内动脉的分支，它沿着视杯的腹面，分一主支即玻璃体动脉进入胚裂内，另分数支在视杯外面生长，并逐渐前行至视杯缘。胚长13 mm时，围绕视杯缘的血管彼此相互吻合，形成环状血管（annular vessel）。胚胎眼的血管分为两个部分：①眼外部分，包括眼眶和原始脉络膜的血管；②眼内部分，包括玻璃体动脉及其分支与晶体血管膜。眼外部分经过生长发育，变为今后供应眼部的血管系统；眼内部分则以后完全萎缩消失。

1. 脉络膜血管形成　眼动脉经视神经孔进入眼眶，位于视神经的外下方，后越过视神经而到内侧，在越过视神经的部位发出两个分支，即睫状后长动脉，分别前行于视神经的鼻侧和颞侧，到眼球后面后穿过巩膜，在巩膜和脉络膜之间向前走行，接近睫状体区时，每条动脉再分为两支，在眼杯边缘构成一吻合圈，参与形成虹膜大环，代替环状血管。由眼动脉而来的玻璃体动脉在入眼以前分出睫状支，开始为5~6个分支，环绕视神经向前走行，后继续分为12~15个小分支，在视神经穿出眼球部位的周围进入巩膜，分布于脉络膜内，构成脉络膜血管网。胚胎3个月末，在眼球后极部凝缩形成巩膜的同时，脉络膜上层的边界已清楚显示，并出现了几个较大的血管，开始呈现相当于成人的三层脉络膜血管。胚胎4个月时，有一层中层血管形成于毛细血管层和大血管层之间。胚胎5个月时，脉络膜大血管层变大增

多。胚胎7个月时，脉络膜血管各层形成接近于成人。当视杯外层出现色素时，脉络膜血管的发生很快，在有色素的地方尤为明显，可能色素的产生和血管形成有一定关系。

2. 睫状体血管形成　睫状体血管系统在胚胎第4个月开始发育。视杯前缘的脉络膜血管向前生长即形成睫状体血管。睫状体形成时，这些血管位于睫状突皱褶的中胚层中心，进入每个睫状突的血管沿着突的顶部，在虹膜根部离开睫状突，形成毛细血管网。睫状体平坦部的血管与脉络膜相似，直接与脉络膜的血管相连续。

3. 玻璃体血管系统和晶体血管系统　玻璃体血管系统和晶体血管系统属于胎生血管，只在胎儿发育某阶段起作用，出生前会萎缩消失。玻璃体动脉是眼动脉干的终支，经胚裂上端进入眼内。胚长6~7 mm时，玻璃体动脉及分支已到达晶体泡的后极，在晶体后面形成毛细血管网，胚长8~9 mm时，它已形成晶体血管膜的后部，这些血管网在晶体泡的赤道部和视杯缘之间穿过，发出许多直的血管并与该处的环状血管吻合，形成晶体血管膜的侧部，胚长17~25 mm时，由环状血管发出小血管，在晶体囊的前表面生长，形成晶体血管膜的前部（瞳孔部）。胚长40~60 mm时，玻璃体血管系统发育最旺盛，整个玻璃体内充满玻璃体血管系统的分支（固有玻璃体血管支），这些血管与晶体血管膜的血管互相吻合。

胚胎第3个月时，在晶体血管膜的前部形成之前，玻璃体血管本部的小分支即已开始萎缩、消失。初期仅限于最小的血管，当视网膜动脉发育以后，萎缩过程明显加速，包括较大的血管也萎缩。通常固有玻璃体血管从近端开始皱缩，最后和主干失去联系，远端呈螺旋状悬在晶体的后面。胚胎第4个月时，一期和二期玻璃体内的血管全部萎缩消失，只残留位于中心位置的玻璃体动脉主干。胚胎第7个月时，玻璃体动脉主干变窄，管壁变得很薄弱。胚胎第8个月时，绝大部分玻璃体血管完全萎缩，有时在晶体的后面遗留少许残

余，一生不退，这时的玻璃体血管的主干中心闭塞，与视乳头完全失去联系，卷成螺旋状，漂浮在Cloquet管内。玻璃体动脉的萎缩以及从视乳头脱离的结果即是视乳状生理凹陷的形成，其萎缩的程度决定生理凹陷的宽度和深度。

在玻璃体动脉分支减少萎缩的同时，晶体血管膜的后部也与玻璃体动脉系统失去联系而萎缩消失，晶体的迅速生长也导致其周围的血管膜被牵拉变细和萎缩。随着视杯前缘向前生长和睫状体、虹膜的生长发育，牵拉晶体侧部的血管膜，并由于视网膜血管的出现，晶体血管膜的血流量迅速减少，最终导致其萎缩。胚胎第6个月时，除晶体前面中央的瞳孔膜一部分外，晶体血管膜几乎全部萎缩消失。到胚胎第9个月时，瞳孔膜全部萎缩消失。

4. 视网膜血管　胚胎初期的视泡和视茎本身都没有血管。胚胎第2个月时，视杯内有玻璃体血管系统，视杯外有脉络膜血管系统，两者之间有吻合支，共同构成发育眼的血液循环，此时视网膜和视神经仍然没有血管。视网膜中央动脉由玻璃体动脉在经过视乳头处产生，胚胎第3个月末或第4个月初，视乳头处动脉壁出现血管芽，上下各一，逐渐长出血管并分支，进入视网膜神经纤维层，且也向外生长，达外网状层，胚胎第5~6个月时，血管呈方格网状，胚胎第7~8个月时，视网膜血管初具雏形，鼻侧血管几乎达到锯齿缘，胚胎第9个月时，视网膜血管结构和形态已接近成人。在视网膜动脉发育生长时，玻璃体动脉系统逐渐萎缩。视网膜中央静脉发生在胚胎第3个月末，在视神经内玻璃体动脉的两侧各出现一个静脉管，在视乳头的后面两静脉汇合，其分支与视网膜中央动脉平行分布。

关于视网膜血管的来源，还有一些不同的看法。有人认为来源于胚源性组织（中胚叶组织）的发育分化，即由视乳头部位玻璃体血管周围的胚源性组织分化而成。这些胚源性组织分化形成原始网状血管组织，最后发育形成视网膜动脉、毛细血管和视网膜静脉。

5. 血管系统发育异常

（1）胎生血管系统异常：胎生血管系统为胚胎时期的暂时性血管，胚胎末期消失，其发育异常包括出生后永久残留或血管未闭伴相关中胚叶发育异常。永存玻璃体动脉和永存瞳孔膜前已述及，永存晶体血管膜则为晶体被纤维组织包绕，且有睫状体血管系统与之相连，也有纤维条带附着于视网膜，单眼多见，出生数周或数月见瞳孔区晶体后有白色混浊物，后期可形成白内障。

（2）视网膜血管异常：视网膜血管异常如无视网膜血管等极为罕见，而轻度血管异常如视网膜血管行径和分支异常、视网膜血管屈曲和扩张、视乳头动脉性或静脉性血管襻、先天性动静脉交通（蔓状血管瘤）等则临床上常可见到。

（3）睫状血管系统异常：少见，较明显的异常有后涡状静脉（涡状静脉位于视乳头边缘附近）、视网膜血管与睫状血管异常交通（如睫状视网膜动脉）和脉络膜鞘膜静脉（脉络膜血管向后进入视神经软脑膜鞘与该处的血管相吻合）等。

眼附属器的发育

■ 眼眶

眼眶的发育

围绕眼球的中胚叶组织发育形成眼眶。眼眶上壁（额骨）和内侧壁（上颌骨额突、鼻突、泪骨和筛骨）起源于轴旁中胚层（paraxial mesoderm），眼眶下壁和外侧壁（颧骨和上颌骨等）起源于内脏中胚层（visceral mesoderm）。眼眶的各骨壁，包括蝶骨大翼，都是膜性骨，而蝶骨的前部和眶部则由软骨发育分化而来。在眼眶发育的早期，中胚层呈现为一疏松的结缔组织，以后逐渐发育形成比较致密的组织，胚胎3个半月时，眼眶的骨壁已形成，只是不完整，胚胎4个月时眼眶的骨壁已较坚硬，基本发育完好。以后眼眶的逐渐扩大和胎儿的生长成比例进行。早期的眼眶为圆形，眶缘也较圆，待眼的各附属器如泪器和眼外肌等发育形成后，就渐渐成为成人的形状。

随着胎儿的生长发育，眼球体积不断增长，眼眶的容积也相应增长。最初几个月，眼球比眼眶生长快，眼眶和眼球体积的比值尽管在不同时期有变化，但两者基本上是同步增长的，并且相互影响。如果胎儿时期因某些原因致眼球未发育，眼球很小，则眼眶的发育也会受限，相应缩小。即使出生后，眼眶仍然发育，一直生长到青春期，这个时期如果因某些眼病致眼球萎缩或手术摘除眼球，眼眶就不能正常发育，但如及时安装人工眶内植入物（义眼座或义眼等），则眼眶的发育不会受到严重的影响。

眼眶轴向在胚胎时期都在不断地变化，早期胚胎眼泡形成时，两眼位于两侧，胚长8 mm时，双眼仍位于两侧，眶轴的方向与胚胎身躯的长轴几乎成直角，即两眼轴方向近于180°；当胚胎达到7~9 mm时，两眶轴成160°角；胚长16 mm时，两者构成的角度为120°。40 mm时为72°；最后为45°。眶轴的改变致视轴也发生相应的改变，视轴的改变与双眼视觉的发育和形成密切相关。

眼眶发育异常

1.眼眶骨腔发育异常　包括以下几种。

（1）尖头畸形：又名塔形颅，男性多见，男：女为4：1，多为散发，间或有遗传倾向，患者头颅的垂直径加长，横径和前后径变短。主要是骨缝融合过早，以冠状缝最明显，骨缝融合后颅底的生长发育受阻，大脑只能向上发展所致。

典型病例颅顶突出似圆屋顶，前额平，无眉弓，下颌小，腭窄。眼眶浅且容积小，这与蝶骨大翼向前内移位和额骨眶部过于垂直有关。因颅脑发育差，多有智力下降。眶部骨腔畸形在2~5岁时明显，7~8岁后因脑发育缓慢基本稳定不变，患者除眼眶浅，眼球突出外，常伴有外斜视、弱视、眼球震颤、视神经萎缩等异常。

（2）颅面骨发育不全：又称Crouzon综合征，主要特征是额部较突，鼻尖呈钩状，眼眶浅，眼球前突（图1-21），上颌小，腭弓高而窄，下颌突出前伸。可伴有外斜视、弱视和视神经萎缩等，可伴或不伴智力下降。一般出生后数月体征已表现完全，有肯定的遗传和家族发病因素。

（3）尖头并指趾畸形：又称Apert病，为胚胎第7或第8周普遍的中胚叶发育紊乱所致。尖状多位于头前部，额骨高，眼眶浅，可伴突眼、外斜视和弱视等。并指趾可从部分指蹼到手指、足趾完全融合，尤其多见于第2~4指/趾。还可发生肢体、脊柱骨发育不良和骨关节融合畸形等异常。

（4）双眼过度分开：特征为双眼眶距过宽，鼻梁宽而平，前额突出。智力多正常，大部分为散发性，少数属于常染色体显性遗传。

（5）骨纤维性发育不良：先天起病，但10岁左右出现临床症状，为成骨中胚层功能紊乱，累及形成骨松质和骨髓的多功能未分化细胞所致。在受累的骨髓腔充填纤维组织，受累骨增宽，骨质变薄，常累及盆骨、下肢、手臂骨、额

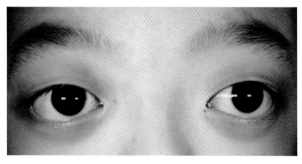

图1-21　颅面骨发育不全（Crouzon综合征）眼部外观

骨眼眶部分，眼部表现有眼球突出、视乳头水肿和视神经萎缩等。

2. 眼眶脑膜膨出和脑膨出　为颅腔内容物经眼眶骨壁先天性缺损处突入眶内的异常病变，可分为三种类型，即脑膜膨出、脑膨出和脑水肿膨出（图1-22）。然而，大多数病例都含有脑组织，脑膜膨出实际上也是脑膨出，其中所含的脑组织可因长期压迫致萎缩退变而大为减少。最常出现的部位为眶内眦部或鼻根部，少数发生在眶尖和眶顶部等。为先天发育紊乱，胚胎期骨化不全所致。临床检查时可扪及突出的囊肿有波动感，能回纳到颅内，加压时可出现脑症状如脉搏减弱、呕吐等，用力或咳嗽时，囊肿可增大，可见到或扪及与脉搏一致的搏动性眼球突出，脑和脑膜膨出后，硬脑膜与皮肤或皮下周围组织常有粘连，硬膜和蛛网膜难以辨认，手术时要注意。

3. 先天性眼眶囊肿　为眼眶附近胚胎时期皮肤形成一个袋形包埋物陷入深层组织引起。可沿颅骨骨缝的任何位置生长，眶部最常见的位置为眶外上方（额颧缝或额颞缝）、内上角（额筛缝），也可在其他位置如眼外侧壁、下方的泪囊沟、外上眶内等。触诊肿物表面光滑、近圆形、有弹性感、边界清楚，其浅表的皮肤活动常与深部的骨发生粘连，骨质可被压迫凹陷或形成缺损，早期生长很慢，常在青春期加重，也有老年才明显的病例。大的囊肿引起明显的眼球突出，囊肿的数目以1个最多，也可有2个或多个，囊肿继发性炎症常造成与周围组织粘连，增加手术切除的难度。皮样囊肿的囊壁即为皮肤结构，囊内容物可有淡黄色液体，脱落的皮毛、上皮、皮脂等，少数有软骨和骨组织。部分病例形成慢性瘘管长期不愈。手术完整切除囊肿效果好，否则易复发（图1-23）。

4. 先天性眼眶肿瘤　包括两类，一类由完全分化的组织所致，包括神经纤维瘤病（图1-24）、各种血管瘤和痣等；一类为2~3个胚层发生的畸胎瘤。眼眶畸胎瘤较少见，肿瘤内含有多种胚胎来源的组织如皮肤、结缔组织、软骨、脑、肌肉，甚至肝、肠等。出生时肿瘤较小，以后很快长大，有时有恶变倾向，预后差。

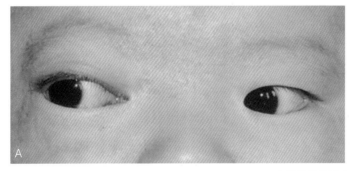
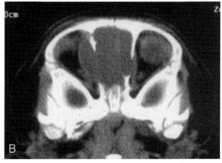

图1-22　眼眶脑膜脑膨出
A.外观；B.眼眶CT显示双侧眼眶与前颅窝相通（以右侧明显），脑组织膨出眶内

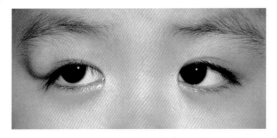

图1-23　先天性眼眶皮样囊肿外观（右眉弓处）

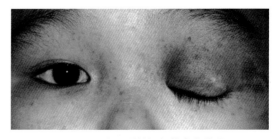

图1-24　左眼眶神经纤维瘤病外观

■ 眼外肌

眼外肌的发育

胚长7 mm时，视泡周围轴旁中胚叶发育分化为一致密组织，即一个共同的眼外肌原基。也有人认为开始有3个独立的眼外肌原基。胚长7.5 mm时，眼球后外上侧可见动眼神经支配肌原基，第Ⅲ对脑神经（动眼神经）渐渐伸入眶内。胚长9 mm时，可认出滑车神经原基，第Ⅳ、Ⅵ对脑神经亦进入眶内。胚长14 mm时，可分辨出4条直肌和2条斜肌。胚长15 mm时，可分清上直肌、提上睑肌的共同原基和内直肌、下直肌、下斜肌的共同原基。胚长16.5 mm时，内直肌从下直肌分离出来，通常内直肌比其他眼外肌的发育要完好和强壮。胚长23 mm时到达固定位置。下直肌于胚长25.5 mm时到达固定位置。下斜肌的发生与下直肌相关，胚长15 mm时，下直肌原基的前端增生肥大，此即为下斜肌的原基，胚长27 mm时与下直肌分离。有研究认为外直肌的胚胎发生最早，胚长19.5 mm时已到达固定位置。各条眼外肌中，上睑提肌的发育和分化最晚，胚长55 mm时，上直肌的内侧分出一些肌纤维，形成上睑提肌。胚长60 mm时，上睑提肌基本发育完全，位于上直肌的内侧，以后渐向外向上生长。胚长75 mm时遮盖上直肌的内缘；胚胎第4个月时，最终到达上直肌的上面。由于上睑提肌的胚胎发育来自上直肌，所以发育障碍时，常同时表现为提上睑肌和上直肌的功能不良。

眼外肌发育异常

1. 先天性眼外肌麻痹 临床上较常见，可由于中枢神经系统眼运动核或核上联系异常、眼球运动神经异常以及眼外肌本身和筋膜结构异常等引起，其中以肌肉本身发育缺陷包括相邻眼外肌间异常融合、发生行径异常的肌肉组织条带、眼外肌止端异常、眼外肌缺失或发育不全（图

1-25）以及肌肉组织被纤维组织取代等较常见。其他如筋膜发育异常（如上斜肌腱鞘综合征）、颜面部发育不对称等也是先天性眼外肌麻痹发生的因素。可表现为某一条或多条眼外肌麻痹，临床较常见的先天性眼外肌麻痹有先天性动眼神经麻痹（完全性或不完全性）（图1-26）、先天性上斜肌麻痹（图1-27）、双上转肌（图1-28）或双下转肌麻痹等。部分患者伴有上睑提肌发育不良引起的先天性上睑下垂。可散发或有遗传性，多为常染色体显性遗传，少数为常染色体隐性遗传。

2. 先天性进行性眼外肌麻痹（进行性肌营养不良） 出生后或小儿即出现，常为双侧性，有较强的家族发病倾向，为常染色体显性遗传。开始可表现为上睑下垂，以后渐出现眼外肌麻痹，且呈进行性发展，最后双眼各条眼外肌全麻痹，目前无十分有效的治疗方法。

3. 眼球后退综合征 又称Duane眼球后退综合征，眼外肌纤维发生变性牵引和眼球运动支配异常是该病发生的原因之一。本病临床常可见到，为先天性，单侧或双侧发生，大多数为散发性，少数为外显不全的常染色体显性遗传。大部分表现为患眼外转受限，外转时眼睑裂变大，内转时睑裂变小且眼球后退，可伴或不伴有内斜或外斜（图1-29）。

4. 先天性固定性斜视（家族性眼外肌纤维化综合征） 因部分或全部眼外肌被纤维组织所取代，牵拉肌肉导致的一种先天性眼球运动异常，以内直肌纤维化引起的先天性固定性内斜视多见（图1-30），少数表现为固定性外斜视，严重者两眼全部眼外肌均发生纤维化（包括上睑提肌），表现为双眼上睑下垂、双眼固定于下转位，有头向后仰的代偿头位，大部分为遗传性，多为常染色体显性遗传（图1-31）。

5. 先天性倒错性眼球运动和异常眼联动 少数先天性部分眼外肌麻痹患者，在向麻痹肌作用方向运动时，发生眼球向其他方向运动的现象称

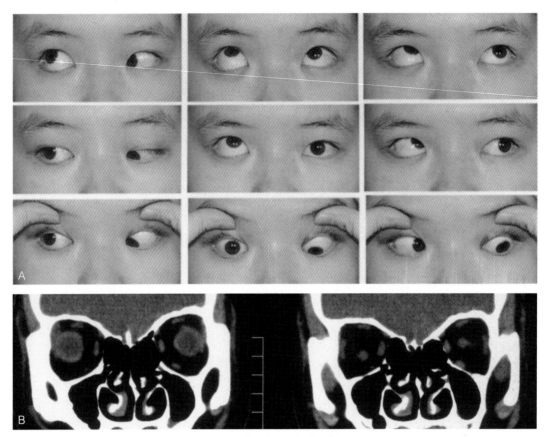

图1-25　右眼先天性下直肌阙如
A.外观：右眼上斜视，下转受限；B.眼眶CT：右侧眶内无下直肌

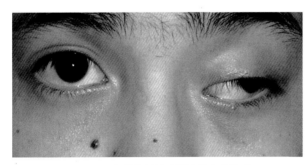

图1-26　左眼先天性动眼神经麻痹外观

为倒错性眼球运动，这不符合一般的眼球运动规律，发生原因不明，可能与核或核上神经异常联结有关。如一眼完全性动眼神经麻痹，该眼只能外转，当向下方注视时，健眼下转，患眼则出现明显的外转运动。先天性异常眼联动是指眼球运动时，同时出现一些头部其他异常的神经反射，其发生原因不明。如眼下颌反射，即当双眼向一侧运动时，下颌向另一侧突出，其他尚有眼舌反射、眼鼻反射、眼耳反射等。

6. 先天性眼球震颤　先天性特发性眼球震颤的原因不明，尚未查到明确的眼外肌或中枢性的异常解剖学基础。有较强的遗传性，多为双眼发病，眼球本身多为正常。眼球震颤的方向、速率和范围各不相同，部分患者其震颤在眼向一侧某个范围注视时较轻，此时患者的头位经常转到使眼球位于发生最小震颤的位置，引起明显的代偿头位（图1-32）。如只在遮盖一眼时，另一眼才出现的眼球震颤，称为隐性眼球震颤。多数患者有明显的视力下降和弱视。

■ 眼睑和结膜

眼睑和结膜的发育

胚胎4周以前，视泡表面有一层薄的表面外

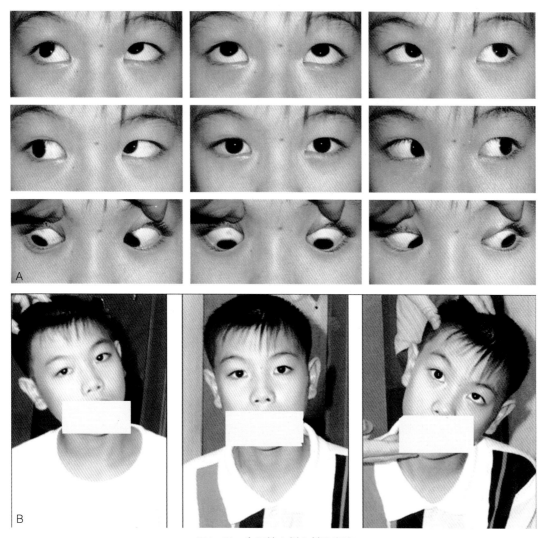

图1-27　先天性左侧上斜肌麻痹

A.九方位眼位照相；B.歪头试验阳性（向左侧歪头时，左眼上斜加重）

胚叶。胚胎第5周时，眼周围这层表面外胚叶组织形成褶，褶的外面一侧形成眼睑的皮肤，内面的一侧则形成睑结膜，睑结膜直接和眼球表面球结膜及角膜上皮相连续，褶的中间为中胚叶组织（上睑来自轴旁中胚叶，下睑来自脏层中胚叶）所填充，发育分化为睑板、结缔组织和肌肉组织等。

1. 眼睑的发育　最初眼睑褶环绕眼球，以后上、下眼睑褶均加长，于角膜中央水平线上相遇，上、下缘的上皮细胞相互融合，封闭睑裂。胚长31 mm时，从睑裂的内外两端开始闭合，胚长35 mm时上下眼睑完全粘在一起。以后，上下睑缘开始分离，开始从鼻侧分开，到第6~9个月时睑裂逐渐完全分开。

眼睑的上皮细胞层来源于表面外胚层，睑缘尚未闭合时，上皮细胞继续分化，最后在胚胎第5~6个月时基本形成。胚长37 mm时上睑开始出现毛囊，胚长40 mm时下睑亦出现毛囊。即首先在上下睑融合缘的外侧角处出现一排上皮芽蕾，渐渐斜向中胚叶组织内生长，这些上皮初为一圆柱状团块，以后渐渐分化为毛囊，生长睫毛。胚长73 mm时，眼睑出现Moll腺，胚长90 mm时出现Zeis腺，毛囊内可认出睫毛，胚长150~170 mm时，睫毛的发育达到类似成人的状态。

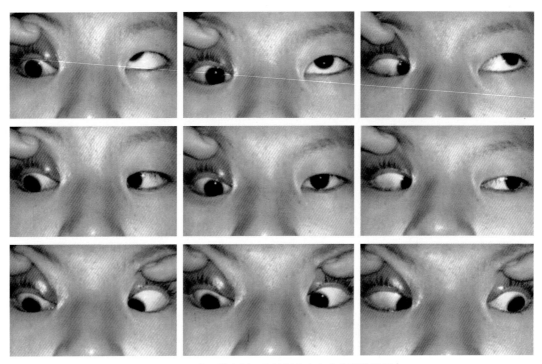

图1-28　先天性右侧双上转肌麻痹九方位眼位照相

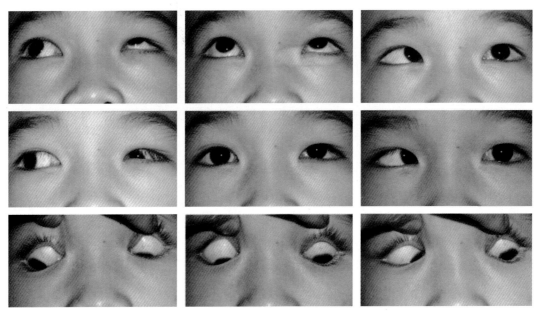

图1-29　左眼球后退综合征九方位照相外观

眼睑的肌肉层来源于中胚叶，眼轮匝肌为面肌的一部分，由第二鳃弓发生。睑裂闭合不久即可见到眼轮匝肌，胚长16 mm时，肌细胞开始围绕眼球，眼轮匝肌的睑缘端被分隔开，胚长62 mm时，被分隔的部位从眼轮匝肌分离生长出

Riolan肌。

睑板也从中胚叶发育而来。胚长73 mm时，在上下睑融合缘的内缘有一排上皮下陷进入中胚叶，此为睑板腺的原基，开始为细胞柱，以后发育成睑板腺。睑板腺周围的中胚叶组织浓缩变为

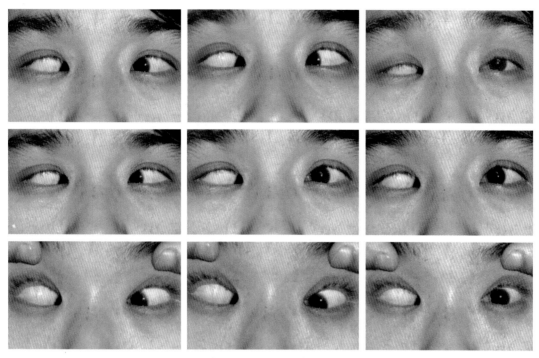

图1-30　先天性双眼固定性内斜视九方位外观

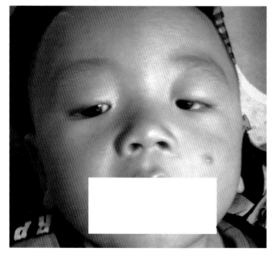

图1-31　家族性眼外肌纤维化综合征外观

致密，最后发育形成纤维性睑板。

2. 结膜的发育　前已述及，胚胎第5周时，眼周的表面外胚叶形成褶，褶的表面形成眼睑皮肤层，褶的里面形成结膜上皮层。结膜发生的原基与眼睑的原基时间相似，约在胚长16 mm时出现，这时睑结膜和球结膜有2层上皮细胞，穹隆结膜有3~4层上皮细胞，胚长63 mm时已可认出结膜

的杯状细胞，胚胎7个月时，结膜的发育已完成，与新生儿结构相同。

半月皱襞发生于胚胎32 mm前后，此时眼睑尚未完全闭合，结膜上皮与中胚叶组织形成皱襞，即半月皱襞。是由眼球内侧的表面外胚叶垂直折叠，与中胚叶共同构成。胚胎第4个月时基本发育完成。

泪阜的形成较晚。胚长58 mm时，在闭合的眼睑内侧，下泪小管向内生长，分隔的一小部分下睑组织在内眦部形成泪阜。但也有人认为泪阜由下睑内侧后面的上皮细胞增殖独立发生。因泪阜是由上皮的陷入增殖形成，所以其中含有汗腺和皮脂腺，甚至睫毛。

眼睑和结膜的发育异常

1. 眼睑发育异常　眼睑的先天畸形按发育先后顺序分为三类。①睑褶发育异常。睑褶原基的发育为胚长16~32 mm之间的时期，发育越早期的异常，表现的畸形越严重，其异常发育包括隐眼畸形、小眼睑、眼睑缺损、眼睑外观构型异常

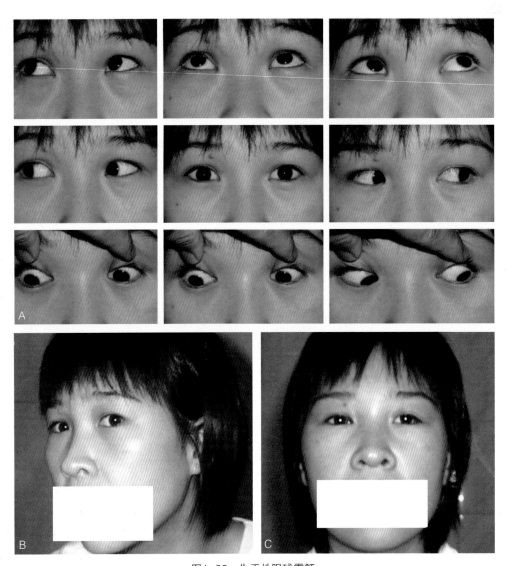

图1-32　先天性眼球震颤

A.九方位照相示双眼正位，眼球运动不受限；B.上图患者为面部明显转向右侧，双眼向左侧注视的代偿头位；C.上图患者行右眼内直肌后退、左眼外直肌后退术后代偿头位消失

等。②睑缘分化异常。胚长32~37 mm时，上下睑开始融合，胚胎第5个月末眼睑从鼻侧开始分开，第6个月时分开完成，睑缘的结构这一时期内发育完成。其发育异常包括眼睑粘连、先天性睑内翻、睑外翻以及其他睑缘与睫毛的异常。③眼睑组织结构分化异常，包括先天性上睑下垂、先天性上睑退缩等。

（1）隐眼畸形（cryptophthalmos）：罕见，眼睑组织全部阙如，眼眶中部可见皮下有眼球，部分有光感视力，常伴小眼球及眼内许多发育异常。

（2）先天性眼睑缺损：较常见，大多与遗传无关，多位于睑缘，典型者呈三角形，底向睑缘，上睑缺损多在睑缘内中1/3处，下睑缺损多为睑缘外中1/3处，多累及眼睑全层，形状大小各异，少数患者仅缺部分睑板，结膜和皮肤仍存在。常同时伴有角巩缘皮样瘤、角膜混浊、永存瞳孔膜等发育异常（图1-33）。

（3）先天性睑裂狭窄综合征（congenital blepharophimosis syndrome）：又称先天性小睑裂，为常染色体显性遗传病，表现为双侧上睑下垂、逆向性内眦赘皮、内眦距离过宽、睑裂缩小、鼻梁低平等一系列眼睑和面部发育异常，呈现一种非常特殊的面容，可通过分期整容手术治疗（图1-34）。

（4）先天性内眦赘皮和下睑赘皮：临床上十分常见，尤其是蒙古族。内眦赘皮是指上睑皮肤向下延伸到内眦部的垂直性皮肤皱襞，它覆盖内眦及泪阜，使部分鼻侧巩膜不能充分显露，常被误诊为共同性内斜视（图1-35，36）。一般无需治疗，待发育完全后可消失。下睑赘皮是指平行于下睑睑缘的皮肤皱襞，它可覆盖部分（通常约占1/3）下睑睑缘。有时这一横行皮肤皱襞还经内眦部向上垂直延伸，形成逆向内眦赘皮（epicanthus inversus）。赘皮将下睑睫毛向内推挤，当眼球下转时，这些睫毛就会接触角膜，引起不适。这种情况在婴儿期比较明显，随年龄增长可逐渐改善，除非严重的角膜损害或严重影响外观，一般无需治疗。

（5）双行睫（distichiasis）：较少见，为在正常睫毛根部后方相当于睑板腺开口处生长另一排多余的睫毛。解剖学研究提示附加的一排睫毛

为睑板腺变异所致，睑板腺被毛囊取代。这种先天异常有遗传倾向。如摩擦角膜严重，可用冷冻法破坏其毛囊或切开缘间部加以分离，暴露出后排睫毛的毛囊，在直视下逐一切除，再将缘间部切口的前后唇对位缝合。

（6）先天性上睑下垂：十分常见，出生时即上睑不能睁开到正常大小，睑裂变窄，为静止性，可单侧或双侧，部分有遗传性，为常染色体显性或隐性遗传。可能是由于提上睑肌发育不良所致。可通过加强提上睑肌的力量（提上睑肌缩短术）或额肌力量（额肌提吊术）的手术矫正（图1-37）。

（7）先天性下颌瞬目现象（Marcus Gunn现象）：为先天性连带运动最常见的一种，表现为下颌张开时，下垂的上睑上提。可伴或不伴先天性上睑下垂，多为单侧，为外显不全的常染色体显性遗传病。本病一般为静止性，但也有少数患者随年龄增大而减轻，甚至消失，但也有加重的病例。轻者一般无需治疗，严重者可通过切断提上睑肌以打破这种异常联带运动，然后用额肌提

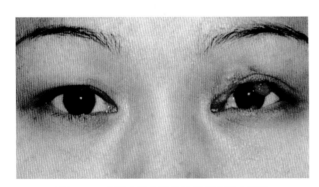
图1-33 左眼上睑先天性缺损伴角膜皮样瘤

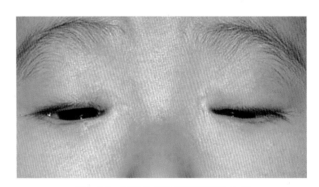
图1-34 双眼先天性睑裂狭窄综合征

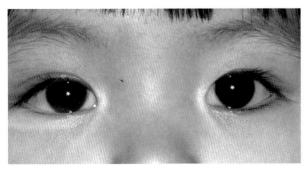
图1-35 先天性双侧内眦赘皮

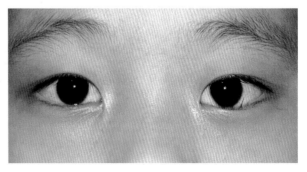
图1-36 先天性双侧内眦赘皮伴双下睑内侧内翻

吊术矫正上睑下垂的手术方法治疗。

2.结膜的发育异常

（1）结膜皮样脂肪瘤：较常见，为胚胎发育时期皮肤组织迷路于结膜所致，所以又称结膜迷芽瘤。通常为颞侧球结膜部位黄白色扁平隆起肿物，表面比结膜粗糙而质硬，可有毛囊和毛发生长，与正常结膜分界不十分清晰，一般为静止性，部分可随小儿生长而增大，部分病例肿物内含较多纤维血管组织、异位泪腺、软骨甚至骨组织等（图1-38）。如影响外观可手术切除。

（2）遗传性出血性毛细血管扩张症（Rendu-Osler-Weber病）：较常见，可在出生时或青年甚至成人后才出现。表现为结膜毛细血管扩张呈星形、团块状、花瓣状等，也有类似于结膜血管瘤者，多同时伴有全身皮肤、口腔、咽喉、呼吸道、胃肠道等处的毛细血管扩张。为常染色体显性遗传。

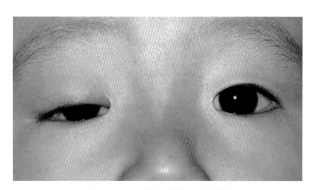

图1-37　右眼先天性上睑下垂

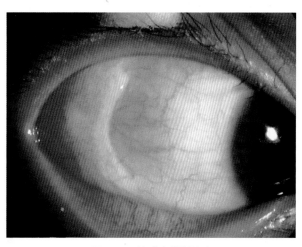

图1-38　结膜皮样脂肪瘤

泪器

泪器的发育

1.泪腺的发育　所有的结膜腺体（包括泪腺）都由表面外胚叶内陷形成。泪腺由颞侧上穹隆部结膜上皮细胞陷入中胚叶组织内发育形成。胚长30~50 mm时可见泪腺原基，胚长50~55 mm时，团状结构的中央部细胞崩溃，开始形成腺体和排泄管腔。因提上睑肌肌腱的发育，泪腺被分为两部分，眶部泪腺出现较早，睑部泪腺出现较迟。胚胎第28周时，可见泪腺细胞中的分泌颗粒，直到胎儿第10个月时，仍有不少未成熟的腺体细胞，出生时泪腺未完全发育，通常泪腺要到3~4岁时才发育完全。副泪腺也是结膜上皮细胞陷入中胚叶组织后增殖形成的，发生较晚。胚长70~95 mm时，Krause腺开始形成；胚长82~120 mm时，Wolfring腺开始发生，胚胎第9个月时，副泪腺内可见分泌颗粒，至出生时仍未发育完成。

2.泪道的发育　泪道的发育形成与外侧鼻突、上颌突和眼睑的发育有关。胚胎第6周时，上颌突向前生长，与内外侧鼻突接触，形成胚胎颜面部。此时，表面外胚叶组织在外侧鼻突和上颌突之间下陷形成一沟状结构（鼻泪沟），泪道的发育即由此沟逐渐形成。此后，鼻泪沟与表面上皮分离，逐渐加深，在中胚叶组织中形成肥厚的不规则细胞索，埋于表面组织的下面，该细胞索就是泪道的原基。也有人发现在胚胎第6周末，从未发育成熟的鼻腔有上皮细胞索向前述的细胞索下端延伸对接，共同形成柱状细胞结构，以后细胞柱的中央有空腔形成，变成泪道。细胞索向上生长进入眼睑，形成上下泪小管，向下生长时进入鼻内形成鼻泪管。有人认为上下泪小管起源于同一细胞索，先发育成下泪小管，然后自下泪小管再形成上泪小管；也有人认为上下泪小管是各自独立发生的。泪小管在胚胎第3~4个月时形成管状，胚胎第7个月时尚未形成在睑缘的开口。上、下泪小管形成后，泪囊和鼻泪管也逐渐形成。鼻泪管的上端变粗形成泪囊的原基，鼻泪管原基的细胞索中央形成空腔，起始时为断续的数个独立的短管，胚胎第6~7个月时，数个短管连通形成一个管道。胚长60 mm时，除上下泪点和鼻泪管开口外，其余泪道部分都已形成管道。胚胎第7个月时，泪小点开通，胚胎第8个月时，鼻泪管下口开放，至出生前泪道完全通畅，也有部分婴儿出生时鼻泪管开口仍未发育完成。

泪器发育异常

1. 先天性无泪腺　极少见，因泪腺起源于上穹隆结膜的上皮，所以无泪腺多见于无结膜无眼球等先天异常患者。

2. 先天性泪腺脱垂和异位泪腺　较少见，系由于眶隔等筋膜发育缺陷，使泪腺脱出眼睑皮下，致上眼睑外侧隆起，长期脱垂会使眼睑皮肤松弛、红肿等。经手术使泪腺复位并加固眶隔等筋膜组织效果良好。异位泪腺是指泪腺位于泪腺窝以外的部位，多见于眼球外侧、结膜下等。极少数可发生于虹膜和脉络膜等眼内。一般可作手术切除异位的泪腺。

3. 先天性泪小管和泪点阙如或闭锁　较少见，系由于泪道原基上端未能分化，或即使分化但仍未形成管道。其中以单纯性下泪小点闭锁多见，泪小管正常，表面开口处被上皮覆盖，也可表现为小开口或完全闭塞，多有遗传性，为外显不全的常染色体显性遗传。有时也可表现为额外的泪点和泪小管，如一眼两个下泪小点和泪小管等畸形。

4. 先天性鼻泪管闭锁　临床上十分常见，系由于泪道分化形成管道的过程中发育缺陷。约有6%的足月婴儿鼻泪管未完全开通。大部分是由于鼻泪管下口有上皮残屑堵塞，或管道上皮层发生皱褶和黏膜憩室所致，少数为骨性鼻泪管不通引起。绝大部分经泪道探通术可治愈。

5. 先天性泪囊瘘　较常见，为发育变异所致，可能与泪囊外侧下端过度生长有关。也有人认为系皮肤内陷，之后发生管道化导致。最常见的部位为开口于内眦韧带下外侧即鼻外侧。可单侧或双侧，常流出清液，有的排出黏液脓性分泌物，若瘘口小、症状轻则易被忽视。治疗方法为手术切除瘘管，但须保持泪道通畅。

眼部组织的发育来源

前面两节已述及眼球和眼附属器的胚胎发育，现总结眼各部位的胚胎来源。①表面外胚叶来源的有：晶状体、角膜上皮、结膜上皮、泪腺、眼睑皮肤上皮和泪器上皮等；②神经外胚叶来源的有：视网膜神经上皮和色素上皮、睫状体上皮层、虹膜上皮层、瞳孔括约肌和瞳孔开大肌、视神经；③来源于表面外胚叶和神经外胚叶间黏着物的有：玻璃体和晶状体悬韧带；④中胚叶来源的有：角膜基质和内皮细胞层、巩膜、虹膜基质、睫状体基质和睫状肌、葡萄膜和视网膜的血管、视神经鞘、上下睑结缔组织、眼外肌、眶内脂肪组织、眼眶壁等。

眼球发育的调控

眼球的胚胎发育受多种因素的精细调控，它们严格按照特定的时间和空间顺序进行，不能有丝毫偏差，否则就不能发育成正常功能的眼球。调节因素包括环境因素、远距离的神经和激素调节、近距离组织细胞间相互调节、细胞自身的调节等。这些因素都是通过特定的基因表达及合成特定的蛋白质起作用后完成的。这一复杂的眼球胚胎发育调控网络至今仍有许多不明之处，但近年来研究进展迅速。目前，眼胚胎发育的研究大多是在动物如果蝇、爪蟾、斑马鱼、鸡和鼠等身上取得，这对明确人眼胚胎发育的调控起了十分重要的作用。

■ 眼胚胎早期发育的调控

神经板的形成与骨形成蛋白（bone morphogenetic protein, BMP）的抑制和WNT信号通路的活化有关。BMP为一个很大的分泌信号分子家族，其中包括转化生长因子（TGF）超家族，在脊椎动物许多胚胎组织中都有表达，具有调节细胞增殖和凋亡的功能。其他如成纤维细胞生长因子（FGF）、ZIC基因、Notch信号和HSP70等均参与神经板的形成。有学者特别分析了前神经板形成时眼球发育的调控因子，提出OTX2、SIX3、HESX1/RPX、RX和PAX6为正常眼早期发育最关键的调控基因。OTX2的表达要早于PAX6和SIX3，它在整个胚胎外胚层均有表达，后来则表达于视泡和视网膜色素上皮层。OPTX2（也称SIX3或SIX6）、SIX3和Vax（Vax1和Vax2）均在视泡、视茎和神经视网膜中表达，它们在前神经板和眼球的发育中起重要作用。HESX1/RPX和RX在早期眼发育中均有表达，其中RX表达于视泡、神经视网膜、光感受器和内核层，出生后则未见有RX的表达。PAX6则不只是表达在视泡、视杯和视网膜包括神经节细胞和无长突细胞，对维持视网膜祖细胞（retinal progenitor cells, RPC）处于未分化状态发生关键作用，也表达于发育中的泪腺组织。PAX基因家族不只是在胚胎早期，对后期的发育也有重要作用，可分为以下亚

家族：PAX1/PAX9；PAX2/PAX5/PAX8；PAX4/PAX6，其中PAX6对眼球发育的作用最重要。在神经管形成过程中，肿瘤抑制基因BRCA、转化因子T、PAX基因家族和血小板源性生长因子受体（PDGFR）基因等均起调控作用。已经明确SOX2单基因突变可引起先天性小眼球和先天性无眼球。在神经脊细胞形成角膜基质、睫状体、葡萄膜基质和色素细胞、巩膜、视神经鞘、眼睑结膜组织和眶壁等结构中，WNT、BMP和Noelin I起一定作用。

■ 眼前段发育的调控

眼前段发育包括神经外胚层、表面外胚层和中胚层的发育，包括角膜、虹膜、晶状体、睫状体、小梁网、Schlemm管及前房、后房等。其过程十分复杂，有严格的时间次序。眼前段发育不良可能源于间充质细胞迁移和分化过程中的缺陷，也可能是因为神经嵴细胞的发育异常引起，易导致视功能受损和发生青光眼。与眼前段发育相关的分子机制并不清晰，有很多基因参与其中。骨形成蛋白4（BMP4）常表达于视泡远端及其相应的表面外胚层，研究表明BMP4基因缺陷会导致表面外胚层不表达SOX2和视泡远端不表达MSX2。SOX2是晶状体发育的重要基因，而SOX2基因突变会造成人类无眼畸形，MSX2又是SOX2表达所需的活化信号之一。因此，BMP4基因异常可表现为明显的眼前段发育异常，包括晶状体、虹膜、角膜、小梁网和Schlemm管等。TGF-β2、noggin（NOG）、MSX1、OTX1、BMP7等基因调控角膜基质、内皮、睫状体上皮和基质等的发育。PAX6通常在神经外胚层的视泡远端、视杯缘、睫状体和虹膜上皮、眼部的表面外胚层组织以及中胚层的虹膜基质、睫状体基质、小梁网等组织中表达，PAX6基因异常会引起小眼球、浅前房、青光眼、Peters异常、先天性眼球震颤、角膜混浊、虹膜发育不良、虹膜角膜

粘连、Schlemm管阙如和小梁发育不良等异常。PAX6杂合突变的患者表现为无虹膜综合征，可出现先天性白内障、黄斑中心凹发育不良和先天性视神经发育异常等。FOXC1（forkhead box C1）和FOXC2通常在眼球的中胚层组织中表达，其基因突变或缺陷会引起许多眼前段发育异常包括虹膜畸形、虹膜角膜粘连、角膜混浊、Schlemm管变小或阙如、小梁网发育不良，多数会引起先天性青光眼。其他与眼前段发育有关的重要基因还有PITX2、PITX3、LMX1B、FOXE3、CYP1B1和TYR等。

■ 晶状体发育的调控

晶状体的发育包括视泡和表面外胚叶接触、刺激晶状体板形成，然后是晶状体泡、初级晶状体纤维、次级晶状体纤维和完整正常晶状体的形成等。这一过程的基因时空调节同样十分复杂，已知视泡中BMP4对诱导晶状体形成起重要作用，它通过MSX2调节视泡诱导因子的产生，BMP4本身也可诱导晶状体的形成。该处表面外胚叶的细胞则通过PAX6和BMP4等途径对视泡诱导信号产生反应，表达SOX2、PAX6、FOX、EYA、PITX3、MAF等，形成晶状体板。目前已知，晶状体形成过程中BMP4、SOX、PAX6、FOX、EYA、PITX3、MAF、TMEM114、FGF、HSF4等基因突变会出现多种不同形状的先天性白内障。另外，调节晶状体囊膜形成的基因LIM2, connexins, aquaporins/Mip, GJA8, GJA3和调节晶状体结构蛋白（α-，β-，γ-晶体蛋白）的基因Cryab, Cryaa, Crybb, Crygs, Cryga-Crygf均在晶状体发育中起重要作用，它们的突变都会产生先天性白内障。mtDNA基因的异常也可导致先天性白内障。晶状体发育还会影响胚眼其他组织的发育，如视泡诱导表面外胚叶形成晶状体的同时，晶状体反过来诱导其与视泡接触的部分形成神经视网膜。晶状体对眼前段

特别是角膜的形成起重要作用，晶状体发育不良或在胚眼发育过程中去除晶状体会导致眼球其他部分发育不良或小眼球。先天性晶状体脱位是由于晶状体悬韧带发育异常，导致晶状体位置异常，产生视力下降和继发性青光眼等，其发生与原纤蛋白-1（fibrillin-1，FBN1）基因、原纤蛋白-2（fibrillin-2，FBN2）基因、原纤蛋白-3（fibrillin-3，FBN3）基因、TGFβ基因家族、ADAMTS基因、CBS基因、COL18A1（collagen，type ⅩⅧ，alpha1）基因、LTBP2基因和VSX2（视觉系统同源框蛋白2）基因等的异常有关。

■ 视网膜发育的调控

六种视网膜细胞（视锥和视杆细胞、双极细胞、节细胞、水平细胞、无长突细胞、Müller细胞）均来源于多能视网膜祖细胞（multipotent retinal progenitor cells, RPCs）。它们的发育有严格的时间顺序（相互之间有重叠），一般节细胞首先分化，然后是水平细胞、视锥细胞、无长突细胞、视杆细胞、双极细胞，最后是Müller细胞。后极部最先分化，最后是视网膜周边部。有许多分泌因子调控RPC的分化，如TGFα、EGF、SHH、NGF、LIF和CNTF等。调控视网膜各种细胞发育的基因众多，如Math5、Math3、NeuroD、SIX3/PAX6、Chx10、Mash1、Rx1、Hes1/Hes5、Notch/delta、Neurogenin2、p27Kip1、BMP2等。参与视网膜光感受器细胞（视锥细胞、视杆细胞）分化的基因还有bHLH转录因子、OTX2、Crx、Nrl、Nr2e3、RxrT、Rorp和Trl32等。相互之间及调控通路之间多有重叠。每一种细胞有相应的基因调控，如神经节细胞受Math5、Bcl-2和Brn3族转录因子家族等的调控，缺乏Math5基因（Math5基因不表达或敲除Math5基因后）则RPC不发育成神经节细胞；而缺乏Math3和NeuroD基因的小鼠无长突细胞不发育

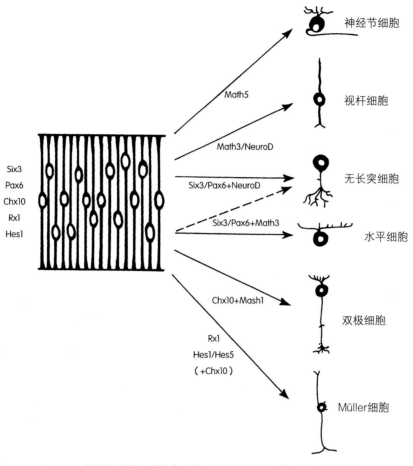

图1-39　从视网膜祖细胞发育分化成各种视网膜细胞的基因调控简图

（图1-39）。利用基因定位、基因芯片、基因敲除、基因敲入和基因编辑等新技术，有利于探讨眼球各层结构分子网络发育的机制；而通过探讨各种先天发育性眼部疾病的分子机制，对于这些病变的遗传咨询、早期诊断和早期治疗都有十分重要的意义。

（颜建华）

主要参考文献

1. 阎洪禄. 眼的胚胎发育. 见: 阎洪禄, 高建鲁主编. 小儿眼科学. 北京: 人民卫生出版社,2002:1-26.

2. 李凤鸣, 石珍荣. 眼的胚胎发育. 见: 李凤鸣主编. 眼科全书. 北京: 人民卫生出版社, 1996:31-67.

3. 葛坚. 眼科学. 北京: 人民卫生出版社, 2002:4-16.

4. 李凤鸣, 罗成仁. 眼的先天异常. 北京: 人民卫生出版社, 1990: 1-270.

5.Idrees F, Vaideanu D, Fraser SG, et al. A review of anterior segment dysgeneses. Surv Ophthalmol, 2006, 51:213-231.

6.Fitzpatrick DR, van Heyningen V. Developmental eye disorders. Curr Opin Genet Dev, 2005, 15:348-353.

7.Barishak RY, Ofri R. Embryogenetics: gene control of the embryogenesis of the eye. Vet Ophthalmol, 2007, 10:133-136.

8. Zhu J, Palliyil S, Ran C, Kumar JP.Drosophila Pax6 promotes development of the entire eye-antennal disc, thereby ensuring proper adult head formation. Proc Natl Acad Sci, 2017, 114: 5846-5853.

9.李艳, 周国民译. 眼的发育. 见: 丁自海, 刘树伟主译. 格氏解剖学-临床实践的解剖学基础（第41版）.济南: 山东科学技术出版社, 2017:661-665.

10.刘祖国, 颜建华. 眼科临床解剖学. 济南: 山东科学技术出版社, 2009.

眼球的解剖

眼球（eye ball）分眼球壁和眼球内容物两个部分。眼球壁分内、中、外三层，外层称纤维膜，其前部为角膜，后部为巩膜；中层称葡萄膜，由前到后分别由虹膜、睫状体和脉络膜组成；内层为视网膜。眼内容物由前到后分别为房水、晶状体和玻璃体（图2-1）。其中角膜、房水、晶状体和玻璃体构成眼球的屈光间质，正常时屈光间质是透明的，为外界光线在视网膜上成像前必须经过的眼球内结构。当临床上患者主诉视力下降时，首先应检查屈光间质是否透明（如角膜混浊、晶状体混浊和玻璃体混浊等），然后检查眼的屈光系统是否有屈光不正（如远视、近视和散光等），再检查视网膜和视神经是否有病变，最后检查视路（由视神经到视中枢）的病变。目前，临床上常用超声生物显微镜（ultrasound biomicroscope，UBM）和眼前段光学相干断层成像仪（anterior segment optical coherence tomography，AS-OCT）检查患者的眼前节结构和病变，尤其是对于裂隙灯检查时因角膜缘和虹膜阻挡看不到的房角、睫状体、晶状体赤道部、晶状体悬韧带和后房等结构的显示有重要临床意义（图2-2~4）。

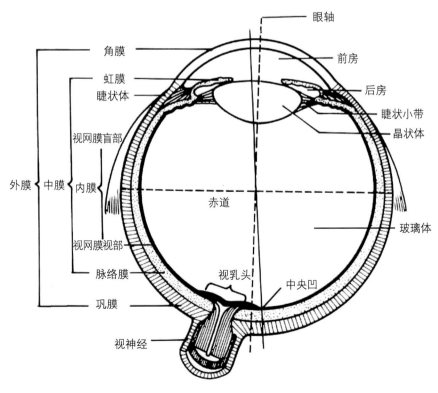

图2-1　眼球结构（横切面）

37

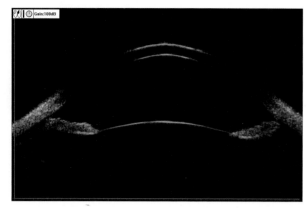

图2-2　正常眼球UBM。显示角膜、巩膜、前房、虹膜和晶状体结构（王忠浩提供）

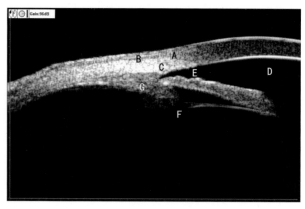

图2-3　正常眼球UBM。显示角巩膜缘、房角、虹膜和睫状体等结构（王忠浩提供）

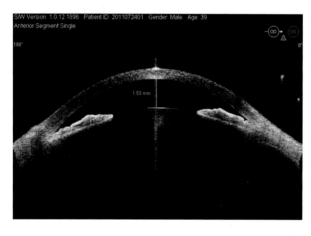

图2-4　正常眼球AS-OCT。显示正常眼球角膜、巩膜、前房、虹膜、房角和后房结构（王忠浩提供）

眼球壁

■ 外层纤维膜

眼球的外层纤维膜主要由纤维结缔组织构成，分为前方的角膜及后方的巩膜，角膜与巩膜间0.7~1.0 mm宽的互相镶嵌连接的移行区称之为角膜缘，该处有Vogt栅栏结构，局部常有色素沉着，是角膜缘干细胞存在的区域（图2-5）。

角　膜

角膜（cornea）位于眼球前部，约占外层纤维膜的前1/6，无血管和淋巴管，完全透明（图2-6~8）。角膜除对眼球起保护作用外，更是眼外光线入眼的窗口及眼屈光系统的重要组成成分。

角膜横径为11.5~12.0 mm，垂直直径为10.5~11.0 mm。3岁以上儿童，其角膜直径已接近成年人。一般认为，如果角膜直径大于13 mm，则为大角膜；如直径小于10 mm，则为小角膜。角膜外观从前面看为横椭圆形，后面看为正圆形，这是因为角膜前表面上、下两端被结膜和巩膜组织覆盖较多所致，实际角膜为一圆形。外侧面观角膜呈前凸的半圆形，但该半圆形的半径并非均匀一致，中央瞳孔区附近大约4 mm直径的圆形区近似球形，称为角膜的光学区，其各点的曲率半径基本相等，中央区以外的中周部和边缘部角膜较为扁平，各点的曲率半径也不相等。角膜前表面水平方向的曲率半径为7.8 mm，垂直方向

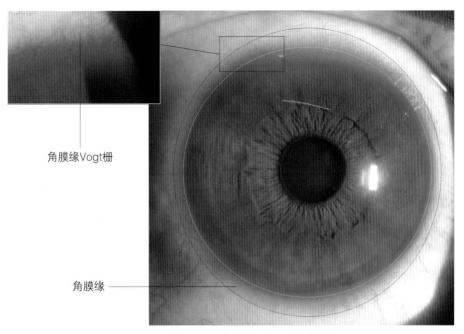

角膜缘Vogt栅

角膜缘

图2-5　在体角巩膜缘的外观（王忠浩提供）

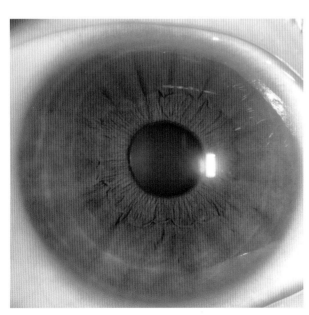

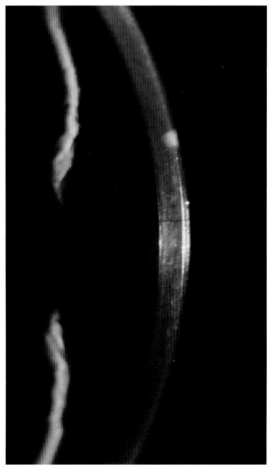

图2-6　在体角膜的裂隙灯显微镜图（弥散光）（王忠浩提供）

图2-7　在体角膜的裂隙灯显微镜图（裂隙光）（王忠浩提供）

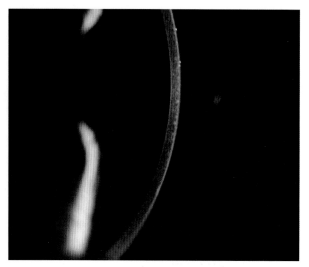

图2-8　正常角膜切面和前房深度

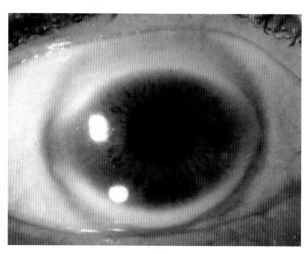

图2-9　角膜老年环

为7.7 mm；其后表面曲率半径为6.2~6.8 mm。角膜厚度在各部位不同，中央部最薄，厚0.5 mm，周边厚1.0 mm。在发育过程中，3岁以下婴幼儿角膜略厚于正常成人，6岁后接近成人角膜厚度水平，老年人角膜厚度又趋于变薄。老年人角膜周边部基质内常出现类脂质沉着，外观呈灰白色环状，称角膜老年环（corneal arcus senilis）（图2-9）。

　　角膜的功能中最主要的是其光学性能。在眼的屈光系统中，角膜的屈光力最强，其前表面的屈光力为+48.80D，后表面的屈光力为-5.80D，其绝对屈光力为+43.00D，约占人眼总屈光力的70%；而角膜表面的泪—气界面则是最重要的屈光界面，可占到人眼总屈光力的80%。故而角膜形态的变化包括角膜表面泪膜的变化均可对眼光学系统的成像质量起着不容忽视的作用，临床上，角膜屈光手术就是通过对角膜基质进行切削来改变角膜屈光力以达到矫正屈光不正的目的；而角膜接触镜则通过镜后泪液与角膜组成新的光学系统甚至是直接使角膜表面形态发生改变从而发挥与角膜屈光手术相同的作用。以准分子激光角膜原位磨镶术（LASIK）矫治屈光不正为例：LASIK手术矫正近视时在角膜中央区作部分基质

切削，降低角膜的屈光度，矫正远视则切削角膜周边基质，使角膜中央区变凸，从而增加角膜屈光度。

　　角膜组织学上由前向后依次分为五层：上皮细胞层、前弹力层、基质层、后弹力层及内皮细胞层（图2-10）。UBM和AS-OCT检查都可清楚显示角膜的四层结构（后弹力层和内皮细胞层合为一层，不能分辨）（图2-11，12），AS-OCT还可测量角膜的厚度（图2-13）。

　　上皮细胞层：来源于体表外胚叶，为复层上皮，由5~6层细胞组成，厚度50~100 μm，约占整个角膜厚度的10%。上皮的表面有微绒毛，增加了表面积并有利于泪膜的黏附。上皮再生能力很强，损伤后愈合很快，小的缺损24小时即可修复，即使较大的缺损也可在两三天内修复。上皮缺损区可由邻近细胞变形以阿米巴运动方式向创面移动，并形成单层上皮覆盖，经过一段时间后恢复到正常的5~6层上皮细胞状态。局限于上皮层的损伤愈合后不留瘢痕。准分子激光角膜切削术（PRK）通过机械方法刮除部分角膜上皮层，其术后角膜上皮多可在一段时间内完全愈合，恢复5~6层的细胞结构，但是部分病例术后角膜上皮可能发生过度增生，形成10~20层上皮细胞，这将会

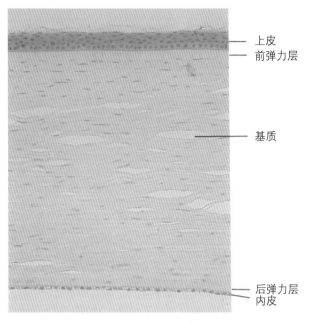

上皮
前弹力层

基质

后弹力层
内皮

图2-10 角膜组织学分层（王忠浩提供）

影响PRK术后效果。上皮细胞层中的基底细胞为单层矮柱状形，栅状排列，核卵圆形；翼状细胞为2~3层，呈多边形，两侧呈翼状与毗邻细胞相连接，表层细胞为2~3层呈多边形，最表层为扁平形，无角化。上皮细胞层的营养主要来源于泪液、角膜缘毛细血管网以及房水。开睑时，氧通过泪膜的弥散供给；闭睑时，氧通过睑结膜血管弥散供给。上皮的能量主要以糖原的形式储备，缺氧状态下，可进行无氧代谢，泪液及前房内乳酸成分增加，细胞内水肿，如时间短，这种变化可以恢复，但若时间长，细胞膜发生瓦解，基底细胞与基底膜之间紧密连接破坏，上皮细胞可以产生囊样变及上皮脱落。当恶变的角膜上皮细胞仅限于上皮层时，临床上称为原位癌或Bowen

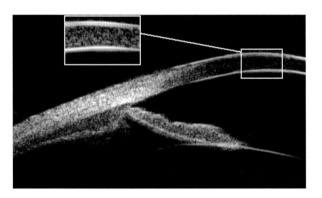

图2-11 UBM显示角膜的四层结构（王忠浩提供）

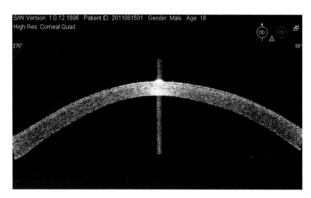

图2-12 AS-OCT显示角膜的四层结构（王忠浩提供）

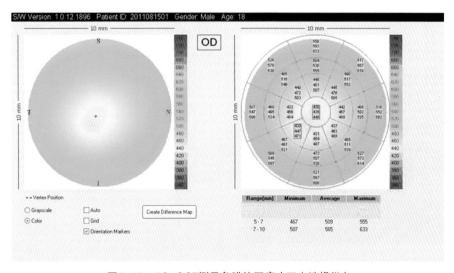

图2-13 AS-OCT测量角膜的厚度（王忠浩提供）

病，眼前节OCT检查可清楚地检测到病变没有突破基底膜（图2-14，15）。

前弹力层：又称Bowman膜，是一层胶原纤维膜，厚8~14 μm，由胶原和基质构成，胶原较细，粗细均匀一致，但排列松散且不规则，胶原纤维之间的间隙为黏蛋白基质所填充。此层有约70个孔眼，是神经纤维通达上皮层的通道。除Schwann细胞沿着神经纤维穿过的隧道延伸到该层以外，前弹力层没有细胞成分。前弹力层的表面光滑，与角膜上皮的基底膜相毗邻，其后面与基质层融合在一起。前弹力层由实质层特殊分化而成，无再生能力，损伤愈合后留下永久的瘢痕。PRK与准分子激光上皮瓣下角膜磨镶术（LASEK）在激光切削过程中将切削区的前弹力层与部分角膜基质一同通过激光消融，故而术后

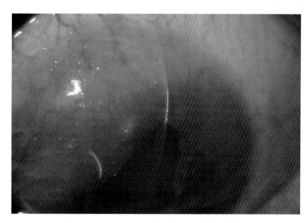

图2-14　Bowen病外观（王忠浩提供）

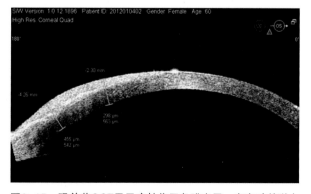

图2-15　眼前节OCT显示病灶位于角膜表层，未突破前弹力层（王忠浩提供）

切削区基质层前无前弹力层覆盖，仅有角膜上皮层位于基质层前方。LASIK手术则不同，手术初始，手术医生需用微型角膜刀制作一角膜瓣，该角膜瓣包含有角膜上皮、角膜前弹力层以及部分角膜基质。在完成激光对角膜基质床的切削消融后，该角膜瓣再重新覆盖回原位。所以LASIK术后仍具有角膜前弹力层的结构。近年来，飞秒激光角膜手术（如Smile技术）则使角膜屈光手术的安全性和可靠性更进一步提高：手术中不需要制作角膜瓣（避免了与制作角膜瓣相关的并发症），直接用飞秒激光切削角膜基质后，通过角膜周边的小切口将切削完成的角膜基质片取出，从而矫正屈光不正，角膜上皮和前弹力层保持完整。

基质层：来源于中胚叶，厚约500 μm，占角膜全厚度的90%，构成角膜的主体成分，包括纤细的胶原纤维、成纤维细胞及细胞外黏性物质等。基质层共包含200~250个胶原纤维板层，每个板层由致密胶原纤维束组成，厚1.5~2.5 μm，长度与角膜弧长相等，纤维束平行排列，其屈光指数相同。各板层有规律的相互重叠，板层与角膜表面平行，板层之间也平行。基质层内有梭形的角膜细胞及少量淋巴细胞、巨噬细胞、多形核白细胞。基质层一旦损伤后不可再生。角膜接触镜如为低透氧性材料制成，佩戴后可以形成角膜基质组织的相对缺氧，厌氧代谢加强，引起乳酸在角膜基质内的积聚；同时，由于缺氧，角膜内皮细胞的"离子泵"功能下降，角膜基质内液体潴留引起角膜基质水肿。准分子激光角膜屈光手术对角膜基质层进行激光消融后，由于角膜基质的不可再生性，角膜曲率改变，手术效果确切。然而，术后角膜基质层中成纤维细胞活性和异常胶原纤维合成可能增加，基质中空泡可能增多，这些均会导致角膜上皮下发生雾样混浊（Haze），角膜透明性因而降低。

后弹力层：又称Descemet膜，由内皮细胞分泌而成，是内皮细胞的基底膜。电镜下，后弹力

层由极其微细的胶原微丝构成。后弹力层中央厚5~7 μm，周边为8~10 μm，呈均质状。该膜与相邻的基质层及内皮细胞层呈相对疏松连接，较易彼此分离（图2-16）。后弹力层较坚韧，对力学物质和病理损害的抵抗力强，当其前面各层遭受损害阙如时仍可存留，阻止眼内容物流出，临床上常可见到的便是后弹力层膨出。后弹力层损伤后可以再生，如损伤为裂隙，内皮细胞可形成新的后弹力层加以修复。

内皮细胞层：位于角膜最内层，后方即为房水，来源于出生前发育早期的神经嵴细胞，大约由50万个六边形单层细胞所组成，密度为3 015个/mm²，随年龄的增加该数目减少。细胞高约5 μm，宽19~20 μm，表面积约为400 μm²。内皮细胞之间凭借闭锁小带、闭锁斑及黏着斑相互连接，另外，由于每个细胞呈六角形，故细胞之间的交错对插也形成了细胞之间的几何稳定性。内皮细胞的内皮泵功能对于保持角膜水的平衡、维持角膜的透明性有极其重要意义。在婴幼儿，内皮细胞进行有丝分裂，但在成年后不再进行有丝分裂，不能再生。当内皮细胞损伤后，其缺损区由邻近的内皮细胞增大、扩展和移行来覆盖。但如单位密度低于400个/mm²时，将导致角膜水肿。眼外伤、炎症、高眼压及各种内眼手术均可造成内皮细胞的丢失。因此，内眼手术时应

尽量减少操作时间和操作次数，保持前房稳定，以保护角膜内皮细胞；术中应用黏弹剂（如玻璃酸钠）和无菌气泡等可有效减少角膜内皮细胞的损伤，已成为内眼手术的常规措施。另外，当角膜内皮细胞数量少和质量差时，做内眼手术应慎重，以免术后出现角膜内皮细胞失代偿，发生角膜水肿和大泡性角膜病变。长期佩戴长戴型低透氧角膜接触镜后，角膜内皮细胞也可能发生特征性的形态改变，即内皮细胞大小不一，大小细胞群居现象，细胞面积的变异系数明显增大，正常六边形细胞的比率明显下降等。普通的裂隙灯（用镜面反光法检查）、角膜内皮镜和角膜共焦显微镜等都可以在体观察角膜内皮细胞形态和密度的变化，角膜共焦显微镜更可检查到角膜各层的结构及其变化，临床上对于了解角膜各层的病理改变和分析病变性质十分有帮助（图2-17~19）。

角膜组织内没有血管，这是角膜维持透明的重要因素之一。正因为如此，做异体角膜移植手术后不容易发生排斥反应，至今为止，角膜移植手术是人体各器官移植手术中排斥率最低、成功率最高的手术。然而，角膜组织内没有血管也造成一旦角膜发生感染，则不容易治愈。不过，角膜缘部却有丰富的血管网，营养成分由此扩散入角膜。角膜缘周围血管网由睫状前动脉构成。睫

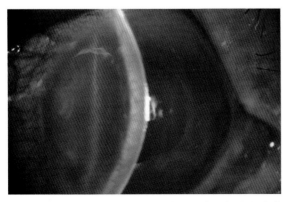
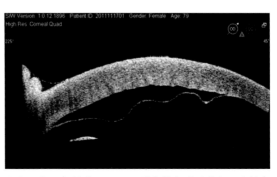

图2-16　裂隙灯检查见角膜后弹力层脱离，角膜水肿增厚（右图）；眼前节OCT显示脱离的角膜后弹力层在前房内呈波浪弯曲的线状图像，与角膜后部相延续（左图）（王忠浩提供）

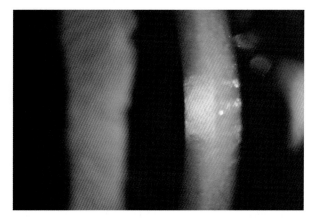

图2-17　角膜内皮细胞的裂隙灯照相（用镜面反光法检查）（王忠浩提供）

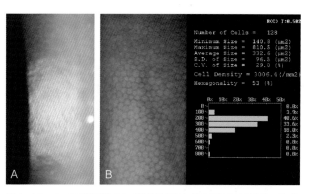

图2-18　A. 32倍裂隙灯显微镜下的在体角膜内皮照相；B.角膜内皮自动分析（王忠浩提供）

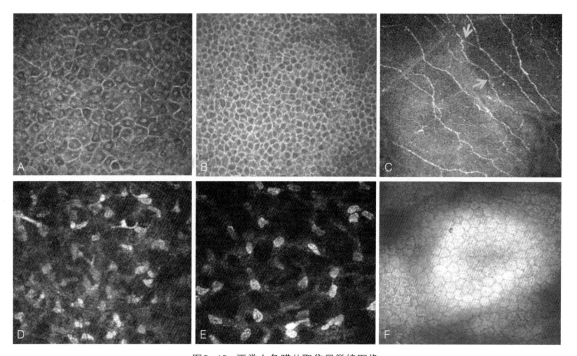

图2-19　正常人角膜共聚焦显微镜图像

A.角膜上皮表层细胞，细胞扁平状，细胞壁高反光，胞质灰暗低反光，细胞核居中高反光；B.角膜上皮层内翼状细胞，细胞多边形结构，胞体较上皮表层细胞小，细胞间排列紧密，细胞壁呈高反光，细胞质低反光；C.角膜上皮下神经丛，位于角膜上皮层基底细胞与前弹力层之间，表现为线状高反光结构，可见Y形分叉和H形神经连接纤维束（箭头所示）；D.角膜浅基质层，角膜细胞密度较高，细胞壁不清晰，细胞核椭圆形高反光，胞体低反光；E.角膜深基质层，深基质角膜细胞密度较浅层低，细胞核较大；F.角膜内皮细胞层，内皮细胞呈排列规则的六边形细胞，细胞大小较一致，细胞壁低反光，细胞质高反光，大多数细胞细胞核不明显，部分细胞可见圆形点状低反光的细胞核（梁凌毅提供）

状前动脉由眼动脉分出，通过4条直肌止端继续前行，当行至距角膜缘4 mm处时发出分支，深支穿入巩膜，在巩膜静脉窦后穿入睫状体，并通过进一步分支与巩膜动脉吻合，构成虹膜大环。浅支继续沿巩膜浅层前行并发出小分支形成结膜前动脉，再与结膜后动脉弓分支吻合，在角膜缘处形成角膜缘血管网。当角膜发生炎症时，可导致角膜缘新生毛细血管产生，使其伸入透明角膜。浅层新生血管呈网状，深层新生血管呈毛刷状（图2-20）。角膜的这种血液供应特点造成一些免疫性疾病多发生于角膜缘和角膜周边部，如蚕食性角膜溃疡和边缘性角膜炎等；感染性角膜炎多发生于角膜中央部，如细菌性角膜溃疡和病毒性角膜炎等。

角膜感觉神经丰富，主要由三叉神经眼支经睫状神经到达角膜。该神经在距角膜缘后不远处自脉络膜上腔发出分支，浅支较细，留在巩膜组织内，司巩膜感觉。深支继续前行并互相吻合，形成60~80支有髓神经，呈放射状延伸，在距角膜缘0.3~0.5 mm处，这些有髓神经脱去髓鞘，形成透明轴索，也有少数纤维在进入角膜组织后方脱去髓鞘。进入角膜后，在基质层内继续分支，在Bowman膜下互相吻合形成上皮下神经丛。该神经丛再发出分支，垂直向前穿过Bowman膜进入基底细胞之间，此后再发出小分支，末端呈球状分布于表层上皮细胞之间。丰富的感觉神经末梢决定了角膜知觉非常敏感。临床上，角膜异物或角膜炎症时，患者眼痛十分明显，并伴有畏光和流泪；眼痛、畏光、流泪统称为眼部刺激症状。同时，角膜感觉一旦缺失，则发生上皮脱落、基质溶解、角膜穿孔的机会均大为增加。如疱疹病毒感染致角膜感觉破坏，胆碱能感觉纤维对角膜

上皮的营养作用消失，由此产生的上皮生长率下降影响到伤口愈合，即使在没有外伤时，也可能引起上皮缺损（图2-21）。

巩 膜

巩膜（sclera）居眼球后部，约占外层纤维膜的后5/6，质地坚韧，不透明，呈瓷白色外观（图2-22）。巩膜内邻脉络膜上腔，因内含色素细胞，故呈棕色。由于巩膜内衬深色组织，在儿童，因其巩膜组织较薄，因此儿童巩膜呈浅蓝色外观。随年龄增长，巩膜组织内出现脂肪物质沉积，故老年人巩膜略呈黄色。

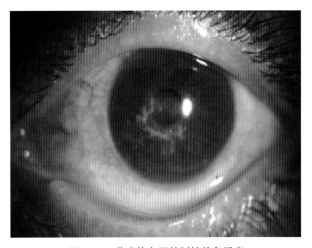

图2-21 荧光染色下的树枝状角膜炎

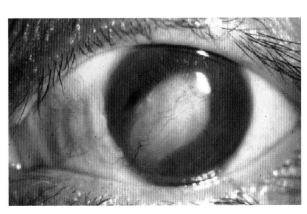

图2-20 角膜白斑伴角膜浅层新生血管

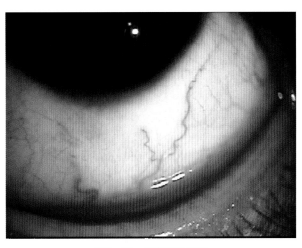

图2-22 正常巩膜组织

巩膜为不完全球形，直径约22 mm，曲率半径约为12 mm。在眼球前部，有一较大的圆形口，称巩膜前孔，即角膜组织嵌入巩膜组织之处。前面观呈横椭圆形，是因上下方巩膜组织覆盖角膜组织较多的缘故，后面观呈正圆形。巩膜前孔处的巩膜表面呈一浅沟状，称巩膜外沟。在其相对的内侧面，有一椭圆形巩膜缺损，称巩膜内沟，也是巩膜静脉窦及房角网状组织所在处。巩膜内沟后唇略向前凸，被称为巩膜突，是睫状肌的止点。Schlemm管位于巩膜内沟基底部，小梁网外侧。由于巩膜外沟与巩膜内沟相对，故该处巩膜组织为眼球壁最薄弱处，当眼球遭遇钝挫伤时，眼内压急剧上升瞬间可将此处撕裂导致眼球破裂伤，眼内容物如晶状体、玻璃体均可脱出。在眼球后部偏鼻侧，有一较小圆孔，称巩膜后孔或巩膜管，为视神经穿出眼球处。该孔位于眼球轴线内3 mm，下1 mm处，呈漏斗状向后延伸，内口直径1.5~2.0 mm，外口直径3.0~3.5 mm。形成内口的边缘向视神经方向突出，嵌着视神经，并与脉络膜相连。该处巩膜外2/3沿视神经向后与包裹视神经的硬脑膜鞘相融合，内1/3向巩膜后孔中央扩展并在中心汇合，形成一薄板，因有许多视神经纤维穿过，在该薄板上形成许多小孔，称巩膜筛板。巩膜筛板处由于缺少巩膜，为眼球纤维层最薄弱部分。青光眼患者眼压高时，巩膜筛板因受眼内压力而向后退并形成病理性视乳头凹陷，同时由于视神经纤维在巩膜后孔处密集，孔壁难以扩张，当视神经炎症或水肿时，经过此处的视神经纤维易受压而萎缩。

巩膜厚度并非均匀一致，其最厚处在眼后极部，可达1 mm。由后向前，巩膜厚度逐渐变薄，在眼球赤道部附近时，巩膜厚度减为后极部巩膜厚度的一半，约0.6 mm。在直肌附着点处时，巩膜最薄，约0.3 mm。该处连同直肌腱膜总厚度约0.6 mm，故行眼外肌或视网膜手术时，应加倍小心，以防术中眼球穿通。直肌止点前方，巩膜厚度略增加，在角膜缘处，巩膜厚度增为0.8 mm。

巩膜组织学上从外向内分为三层：巩膜上层、巩膜实质层及巩膜棕黑层（图2-23）。

巩膜上层：由一层疏松纤细的纤维组织及弹力组织组成，覆盖在巩膜外表面上，包含丰富血管。该层胶原纤维束纤细，排列方向不规则。向外与球结膜下组织及眼球筋膜相连接，向内逐渐变致密并参与巩膜实质层内。直肌附着点之后的巩膜表层较薄，有疏松的血管丛，到直肌附着点前，伴随该层的增厚，血管丛也变丰富。当眼部有炎症时，临床上常可见有睫状充血，表层巩膜炎较深层巩膜炎更为多见，可在自由移动的球结膜下出现紫红色结节状病灶。同时，由于其血运丰富，如治疗得当，病变吸收也较快。

巩膜实质层：由致密的胶原纤维束、纤维细胞及基质组成，基本上不含血管。胶原纤维束走行方向及其大小均不规则，每束纤维走行与巩膜表面平行，但束与束间可交叉，纤维间呈重叠交错状排列，非常致密，后极部纤维束间几乎难以分开。然而，一旦巩膜遭遇外伤、手术或炎症，如先天性青光眼、高度近视或坏死性巩膜炎等，实质层纤维束遭到严重破坏，则将出现巩膜变薄并逐渐脱落，巩膜变薄处甚至往往只有一层色素上皮覆盖。巩膜前、后孔附近及睫状后短动脉和神经穿入巩膜处，胶原纤维束以环形排列为主，而在其他部位，胶原纤维束走行则主要为前后走行。巩膜实质层与角膜实质层相比，缺乏亲水的

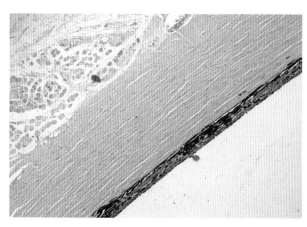

图2-23 巩膜的组织学结构

细胞外基质，且胶原具有较大双折射性，纤维粗细不均、排列不整，故使得巩膜不具有类似角膜瓣的透明性。另外，巩膜外伤时，纤维组织被切断后不肿胀反而收缩使创口更加裂开，加之实质层内含有少量不活跃的纤维细胞，这些均使得巩膜愈合较角膜缓慢。

巩膜棕黑层：由较实质层更为细小的胶原纤维束构成，其中含有较多色素细胞及载有色素的巨噬细胞，使得巩膜内面呈现棕黑色外观。该层为巩膜最内层，同时构成脉络膜上腔外侧壁。巩膜棕黑层与实质层相延续，二者不能分开。最内层的胶原纤维束进一步分支为更细的纤维束与睫状体上腔纤维束相连接，使得巩膜内面与脉络膜及睫状体外面之间的分界线不清。

巩膜神经支配来源于睫状神经，包括睫状后长神经和睫状后短神经，二者均发出分支在视神经周围穿入巩膜。巩膜后部直接由睫状后短神经支配，睫状后长神经由巩膜与脉络膜之间前行到达睫状体，在睫状体平坦部，该神经又发出分支，一部分分布于睫状体，其余部分在赤道或角膜缘后2~4 mm处穿出巩膜。穿出神经在巩膜表面互相吻合并形成角膜缘处神经环，经神经环发出分支向前进入角膜。睫状后长神经在发出上述分支供应巩膜表层后，其主干重返眼内，进入脉络膜。

巩膜表面对于眼科众多手术具有重要意义。在玻璃体切割手术及异物取出等手术中，睫状体平坦部是最常用的切口部位，成人一般选择在角膜缘后3.5~4.0 mm，儿童为角膜缘后2.5 mm处。角膜缘后14 mm为眼球赤道部，视网膜脱离扣带术多在此处进行。

■ 中层葡萄膜

葡萄膜是眼球壁的外层巩膜与内层视网膜之间的一层棕黑色膜，即为眼球壁的中层膜，因其组织内富含血管和色素，拨去巩膜层后颜色呈深紫，形似葡萄，故称为葡萄膜（uvea）或血管膜（vascular tunic）。从前向后分为三个部分：虹膜、睫状体和脉络膜（图2-24）。

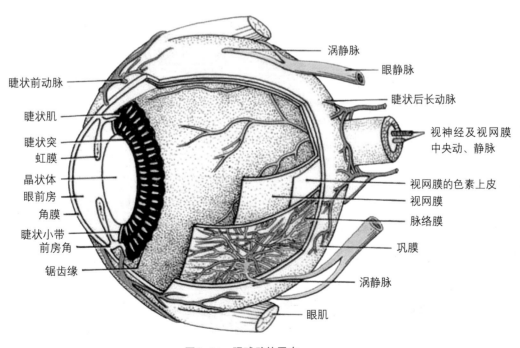

图2-24　眼球壁的层次

虹　膜

1. 大体解剖　虹膜（iris）位于前房后及晶状体前呈圆盘膜状物，为葡萄膜最前端，作为分隔膜分隔前房和后房。虹膜直径约12 mm，周长37~38 mm。虹膜中央有一孔，直径为2.5~4.0 mm，称为瞳孔（pupil）（图2-25）。正常瞳孔呈圆形，随年龄不同直径有变化。婴儿的瞳孔开大肌尚未完全发育，故瞳孔较小，以后随年龄增加瞳孔变大，在青春期瞳孔最大，之后随年龄增大瞳孔又逐渐变小。表2-1显示不同年龄的瞳孔大小和对光反射变化情况。

瞳孔的大小还受多种病理因素的影响。眼球挫伤、急性闭角性青光眼发作期、昏迷、枕骨大孔疝、动眼神经麻痹、应用阿托品类药物等可出现瞳孔增大；而虹膜睫状体炎、有机磷农药中毒和服用吗啡后瞳孔常缩小。

瞳孔缘呈花边状黑色的环，是由虹膜色素上皮环绕虹膜瞳孔区向前延伸形成，瞳孔收缩与开大时，其边缘在晶状体表面来回滑动。当虹膜色素上皮沿瞳孔缘向前过度延伸时，称为虹膜外翻（iridectropium），是虹膜组织异常收缩的一个重要迹象，常为肿瘤或其他一些病理改变所引起。

虹膜为一厚度非均一组织，近中央区较厚，越往周边部越薄。在近瞳孔缘约1.5 mm处的虹膜组织环形隆起呈波浪状，此处最厚称虹膜卷缩轮（iris frill）或虹膜小环（ring of iris lesser），此环将虹膜分为两部分：卷缩轮以内的瞳孔区（papillary zone）和以外的睫状区（ciliary zone）。邻近虹膜睫状区的外围有数条呈同心圆排列的浅沟，称为收缩沟或虹膜小窝，为瞳孔扩大时虹膜的一些皱褶形成，当瞳孔扩大时加深。

虹膜的周边附着于睫状体的前表面，称虹膜根部（iris roots），为虹膜最为薄弱处，仅有0.5 mm，在眼部挫伤时，极易断裂，称为虹膜根部离断（iridodialysis）。虹膜根部离断时，该处的虹膜血管和神经也会破裂，引起前房或/和后房出血，出血多者血细胞会堵塞小梁网，导致房水排出受阻，眼内压升高，继发青光眼；虹膜根部神经的损伤可导致区域性的虹膜肌肉麻痹，表现为瞳孔变形。正常情况下，虹膜后表面为凸形的晶状体前表面支持，保持相对稳固，当晶状体脱位或摘除后，虹膜因失去支持而产生震颤。

不同种族或同一种族的虹膜颜色都不相同。虹膜的颜色深浅取决于前界膜及虹膜基质内色素细胞所含色素颗粒的多寡。蓝色虹膜与棕色虹膜相比，色素细胞内色素颗粒较少，光线入眼后，波长较长的光线被吸收，波长较短的蓝色光被反射，使虹膜呈现蓝色。白种人的虹膜呈蓝色，黄种人和黑种人虹膜呈棕色。黄种人白化病患者的色素细胞内缺乏色素，虹膜呈浅蓝色，类似于白种人的虹膜。

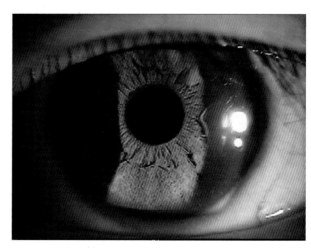

图2-25　正常虹膜组织和瞳孔

表2-1　不同年龄的瞳孔大小和瞳孔反应灵敏度

	新生儿与婴儿	1~2岁	2~10岁	青年时期	50~60岁	60岁以上
瞳孔大小	2.0~2.5 mm	4 mm左右	4~5 mm	3~4 mm	2~3 mm	2.0~2.5 mm
瞳孔对光反射	较迟钝	灵敏	灵敏	幅度增大	开始迟钝	明显降低

2. 细微解剖 虹膜由前向后分为五层：①内皮细胞层；②前界膜；③基质层；④后界膜；⑤色素上皮层（图2-26）。其与周围组织的关系见图2-27。

（1）内皮细胞层：位于虹膜的前表面，为角膜内皮细胞层向后的连续，有人认为人类虹膜没有此层。

（2）前界膜：是由纤维细胞及色素细胞组成的非连续性膜状结构，较不规则，内无血管。在虹膜小窝处无内皮细胞及前界膜存在。前界膜终止于Schwalbe线，少数呈丝状、带状沿小梁网延续，甚至可达后弹力层止端，为房角镜下所见

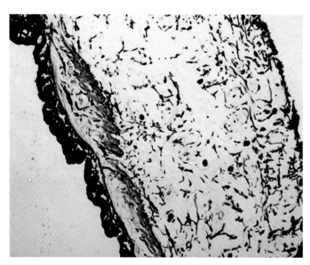

图2-26 虹膜的组织结构

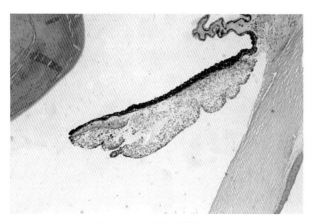

图2-27 虹膜与周围关系

到的虹膜突的一部分。如该层表面出现新生血管膜时，称为虹膜红变，多见于糖尿病、视网膜中央动脉或静脉阻塞、Coats病、早产儿视网膜病变等。

（3）基质层：为虹膜的主要部分，由大量的黑色素细胞、纤维细胞以及疏松排列的结缔组织构成，还有丰富的血管、神经和瞳孔括约肌。正常的虹膜血管可自行收缩，故小范围切割虹膜不易出血。虽然基质内有较多的结缔组织成分和较为原始的间叶细胞，但形成结缔组织的能力很差，可引起伤口长期不愈；但当虹膜伤口感染如眼球穿通伤时，虹膜组织反应活跃，形成大量肉芽组织封闭伤口。瞳孔闭塞时，可切除部分虹膜，形成人工瞳孔以提高视力。

若虹膜基质内有痣细胞集结，临床上表现为凸向前房的色素斑块，称之为虹膜色素痣（pigmented nevus of iris），应与恶性黑色素瘤相鉴别。通常当凸入前房内的色素肿块增长较快，伴有前房出血，且又为老年患者时，应考虑恶性黑色素瘤。

瞳孔括约肌（sphincter iridis muscle）为平滑肌，呈环形，位于基质深层近瞳孔缘处，宽0.8~1.0 mm，其作用为收缩瞳孔，由动眼神经支配。闭角型青光眼常见的一类解除瞳孔阻滞的手术方式，虹膜切除术（iridectomy）就是通过切除虹膜根部三角形的虹膜组织，达到直接沟通前后房的目的。手术不要损伤到近瞳孔缘的瞳孔括约肌，以保障瞳孔正常收缩。

（4）后界膜：由一薄层平滑肌构成，紧贴虹膜色素上皮层的前面，即瞳孔开大肌。瞳孔开大肌全层厚3~4 μm，其肌束从瞳孔缘直达睫状缘，呈辐射状排列，收缩时瞳孔开大。瞳孔开大肌由颈交感神经的分支支配。肺上沟癌和支气管肺癌时肿瘤压迫颈交感神经，引起患侧瞳孔缩小，眼球内陷，眼睑下垂，球结膜充血，额部少汗等系列症状，临床上称为霍纳综合征。

（5）色素上皮层：即视网膜虹膜部，由两层细胞组成。前层细胞呈扁平梭形，向后与睫状体色素上皮相连。后层细胞较大，呈矮柱状、多边形或立方形，含有丰富的色素颗粒，与睫状体无色素上皮相连。临床上，虹膜色素脱失综合征（pigmentary dispersion syndrome）即是因虹膜色素颗粒从虹膜后表面脱落，离散到前房，并沉积在虹膜、晶状体、角膜内皮或小梁网上，可继发眼压升高、晶状体混浊等。虹膜异色症（heterochromia）则表现为双侧或同侧不同部位虹膜的颜色呈现不同的颜色，可见于先天性虹膜异色和继发于葡萄膜炎等。

虹膜色素上皮的前后两层细胞分别来源于胚胎早期视杯外层与内层神经外胚层，连接不紧密，病理情况下易于脱离。当此两层之间有液体积存时可形成渗出性囊肿。当虹膜炎症致虹膜后粘连时，用药物扩大瞳孔可出现前后层细胞的撕离。由于虹膜色素上皮和视网膜色素上皮存在着共同的组织来源，目前发现其可代替视网膜色素上皮，如将虹膜色素上皮移植治疗年龄相关性黄斑变性等。

在外伤或炎症等情况下，虹膜向前可与角膜粘连，向后可与晶状体粘连，分别称为虹膜前粘连和虹膜后粘连。虹膜粘连会阻碍房水排出，引起眼压升高，发生继发性青光眼。故葡萄膜炎时应使用扩瞳药，防止虹膜粘连。

3. 生理功能

（1）让光线仅从瞳孔区集中进来，并阻挡外界过多的光线，使虹膜后的眼球内成为天然的"暗室"，利于成像。

（2）瞳孔括约肌和开大肌在神经、体液的作用下不断地开大和缩小，通过改变瞳孔大小来调节进入眼内的光线。瞳孔括约肌相当于照相机的光圈的作用，如瞳孔散大时，患者常诉畏光、流泪。

（3）光学系统上的光栅装置，瞳孔大小改变也可间接调节角膜、晶状体等屈光间质所致的球面差和色差，使得成像更清晰。

（4）虹膜组织内丰富的血管除提供营养外，也参与房水的代谢。

4. 虹膜的血液供应　虹膜血管丰富，其动脉主要分布在基质层，呈放射状排列，来源于睫状后长动脉和睫状前动脉，它们的分支相互吻合形成虹膜大动脉环和虹膜小动脉环。虹膜大动脉环（major arterial circle of the iris）位于虹膜根部和睫状体前部的交界处，由以下动脉组成：①睫状后长动脉，共两支，走行于虹膜根部时各分为上下两支，沿虹膜根部呈环形走行。每侧上下支各走行1/2虹膜大动脉环周，为其主要部分，最后发出细小末梢终支，供应该处的虹膜和睫状体；②睫状前动脉肌支分别穿出四条直肌，前行在虹膜根部相应处穿过巩膜进入，参与虹膜大动脉环的形成。虹膜大动脉环发出很多细小分支，向瞳孔方向集中，并在瞳孔缘附近相互吻合，形成虹膜小动脉环（minor arterial circle of the iris）。此动脉环常不呈完整的环形。这些细小的血管，主要供应瞳孔括约肌。此外，从小环发出的小分支和毛细血管，部分直接进入虹膜下变成小静脉，其余则前行形成瞳孔缘单层毛细血管网。虹膜的静脉与动脉伴行，形成相应的虹膜大小静脉环，最后汇聚于涡静脉。

年龄较大的高血压患者，放射状分布的血管增厚硬化，以致会出现对扩瞳药物的不敏感。另外，正常虹膜血管相对较厚，内皮细胞间呈连续性紧密连接，并有肌层和胶原纤维包绕，这些结构特点可以阻止血管内的大分子物质外漏。但虹膜炎症时，虹膜血管扩张，通透性增大，血管内的蛋白质和炎症细胞等渗漏到房水中，形成"房水闪辉"（aqueous flare）。渗漏的炎症细胞或蛋白物质可以贴附于角膜内皮上，形成角膜后沉着物（keratic precipitate，KP）。由于葡萄膜血供十分丰富，容易发生自身免疫反应异常性炎症，其中房水闪辉和角膜后沉着物是虹膜炎和葡萄膜炎患者的主要体征，需要临床医生在裂隙灯下仔细观察。

5. 虹膜的神经支配　虹膜内含有躯体感觉神经和内脏运动神经两类纤维。感觉神经来源于三叉神经的眼支，它发出鼻睫神经，然后经睫状长神经分布于虹膜。运动神经包括支配瞳孔开大肌的交感神经和瞳孔括约肌的副交感神经。发自脊椎第8颈节与第1、2胸节侧角的交感神经节前纤维到达颈上神经节或颈胸神经节换元后，发出交感神经节后纤维沿颈内动脉丛，经过海绵窦及眶上裂入眶。部分纤维加入鼻睫神经，经睫状长神经支配瞳孔开大肌。动眼神经副核来源的副交感节前纤维，经动眼神经的下斜支，到达睫状神经节换元，发出副交感节后纤维加入睫状短神经，支配瞳孔括约肌。

睫状体

1. 大体解剖　睫状体（ciliary body）位于虹膜与脉络膜之间，沿眼球矢状面剖开眼球见睫状体呈三角形，前部与小梁网、虹膜根部相连，后端在锯齿缘处与脉络膜相接（图2-28）。睫状体有三个面：外面与巩膜相贴；前面朝向前内，其外端附于巩膜突，内端游离；内面环绕晶状体赤道部，有许多沿经线方向排列的突起。这些突起位于前部较大者，称为睫状突（processus ciliares），有70~80个，具有分泌房水的作用，该

区域宽约2 mm，称睫状冠（corona ciliaris）（图2-29，30）；分布于后部较小者，称为睫状襞，此区域宽约4 mm，为平坦部（pars plana）或称为睫状体环（orbiculus ciliaris）。睫状体平坦部的后缘相接于视网膜神经上皮层。睫状体平坦部位于锯齿缘前，血管较少，从此处做切口，可以避免出血和视网膜脱离等并发症，故内眼手术如玻璃体切割手术时，常选择在距角巩缘3.5~4.0 mm处做巩膜切口。切口靠前会损伤睫状肌和睫状突，切口靠后会伤及玻璃体基底部和视网膜。

2. 细微解剖　睫状体的睫状冠部由外向内分为：①睫状体上腔；②睫状肌；③基质层；④玻璃膜层；⑤睫状体上皮层；⑥内界膜（图2-31，32）。

（1）睫状体上腔：为睫状体与巩膜之间潜在性组织腔隙，睫状后长动脉和睫状后长神经通过此腔隙，该腔其后与脉络膜上腔相连。睫状体外侧与巩膜之间没有特殊的组织学连接方式，也未见有细胞间紧密连接来阻碍液体的流动。但睫状体上腔可借巩膜导血管与球外沟通，如肿瘤侵犯到此，就可经巩膜导血管蔓延到球外。研究表明睫状体上腔是房水向后流动的重要通道，睫状体剥离手术就是采用人工方法沟通前房和睫状体上腔，扩大房水流出量，以降低眼内压。睫状体上腔内含有肌星、棕色小板、少量内皮细胞和弹

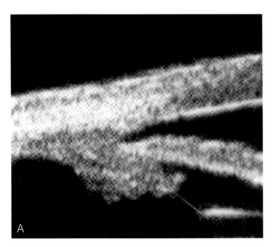
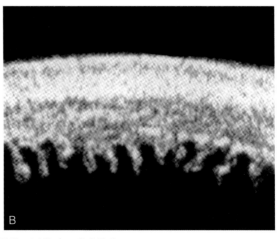

图2-28　超声生物显微镜下活体眼正常睫状体
A.矢状横切面；B.冠状横切面

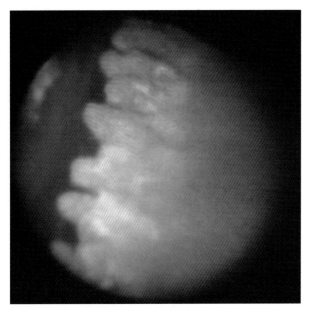

图2-29 眼内窥镜观察到的睫状突（王忠浩提供）

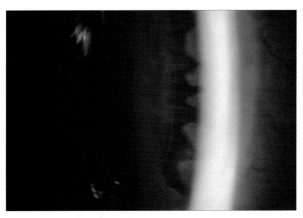

图2-30 睫状突和晶状体悬韧带。裂隙灯显微镜下通过离断的虹膜根部，观察到的睫状突和晶状体悬韧带（王忠浩提供）

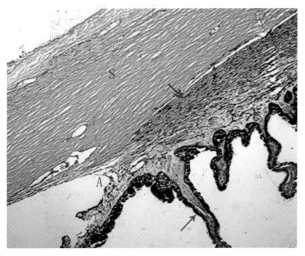

图2-31 睫状体及其毗邻组织结构

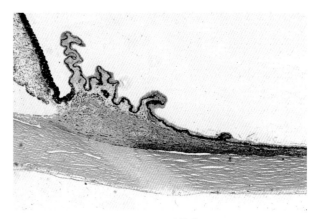

图2-32 睫状体

性纤维及色素细胞等。眼球挫伤时，血液经前房进入睫状体上腔，可刺激内皮细胞增生，分泌纤维，形成厚层结缔组织膜。眼球的炎症、外伤等可导致睫状体上腔内液体积存，产生睫状体脱离。如果睫状体从巩膜突附着处分离，可使脉络膜上腔与前房沟通，发生睫状体分离状态（图2-33，34）。

（2）睫状肌：是睫状体最厚的结构，为平滑肌。根据纤维走向分为经线纤维、环状纤维和放射状纤维，它们逐渐过渡，界限并不明显。经线纤维位于睫状体外侧，由后向前逐渐变细、附着巩膜突或伸入小梁网内，向后延伸到脉络膜上腔，此肌收缩使脉络膜前部前移、巩膜突拉向后、小梁网被伸展、巩膜静脉窦窦腔变大，有利于房水的循环及排出。环状纤维位于睫状体前内侧，虹膜根部后，呈环状走行，该肌收缩可使睫状体向晶状体靠近，减小睫状体所围成环的直径，睫状小带松弛，晶状体依靠自身的弹性变厚、前表面曲率增大，焦距变近，有利于看清近物，此过程叫调节（accommodation）。当睫状肌松弛，悬韧带绷紧，晶状体变平，焦距变远，适应看远处，这就是看远处物体可以放松睫状肌的道理。放射状肌纤维分布于环状纤维和经线纤维之间，呈斜形向内、后放射状散开，协调环状纤

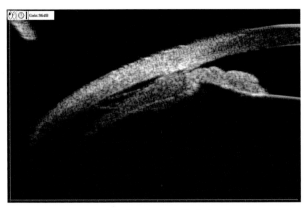

图2-33 UBM显示睫状体及前段脉络膜脱离（王忠浩提供）

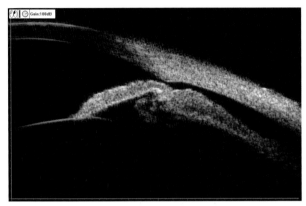

图2-34 睫状体从巩膜突附着处脱离的UBM图像（王忠浩提供）

维和经线纤维的收缩。随着年龄的增长，调节功能逐渐下降，近点变远，看近物不清，称为老花眼（presbyopia）。研究恒河猴的睫状肌发现，随着年龄的增加，睫状肌胶原化程度越来越严重，因此睫状肌的弹性也不断减弱；加上晶状体本身弹性的改变，到达一定的年龄，眼睛的调节能力不能满足看近物的需要，就会出现老视。

（3）基质层：位于睫状肌和玻璃膜之间，由疏松结缔组织束构成，富含血管和黑色素细胞。基质层大量的血管和结缔组织参与形成睫状突，故睫状突为眼球血管分布最多的部位，损伤此处将导致较大量出血。

（4）玻璃膜层：相当于脉络膜玻璃膜（Bruch膜），并与之延续，位于睫状体上皮层下。可分为三层。紧贴基质层的为弹性纤维层，

中层为结缔组织层，主要由胶原纤维构成，最内层为角质层，相当于视网膜的基底，实为Müller纤维所形成的网眼，其表面不平整，呈蜂窝状，向前可延伸到虹膜根部。

（5）睫状体上皮层：即视网膜睫状体部，有两层细胞组成。外层为色素上皮层，细胞内含有大量色素，来源于视杯外层。其向前与虹膜上皮层前层细胞相连，向后则与视网膜色素上皮相接。细胞呈多边形或立方状，胞质较多黑色素颗粒。内层为非色素上皮，起源于视杯内层，向前与虹膜上皮层后层细胞相连，向后则与视网膜神经部相延续。细胞呈立方或矮柱状，胞质内无黑色素颗粒。睫状体无色素上皮除了能分泌房水外，还可分泌酸性黏多糖，以调节玻璃体内酸性黏多糖的含量，所分泌的糖胺聚糖部分参与玻璃体的构成，并合成胶原蛋白，形成悬韧带。临床上治疗青光眼的药物如乙酰唑胺可作用于睫状体无色素上皮，抑制其碳酸酐酶的作用，减少房水的产生，达到降低眼压的目的；睫状体冷凝术，则是用冷凝破坏部分睫状体无色素上皮，减少房水的生成。

房水的循环：房水由睫状突无色素上皮细胞分泌至后房，经瞳孔到达前房，绝大部分房水经房角小梁网，到达巩膜静脉窦，然后经外集合管进入巩膜深静脉丛内，穿过巩膜注入巩膜上静脉丛，进入血循环；到达外集合管的房水，亦可直接经房水静脉达结膜下，注入巩膜上静脉丛中。之后巩膜上静脉丛再汇入前睫状静脉系统中，进入血循环。此外，亦有一小部分房水可经虹膜隐窝吸收，或由睫状体前外侧吸收到巩膜上腔中。也有部分房水绕过晶状体，穿行于晶状体与玻璃体间，再沿中央玻璃体管到视乳头表面及周围，吸收进入视神经周围间隙，到达视神经鞘内蛛网膜下腔中。

睫状体的色素上皮和无色素上皮两层之间结合十分紧密，故视网膜脱离时往往终止在锯齿缘部位。其中无色素上皮细胞相对幼稚，部分细胞

具有增殖能力，慢性葡萄膜炎及长期视网膜脱离患者，无色素上皮细胞常增生成腺样结构，增生广泛者常在睫状体表面形成厚层模样物，即睫状膜。有时增生的上皮细胞可进入玻璃体腔内，继而发生退行性变，形成纤维样条索，是临床上形成"飞蚊症"的部分原因。该处的无色素上皮增生也可恶变，形成恶性睫状上皮瘤。

（6）内界膜：是视网膜内界膜的延续，由纤细的纤维构成。

睫状环的组织结构与睫状冠相似，但无突起，血管较细，睫状肌仅有经线纤维。

3. 生理功能

（1）睫状体无色素上皮能合成胶原蛋白形成睫状小带，对晶状体的固定起重要作用。

（2）睫状体无色素上皮产生和分泌房水，维持正常的眼内压。

（3）睫状体无色素上皮能分泌一些酸性黏多糖，参与玻璃体的构成。

（4）睫状肌收缩参与眼调节，即睫状肌收缩，晶状体悬韧带松弛，晶状体变凸，眼屈光能力增加。

（5）无色素上皮部分细胞具有多向分化潜能，即为干细胞或祖细胞，病理情况下较易分化成纤维母细胞，参与纤维增殖膜的形成。

4. 睫状体的血液供应　睫状体主要由睫状后长动脉和睫状前动脉供应，睫状后长动脉起自眼动脉，向前行走于眼眶肌锥内，继而斜行穿过巩膜外层，并在其内潜行3~7 mm，进入脉络膜上腔，与睫状神经一起水平前行。沿途中在肌锥内发出内侧支及外侧支，直到睫状体后部外侧面，每根血管分为两支，由此又发出许多细小分支，向前与睫状前动脉在此处的分支相互吻合形成虹膜大动脉环。此处睫状后长动脉主干发出10~20个返支，供应锯齿缘到眼球赤道的前部脉络膜。睫状前动脉主要供应睫状体前外侧面，亦发自眼动脉，经4条眼外直肌前行，共7支，除了外直肌只有1支外，其余直肌各2支。故眼外肌手术时，不

能同时切断三条直肌，否则将会导致眼前段的缺血。它们在直肌附着点附近离开肌腱，前行，于角膜缘处直穿巩膜，经睫状体上腔进入睫状体；在睫状体前端内侧与睫状后长动脉分支吻合，发出的分支主要分布于睫状肌和睫状突。

睫状肌处静脉血可经脉络膜，汇入涡静脉；睫状体前部和外侧的静脉血，向前经睫状前动脉的伴行静脉，注入眼球表面的巩膜表面血管中。故睫状体炎时，可出现睫状充血（图2-35）。

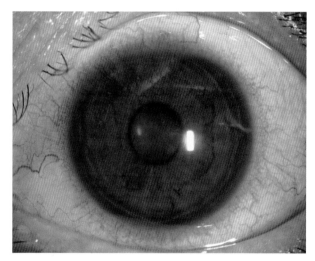

图2-35　眼球的睫状充血（王忠浩提供）

5. 睫状体神经支配　睫状体神经支配与虹膜基本相同，睫状体内也含有躯体感觉神经和内脏运动神经。感觉神经来源于三叉神经的眼支，眼支发出鼻睫神经，然后经睫状长神经分布于睫状体，司睫状体的感觉。运动神经包括交感神经和副交感神经，以后者为主，集中分布在睫状肌，交感神经主要分布在睫状体内的血管平滑肌。发自脊椎第8颈节与第1、2胸节侧角的交感神经节前纤维在颈上神经节或颈胸神经节换元后，经鼻睫神经和睫状长神经除了支配瞳孔开大肌外，还支配睫状体内的血管平滑肌。而从动眼神经副核来源的副交感节前纤维，在睫状神经节换元，加入睫状短神经，除支配瞳孔括约肌外，也支配睫状肌。

脉络膜

1. 大体解剖　脉络膜（choroid）为视网膜与巩膜之间覆盖眼球后部的一层血管膜，始于视网膜锯齿缘，向后一直延伸到视乳头，并与软脑膜和蛛网膜相延续。其内表面光滑，与视网膜色素上皮附着紧密；而外表面较为粗糙，除在黄斑区、视神经、睫状后动脉、涡静脉和睫状神经穿出巩膜处与巩膜附着较紧外，其他部位与巩膜附着疏松。眼球后极部有睫状后短神经穿过巩膜分布于脉络膜，形成神经丛，但无感觉神经存在。脉络膜的厚度与血管的数量、充盈程度及部位有关，前部较薄，后极部较厚，约0.22 mm。脉络膜血管来自眼动脉的睫状后长动脉和睫状后短动脉。睫状后短动脉在眼球后极部视神经旁有10~12支小支，穿过巩膜形成脉络膜血管；睫状后长动脉分成2支，在视神经内、外两侧穿过巩膜，向前到达睫状体，各分2支，形成虹膜大动脉环，其分支主要供应虹膜睫状体，此外，睫状后长动脉还分出返回支供应前部脉络膜；静脉汇成4~6支涡静脉，在眼球赤道部稍后上、下直肌旁穿出巩膜，达眼静脉，最后注入海绵窦。

2. 细微解剖　脉络膜由外向内分为五层结构：①脉络膜上腔；②大血管层；③中血管层；④毛细血管层；⑤Bruch膜（图2-36）。

（1）脉络膜上腔：巩膜与脉络膜之间附着较松，形成潜在的腔隙，为10~35 μm，含少量胶原纤维、弹力纤维、色素细胞和平滑肌纤维，称为脉络膜上腔（epichoroidal space）。正常情况下，巩膜与脉络膜不分离，眼部疾患时，该层容易积液（渗出液或血液等），导致巩膜与脉络膜分离，即脉络膜脱离，常见于眼内手术或外伤后，应与脉络膜黑瘤相鉴别。此腔隙内穿行有睫状长、短动脉和睫状长、短神经。

（2）大血管层：由睫状后短动脉和互相吻合的静脉构成，管腔间有黑色素细胞、纤维细胞。其中可见到3种黑色素细胞：上皮样细胞、梭形细胞和细长梭形细胞。上皮样细胞体积较大，大小不一，圆形或卵圆形，胞质内充满深黑色的色素颗粒。这些黑色素细胞可以发生癌变，即脉络膜黑色素瘤（图2-37~39），为成人眼内最常见的原发性恶性肿瘤。

（3）中血管层：血管较细，黑色素细胞较少。梭形细胞和细长梭形细胞胞质内尽管也有色素颗粒，但量较少，为棕褐色。

（4）毛细血管层：为一层毛细血管构成，与大中层血管层分界明显，无色素细胞存在。血管的管腔较身体其他部位毛细血管的管腔大，且扩张呈囊状。血液流经脉络膜毛细血管网也是人体中最快的，在脉络膜后部较厚，黄斑部最厚，流经眼球的血液，近2/3通过脉络膜，仅2%左右到达视网膜。脉络膜毛细血管为具有窗孔的毛细

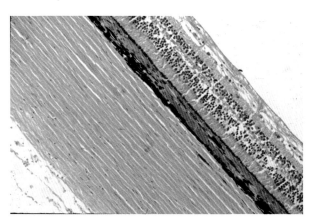

图2-36　脉络膜

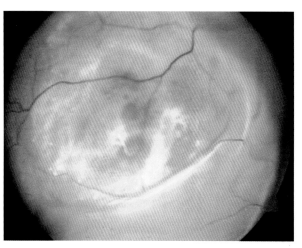

图2-37　脉络膜黑色素瘤眼底

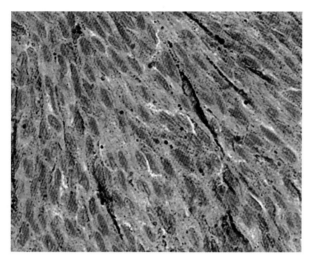

图2-38 脉络膜黑色素瘤的病理改变

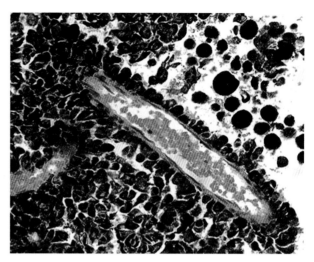

图2-39 脉络膜黑色素瘤的病理

血管。脉络膜的供血呈区域性分布，脉络膜的动脉从大到小呈扇形逐渐分支，形成一些互相分割的毛细血管小叶。一个小叶呈圆形或卵圆形，由毛细血管前小动脉、毛细血管网和毛细血管后小静脉构成。仅在黄斑下和视盘周围脉络膜毛细血管缺乏明显的小叶状结构，这些部位的脉络膜毛细血管相互连接形成一单层血管网。

在黄斑部，脉络膜上腔和大血管完全消失，中血管层和毛细血管层的界限也难以分辨，但小血管（特别是静脉）十分丰富，呈多层，为脉络膜最厚的部位。各种脉络膜疾病的大中小血管层受累的程度不一，有一定的特异性。如交感性眼炎多累及大血管，毛细血管层基本正常；梅毒性视网膜脉络膜炎主要影响毛细血管层。脉络膜较容易发生血管增生，形成脉络膜血管瘤（图2-40，41）。

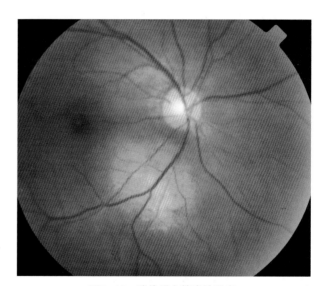

图2-40 脉络膜血管瘤的眼底

（5）Bruch膜：亦称玻璃膜，位于视网膜色素上皮与脉络膜之间，性质均一，玻璃样，厚2~4 μm。电镜下，此膜分为五层：由内向外依次为色素上皮基底膜、内胶原带、弹力层、外胶原带、脉络膜毛细血管基底膜。目前，Bruch膜的功能还没完全清楚，一般认为它在脉络膜毛细血管和视网膜之间组织液的运送方面发挥作用。老年人的Bruch膜会出现一些增厚的小圆点，称为玻璃

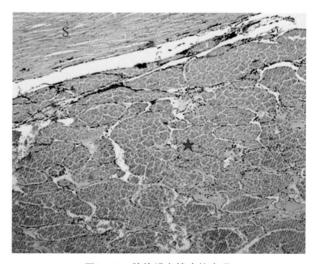

图2-41 脉络膜血管瘤的病理

膜疣（drusen）或脉络膜小疣。

玻璃膜与年龄相关性黄斑变性（age-related macular degeneration）关系密切。该病具有包括多发性或融合性玻璃膜疣、视网膜色素上皮层的脱离或萎缩，继发盘状瘢痕的形成，光感受器细胞的减少和新生血管的形成等多方面病理改变。其可能机制是：脉络膜血管运送营养物质和视网膜代谢废物，必须通过Bruch膜，随着年龄增大，氧自由基增多，玻璃膜的去脂功能下降，导致内磷脂在玻璃膜沉积，影响营养物质和代谢废物的交换，从视网膜色素上皮层来的代谢废物和水，不能透过Bruch膜经脉络膜血管带走，积累在视网膜色素上皮层和Bruch膜之间，继发视网膜色素上皮层与Bruch膜的脱离；同样视网膜不能及时得到从脉络膜血管运送的营养物质，引起视网膜色素上皮的萎缩、光感受器细胞的缺失、视网膜下新生血管膜形成等严重并发症。

3. 生理功能

（1）营养功能：约90%的眼内血液总量分布于脉络膜，其中毛细血管层占65%，担负视网膜外五层的营养供应，是黄斑区中心凹唯一的营养来源。

（2）暗室作用：脉络膜内含有大量的色素细胞，可吸收穿过视网膜的过量光线，防止光线的再次反射。

（3）热量交换作用：脉络膜血管丰富，通过改变血流量，达到调节与视网膜之间的热量交换。

（4）调节眼内压：脉络膜引导许多血管前行至眼前节。因此，有人认为脉络膜动脉内的血流量可以调节眼内压。

4. 脉络膜血液供应及其血管分区　脉络膜血流丰富，血流速度快，脉络膜毛细血管血流速率是人体组织中最高者之一，约为视网膜的4倍。脉络膜丰富的血流可保障视网膜外层的营养供应。但因为血供丰富，全身许多器官的恶性肿瘤常易通过血液循环转移至此（图2-42，43）。脉络

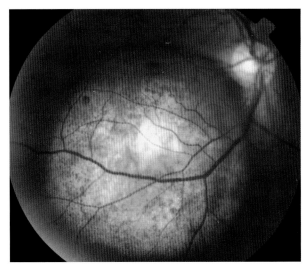

图2-42　脉络膜转移癌眼底改变

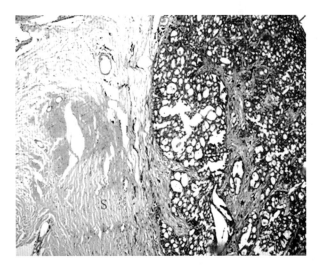

图2-43　脉络膜转移癌病理改变

膜主要由睫状后短动脉和睫状后长动脉呈扇形供给。其赤道以后由睫状后短动脉的分支供应，赤道以前由睫状后长动脉的返支供应。睫状后短动脉和睫状后长动脉都发自眼动脉，与视神经平行走行，在眼球后分为数支，穿后极部巩膜，部分绕视神经分布，部分集中在黄斑附近，沿途供应大部分脉络膜。此外，尚有睫状前动脉发出的返支供应赤道以前脉络膜。脉络膜静脉自脉络膜毛细血管层发起，向外穿过脉络膜中血管和大血管层，到达脉络膜外层，然后分区集中，汇聚成4~6根涡静脉。这些涡静脉穿出巩膜的部位不同：颞

上支涡静脉在赤道部后8 mm，颞下支则在赤道后5.5 mm，鼻上支在赤道后6 mm，鼻下支在赤道后6 mm。涡静脉在穿出巩膜时膨大呈壶腹状，如手术过程中不慎损伤此血管，容易引起大出血。

脉络膜血管虽然解剖上呈连续分布，但从临床观察各部位脉络膜发病特点，可以将其分为大致的四个区：赤道部脉络膜、周边部脉络膜、黄斑部及其附近处和视乳头外围脉络膜。赤道部脉络膜是睫状后动脉分支和睫状前动脉返支汇合之处，血供不足，易发生病变。如视网膜色素变性常从此处开始。周边部脉络膜位于眼球赤道部前，睫状后动脉和睫状前动脉吻合不全，血供相对独立。黄斑部及其附近处，脉络膜毛细血管高度密集，且毛细血管之间间隙小，供血密度为脉络膜之最。临床上许多疾病如老年性或近视性脉络膜出血、脉络膜硬化病等常局限于黄斑部及其附近处。视乳头外围脉络膜区的动脉和毛细血管相对独立于脉络膜其他部位血管。在眼球钝挫伤时，如果该部位的血管破裂，可导致视神经周围的脉络膜萎缩。

由于睫状后短动脉和睫状后长动脉呈扇形供给脉络膜。因此这些动脉阻塞可产生"三角综合征"。又由于脉络膜的小叶结构，故临床所见急性后极部多发性鳞状色素上皮病、某些脉络膜炎症和退行性变等被认为是因脉络膜毛细血管小叶阻塞性紊乱所致。因为每一病灶的大小和形状都类似脉络膜小叶结构。

老年高血压和糖尿病患者，脉络膜血管常发生硬化，容易出血。内眼手术如青光眼手术时，由于眼压骤降，加上本身血管硬化，脆性增大，有时可并发脉络膜爆发性大出血。

5. 脉络膜神经支配　脉络膜内多数神经纤维属于交感神经纤维，来自颈内动脉丛，经睫状神经入眼内，在脉络膜上腔的内层及血管层，反复分支，形成神经丛，支配其内的血管平滑肌运动。感觉纤维亦来自三叉神经，经睫状神经节感觉根到睫状短神经，再分布到脉络膜。脉络膜的

感觉纤维较睫状体少，故脉络膜炎时，疼痛不明显；而虹膜睫状体炎时，常伴有剧烈的疼痛。

■ 内层视网膜

视网膜的大体解剖与形态

视网膜（retina）是一种精细的薄膜样组织（图2-44）。视网膜的厚度自前向后增加，在锯齿缘部仅为0.1 mm，在赤道部约为0.2 mm，邻近视乳头处为0.56 mm。在视网膜的后部，除神经纤维层外，视网膜内的各层都终止于视乳头。在视网膜的周边部，感觉部视网膜伸展到锯齿缘，并与睫状体的无色素睫状上皮相延续。视网膜的内表面与玻璃体接触；而外侧部分存在着视网膜内间隙，即感觉部视网膜与相邻但可分离的视网膜色素上皮间存在潜在性腔隙，两者仅在视乳头和锯齿缘紧密附着。

后部视网膜（posterior retina）又称中央视网膜（central retina）。在组织学上的定义是指神经节细胞层内最少有两层核的视网膜区域，但在大体上或检眼镜下，此区的边界很难确定。有人提出从涡静脉壶腹后缘向后都作为后极部视网膜或中央视网膜，但有人认为此种划分过宽，后部视网膜的范围以涡静脉巩膜管内后缘连线所包括的范围，大约相当于从黄斑中心小凹到赤道一半为半径所画的圆。黄斑区（macular region）可划定为视乳头颞侧上下血管弓之间的横椭圆形区域，水平直径约6 mm，相当于中心视野20°的范围（图2-45）。

黄斑（macular）是黄斑区中央呈椭圆形的浅碟状凹陷区，水平直径1.50~1.75 mm。较视乳头略大，相当于5°视野（图2-46）。在青少年眼底，有时所见的椭圆形反光增强区即相当于黄斑。黄斑视网膜含有叶黄素，因而呈黄色。由于视网膜内层向中心逐渐变薄，视网膜内表面呈凹形，厚度仅为0.25mm，差不多是相邻的后部视网膜的一半。

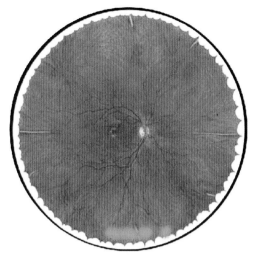

图2-44　正常全视网膜图

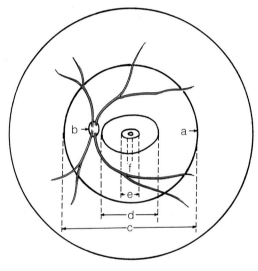

a.涡静脉巩膜管内口后缘的连线；b.视乳头；c.后极部；d.黄斑区；e.黄斑；f.中心凹。

图2-45　后部视网膜分区示意图

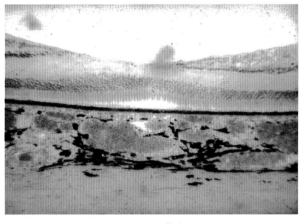

图2-46　黄斑

黄斑的中央称中央凹（fovea），位于视乳头偏颞侧4.0 mm、水平线偏下0.8 mm，黄斑浅凹陷的底部，直径0.3~0.4 mm。此范围内没有神经纤维、神经节细胞、内网状层和内核层；在其边缘，内核层减少到仅有两排细胞。在中间的0.57 mm直径内，光感受器层完全由视锥细胞组成，是视力最敏锐处，眼底检查时呈一反光点，即中央凹反光。中央小凹（foveola）为中央凹的中点。黄斑周围所有的血管都是毛细血管，黄斑中央的无毛细血管区（central capillary-free zone）直径约为0.5 mm，比中央凹的范围稍大。

一些文献中将围绕中央凹的环形区称为旁中央凹区（parafoveal area），宽约0.5 mm。此区内层视网膜主要为细胞成分，尤其是内核层和神经节细胞层较厚；神经纤维层也相对较厚，在其鼻侧边缘的视乳头黄斑束上尤为明显。视锥细胞与视杆细胞的比率为1∶1。中央凹周围区（perifoveal region）宽1.5 mm，是黄斑区的周边部分。从中央小凹向外伸展2.75 mm，神经节细胞层开始变薄到仅有一排细胞核，与周边视网膜一样。此区视锥细胞与视杆细胞的比率为1∶2。

周边视网膜（peripheral retina）一般指赤道以前的视网膜。为了与上述所说的后部视网膜相衔接，周边视网膜可指涡静脉巩膜管内口后缘连线（相当于赤道后2PD）到锯齿缘的区域，包括中周部视网膜和远周部视网膜。中周部视网膜（mid periphery retina），也称赤道部视网膜（equatorial retina），为赤道前后各2PD的环形带状区。远周边视网膜（far peripheral retina），指赤道前2PD至锯齿缘的区域。接近锯齿缘的周边部视网膜逐渐变薄，其终止于锯齿缘并与睫状体平坦部的无色素睫状上皮相接。

锯齿缘在形态上如锯齿或牙齿，其宽度在颞侧为2.1 mm，鼻侧为0.7~0.8 mm。两齿之间的凹陷代表睫状体平坦部向后的延伸。在鼻上象限齿突和齿突间凹陷的数目最多，鼻下、颞上和颞下象限凹陷数目依次减少。锯齿缘在鼻侧较颞侧更靠前些，鼻侧锯齿缘约在角膜缘后6 mm，而颞侧为7 mm。直肌前止端的部位非常接近锯齿缘，可大致作为其外部标志；但上直肌止端通常在角膜缘后7.0~7.7 mm，因此已在锯齿缘之后（图2-47），因此，上直肌的后退或缩短手术时，如果在肌止处穿破了巩膜，容易发生视网膜的损伤，引起视网膜脱离等并发症。赤道位于锯齿缘后6~8 mm；黄斑位于赤道后18~20 mm。锯齿缘到视神经的平均距离，在颞侧为32.5 mm，鼻侧为27 mm，上下均为31 mm。

视网膜各层解剖

视网膜厚度因部位而异，在中心凹中央最薄，仅0.1 mm，沿斜坡厚度逐渐增加，在中心凹周围达0.23 mm；向周边视网膜逐渐变薄，赤道部厚0.2 mm，锯齿缘处厚0.1 mm。

视网膜有视网膜色素上皮（retinal pigment epithelium，RPE）及感光视网膜（sensory retina）两部分，分别为胚胎视杯的外层及内层发育而成，故两者之间有潜在间隙，此间隙若有液体即形成视网膜脱离。RPE与感光视网膜之间的附着力疏松，两层组织仅在视盘边缘及锯齿缘处紧密附着，视网膜脱离时不会超越这两个界限。视网膜的细胞类型和组织层次见图2-48，49。

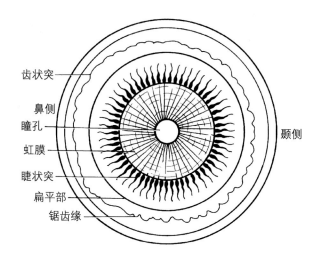

图2-47 远周边部视网膜的后面观，晶状体已去除。视网膜的终止处（锯齿缘）在周边部视网膜形成略不相同的突起，齿状突向前伸展，睫状体平坦部侧向后呈弓形，造成锯齿样外观

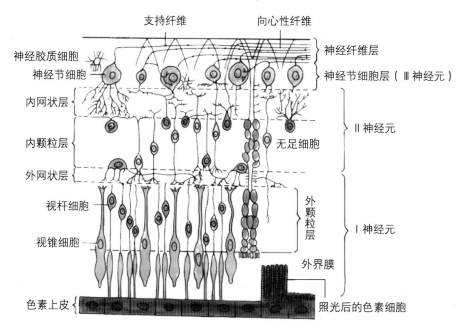

图2-48 视网膜的细胞类型和组织层次示意图。视网膜的内表面有内界膜，外侧为玻璃膜（Bruch膜）。视网膜内的神经元和胶质细胞的基本关系如图所示。视锥（C）和视杆（R）光感受器细胞、双极细胞（B）、水平细胞（H）、无长突细胞（Am）、内网状细胞（I）、无长突细胞（DA）和神经节细胞（G）都属于神经元。而Müller（M）细胞几乎伸展到整个视网膜的宽度，其顶部的突起形成外界膜，足部的突起形成内界膜。纤维星形细胞（As）主要存在于神经纤维层

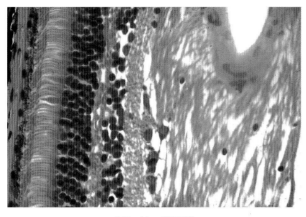

图2-49 视网膜

1. 视网膜色素上皮 是一层六角形细胞,被夹在Bruch膜与视网膜感光细胞之间,它对视网膜的功能不可等闲视之。从视盘边缘至锯齿缘,每只眼睛的视网膜色素上皮细胞有400万~600万个,细胞直径16 μm(后极部)至60 μm(周边部)。视网膜色素上皮细胞的尖顶有微绒毛,可与感光细胞外节相接;细胞基底与基底膜相接触。基底膜夹在Bruch膜与视网膜色素上皮之间。

(1)视网膜色素上皮细胞的生理作用:视网膜色素上皮细胞有三种生理作用。①屏障作用,来自脉络膜的分子通过视网膜色素上皮细胞过滤才能进入感光细胞层;②黏合作用,感光细胞层黏着在色素上皮层,它合成的黏多糖对保持这种黏着力是有用的;③亲密作用,它的微绒毛与感光细胞的外节亲密相接。

(2)视网膜色素上皮细胞光学上的作用:视网膜色素上皮光学上也有三种作用。①遮光作用,色素可阻止过多的光线从巩膜射至视网膜;②吸光作用,黑色素颗粒能吸收光能,激光治疗即基于此原理;③减低光散射作用,这有利于提高物像分辨力。

(3)视网膜色素上皮细胞生化代谢作用:视网膜色素上皮细胞生化代谢的三种作用。①吞噬作用,溶酶体降解脱落的感光细胞外接膜盘,并将它吞噬;②供给作用,以脂酸将视杆细胞的视黄醇(retinol,vitamin A)酯化后储存起来,再

输送到感光细胞;③运输作用,输送感光细胞及脉络膜的代谢产物。在色素上皮细胞内有一些空泡,相当于高尔基体及内质网,其功能为在色素上皮与感光细胞之间运输蛋白质。

视网膜感光细胞的供给及排出需要运输功能来完成,运输能量来自ABCA4基因(曾称ABCR基因)所产生的一种蛋白质。1997年发现ABCA4基因突变所产生的蛋白质,它的功能失常会妨碍视网膜感光细胞的运输功能,从而导致脂质物积聚于视网膜色素上皮。Stargardt病的黄色斑点即为脂褐质积聚。近年发现ABCA4基因突变也可构成视锥-视杆细胞营养不良、原发性视网膜色素变性和老年性黄斑变性。

2. 感光视网膜 感光视网膜(神经视网膜)是一层细致透明的细胞性薄膜,外界的光信号被光感受细胞转换成神经冲动,经双极细胞及神经节细胞等传输至大脑形成视觉。感光视网膜有9层,包含三种组织:神经元、神经胶质及血管。9层组织由外向内的次序如下。

(1)视杆(Rod)层及视锥(cone)层:视杆(杆体)及视锥(锥体)细胞总称光感受器(photoreceptor)。光感受器是高度分化的细胞,细胞内大量的高密度视色素分子可吸收光线,光(能量)改变视色素而产生神经冲动。Curcio(1990)对8只成人眼视网膜的研究,推算出每只眼平均有视锥细胞460万(410万~530万)及视杆细胞9 200万(7 790万~10 730万)。在中心凹视锥细胞密度最高,达199 300/mm²,离中心凹1 mm开始密度急剧降低,至周边视网膜密度降至最低。小凹无视杆细胞,离中心凹130μm处才开始有第一个视杆细胞,从此开始向周边视杆细胞数目快速增加,离中心凹5~6 mm处达160 000个/mm²,再向周边,密度又逐渐降低,在远周边为(23 000~ 50 000)个/mm²。

视杆及视锥细胞分成外节及内节(outer segment and inner segment),在外节与内节衔接处有一个细腰。视杆细胞的外节细而长,视锥细

胞的外节短而粗。在电镜下，视杆细胞及视锥细胞外节由一些盘膜堆叠而成，视网膜色素上皮绒毛在外节顶部的周围。内节的结构有内外两部，外部为线粒体，内部为视肌样质。

视杆及视锥细胞并不进行细胞分裂，外节是动态性的，通过再充满的方式更新；衰老、损伤及缺陷的部件移至细胞顶端被色素上皮细胞吞噬。更新周期约2周。

一个视杆细胞吸收单一光子就能被激活，而一个视锥细胞需要4~6个光子同时刺激才能被激活。因此，在暗视状态（scotopic），视锥细胞是不敏感的，不能将与视杆细胞重叠的信号送到大脑。

（2）外界膜（external limiting membrane）：不是真正的膜，而是光感受器内节与Müller细胞的连接端。

（3）外核层（external nuclear layer）：由光感受器细胞体组成，厚薄有差异，中心处厚50 μm，细胞体有10排；在视盘鼻侧厚45 μm，细胞体有8~9排；在视盘颞侧厚度仅22 μm，细胞体有4排；视网膜其余处厚27 μm，视锥细胞1排，视杆细胞在内侧约4排。Müller纤维填满于细胞体之间的间隙。

（4）外丛状层（outer plexiform layer）：为光感受器细胞的轴突与双极细胞及水平细胞轴突的接合处，厚20 μm，黄斑部最厚达51 μm，该处外丛状层纤维斜向排列，又名Henle纤维层。囊样黄斑水肿即为该层积聚水液。外丛状层中心凹开始逐渐变薄。

（5）内核层（internal nuclear layer）：主要为双极细胞。双级细胞是第2级神经元，为传递感光细胞的冲动到神经节细胞的中间神经元。家猫有3 570万个双极细胞。

视杆-双极细胞（Rod-bipolar）占总数的1/5，每个视杆双极细胞连接10~50个视杆细胞。

视锥-双极细胞（cone-bipolar）有矮小、蓝色视锥、弥漫性及巨大性等4种。矮小双极细胞

（midger bipolar）在中心凹以1∶1的比率连接视锥细胞，到周边一个矮小双极细胞就要连接几个视锥细胞。

在这一层中还有一些其他细胞，如水平细胞、无长突细胞、Müller细胞，可能都参与本层内的一些传导，但不是主要成员。水平细胞（horizontal cell）及无长突细胞（amacrine cell）长分支水平方向发展，可能有类似集成电路作用。神经胶质Müller细胞主要为支持及营养，并可能参与神经冲动的传输或修正。

（6）内丛状层（inner plexiform layer）：是第2级神经元（双极细胞）的轴索与第3级神经元（神经节细胞）的树突接合处。还有无长突细胞的轴索及突触。厚18~36 μm。

（7）神经节细胞层（ganglion cell layer）：为第3级神经元的细胞体组成。正常成年人视网膜有70万~150万个神经节细胞。鼻侧厚10~20μm，细胞体一排；在黄斑部厚60~80μm，细胞体8~10排；达中心凹前细胞减少，中心凹处此层完全消失；在颞侧神经节细胞体有两排。神经节细胞的轴索形成神经纤维层、视神经、视束最后止于外侧膝状体。Müller细胞的突起填满于细胞体之间。

（8）神经纤维层（nerve fiber layer）：神经纤维层几乎全是神经节细胞的轴索，轴索集合成束，被神经胶质细胞的突触包围着。正常神经纤维层的纤维是无髓鞘的。在视盘处最厚，达20~30 μm，在周围视网膜较薄。神经纤维从视盘分散至各区视网膜的行径方向，在视野上有意义。临床上可用光学相干断层扫描及视乳头分析仪活体测量视盘四周附近的神经纤维层厚度，以反映青光眼进展程度。

（9）内界膜（internal limiting membrane）：是细丝状的基底膜，主要起源于Müller细胞。此为视网膜仅有的真正基底膜。内界膜可分内外两层，外层主要是Müller细胞的基底膜。内界膜的内层是玻璃体细纤维及黏多糖。

内界膜的玻璃体面是平滑的，但是视网膜面不是很平滑的，故在直接检眼镜下可见Gunu点。内界膜内侧与玻璃体皮质附着。在玻璃体基底处厚度为51 nm，向后逐渐增厚，在赤道部厚306 nm，再向后增厚至1 887 nm。在视盘处、黄斑小凹、视网膜大血管处内界膜变薄甚至延续成邻近组织。内界膜终止于视盘边缘，移行于视乳头表面的星状细胞基底膜。在小凹处Müller细胞减少，因此，内界膜薄，仅为20 nm。

视网膜有三级神经元。

（1）感光细胞（photoreceptor cell）：又名光感受体。有视杆及视锥细胞。

（2）双极细胞（bipolar cell）：这种传导错综复杂，一般在中心处视锥的传导是一对一，即每个双极细胞传达一个来自视锥细胞的刺激；而在周边区是一个对多个，即每个双极细胞可接受多个来自感光细胞的刺激。

通–双极细胞（ON–bipolar cell）及断–双极细胞（OFF–bipolar cell）：Harrline 领导的研究组发现通–双极细胞及断–双极细胞，通–神经节细胞及断–神经节细胞，他与他的同事因对视觉生理的突出贡献而荣获1967年度诺贝尔奖。即从功能上双极细胞分为通–双极细胞及断–双极细胞（图2–50）。

通–双极细胞：当视锥细胞吸收较多光刺激时该双极细胞发生兴奋，也即光刺激继续存在则神经元继续作用。在暗视状态下，由于释放谷氨酸使通–双极细胞超极化而处在非兴奋状态。在亮光下，谷氨酸停止释放，这些双极细胞得以去极化。

断–双极细胞：当视锥细胞吸收较少光刺激时，断–双极细胞发生兴奋，也即神经元"关熄"。断–双极细胞直接收受谷氨酸的化学输入，在暗视状态下，谷氨酸将断–双极细胞去极化；在明亮状态下，谷氨酸中止断–双极细胞超极化。

当视锥细胞吸收光时，因超极化而停止释放

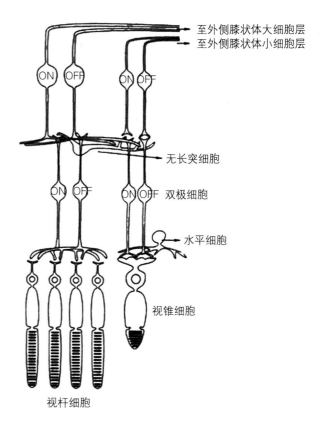

图2-50 视网膜。通（ON）–，断（OFF）–，两种功能的双极细胞及神经节细胞（大小两种）

神经递质，故兴奋通–双极细胞，并抑制断–双极细胞，当视锥细胞吸收光减少时，则去极化的视锥细胞释放神经递质，故抑制通–双极细胞，并兴奋双极细胞。视锥细胞释放的神经递质推测为天门冬氨酸及谷氨酸。

（3）神经节细胞（Ganglion cell）：这是第3级神经元，接受双极细胞的冲动，将刺激传导到外侧膝状体，它的轴索即组成视神经。

第1级及第2级神经元之间的突触为外丛状层，第2级及第3级神经元之间的突触为内丛状层。视杆、视锥细胞核组成外核层，双极细胞所在的层次称为内核层。神经节细胞体所在地称为神经节细胞层，它的轴索在视网膜上形成神经纤维层，神经纤维层以一定的排列形式向视盘汇集。

视锥及视杆的电流传输途径是不同的。

视锥细胞→视锥–双极细胞→神经节细胞。

视杆细胞→视杆–双极细胞→无长突细胞→

神经节细胞。

通-神经节细胞（ON-ganglion cell）及断-神经节细胞（OFF-ganglion cell）：与通-双极细胞及断-双极细胞通道平行，神经节细胞也有通-神经节细胞及断-神经节细胞。此系统受水平细胞及无长突细胞的影响。神经节细胞有大小两种。

（1）较小的神经节细胞分布在黄斑中心凹区域，反应较柔和（tonic）而缓慢，轴索止于外膝体的小细胞层（parvocellular layer）。司精细视力及色觉，一个视锥细胞连接通-双极细胞及断-双极细胞，并连接相应的通-神经节细胞及断-神经节细胞。

（2）另一种较大的神经节细胞均匀地分布在整个视网膜，反应较相位性（phasic）迅速，轴索止于外膝状体的大细胞层（magnocellular layer）。司黑白视觉、运动感觉、立体视觉。

黄斑部解剖及组织学

1. 黄斑部的组织结构　黄斑部是视网膜的特殊部位，组织结构也有别于视网膜的其他区域，如在中心小凹仅有内界膜、感光细胞及色素上皮细胞。

（1）内界膜：前已述及，内界膜为一均质薄膜，外部主要由Müller细胞的基底膜形成，内部由玻璃体原纤维和黏多糖组成，其成分包括层粘连蛋白、基底膜蛋白多糖、纤维连接蛋白、Ⅰ型胶原、Ⅳ型胶原。内界膜由外至内可分为三层，即外板层、实质层和内板层。

视网膜和玻璃体均与内界膜附着。在视网膜面，Müller细胞的终端（常称为脚板）形成与内界膜相连的不平滑但连续的边界。内界膜通过厚度的变化，填补了Müller细胞的不平滑的表面，形成了光滑的内表面。然而，即使在电子显微镜下也还未能找到玻璃体凝胶、纤维与内界膜之间的确切联系，推测这种联系可能存在于分子生物学水平上。只有在视网膜周边部可见玻璃体纤维插入内界膜。

用检眼镜检查眼底时，射入眼内的光线到达细微不平的内界膜时发生散射，引起反光，眼底各部位内界膜的光滑度直接影响着该处的反光。中心凹反光细腻而较暗，配以中心小凹处明显的反光点形成黄斑部特殊的反光。在中心凹边缘，由于斜行的Henle纤维的影响，形成一个较大的反光轮。婴儿黄斑部常轻度隆起，故见不到中心凹反光。相比之下，视盘附近因内界膜较粗糙且神经纤维有部分隆起，故可见到金属样反光，并在视盘鼻侧常有平行的条纹状反光。年龄、屈光状态及眼疾，均可影响眼底反光。

（2）视网膜感光细胞：视网膜含有两类感光细胞：视杆和视锥细胞。人眼共有约9 200万个视杆细胞和500万个视锥细胞。视杆与视锥细胞内含有视色素，能吸收光并引起神经电冲动。视杆细胞负责对比、明暗和运动感觉；视锥细胞负责精细感觉、空间感觉和色觉。视杆细胞仅有一种生理类型，其包含的视色素是视紫红质。而视锥细胞则可分为三种类型，各包含不同的光敏感性蛋白质。三种蛋白质吸收的波长峰值大约在420 nm（蓝色）、531 nm（绿色）及588 nm（红色），并形成了相应的视锥细胞对不同波长的敏感性。为简便起见，可分别称为蓝色、绿色及红色视锥细胞。视杆、视锥细胞的密度在视网膜的不同区域存在差异。周边部视网膜以视杆细胞为主（30 000个/mm^2），而在黄斑附近视锥细胞密度增加，中心小凹处仅有视锥细胞。在中心0.01 mm^{2}区域内蓝色视锥细胞阙如。这种分布状态代表了为达到最大视锐度的一种进化策略。

每个感光细胞都包含细长的胞体和内节、外节，并以连接部相连。内外节与胞体间以外界膜分隔。细胞核位于视网膜的外核层，轴突延及外丛状层，与双极细胞及中间神经元（水平细胞）形成突触终末。视杆、视锥细胞的外节形状正如其名，并与RPE细胞呈犬牙状互相交错。内节由椭圆体部和肌样体部构成，其中椭圆体部通过连接部与外节连接，而肌样体部在内节的内侧与外核层相连接。中心凹处的视锥细胞形态与别处的不同，非常纤细，且明显延长。

（3）视网膜色素上皮细胞（RPE）：视网膜色素上皮位于视网膜最外层。为单层六角形细胞，彼此间以终末带紧密连接，由视盘边缘延伸至锯齿缘，并与睫状体色素上皮连接，RPE的基底面与Bruch膜相接；顶端含有大量微皱襞和微绒毛突起，包围着光感受器细胞的远端。黄斑部的RPE的细胞密度在出生后6个月内逐渐增加，而视网膜其他区域则在出生后2年内逐渐下降。黄斑部RPE细胞与其他部位有所不同，较窄（10~14 μm）且较高（14~16 μm）。大小和形态都很一致，且细胞内含有较多的黑色素和脂褐质，加上黄斑部外丛状层叶黄素浓集和无毛细血管区的存在，使得荧光血管造影时黄斑部形成特征性暗区。黄斑部RPE随着年龄增长而变高，但在90岁后，随着细胞的减少，黄斑部RPE又变得宽而扁。近年来，眼后节OCT可对视网膜和黄斑区的结构进行精确扫描和病变定位。在OCT图像上，黄斑区正常视网膜结构从玻璃体向外到脉络膜可分辨18层结构，图像上的每一层结构都与一定的组织层次相关，以区域或带来命名各层结构（图2-51）。采用深层增强成像技术（enhanced depth imaging）还可清楚地区分脉络膜各层和测量脉络膜厚度，黄斑RPE下由内及外分别为脉络膜毛细血管层、中血管层和大血管层，脉络膜后界是巩膜（图2-52）。

2. 黄斑部的分区　如前所述，黄斑部是视网膜感觉最敏锐的部位，在解剖学上可分为中心凹、旁中心凹区和中心凹周边区（图2-53），其组织结构也有如下一些特点。

（1）中心凹：中心凹的形成是由于视网膜内层的细胞均由此处向外偏移，仅余感光细胞位于其中央。此处视网膜厚度仅为其他部位视网膜厚度的1/2。位于其最中心的中心凹小窝为最薄处，厚0.10~0.13 mm。该区视网膜层组成和排列独特，以利于获得更佳的视力和色觉效果。中心凹视

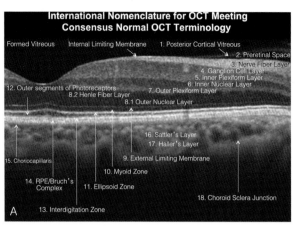

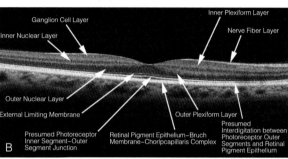

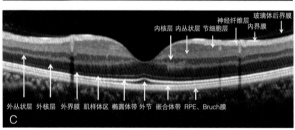

图2-51　正常人黄斑区视网膜OCT图和中英文命名（王忠浩提供）

A，B. 英文命名；C. 中文命名

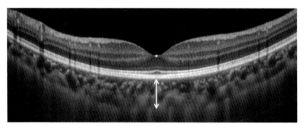

图2-52　正常人黄斑区EDI脉络膜成像（王忠浩提供）

锥细胞密度最高，（100 000~234 000）个/mm²，中心凹的视锥细胞占视网膜总视锥细胞数的10%。中心凹处每个视锥细胞仅和一个双极细胞、一个神经节细胞相连，故视敏度高，成像清晰。

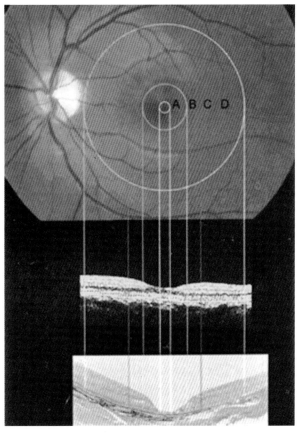

A.中心小凹；B.中心凹；C.旁中心凹区；D.中心凹周边区。

图2-53　黄斑部的分区

中心小凹处无视杆细胞及蓝色视锥细胞，而仅含有红色视锥细胞和绿色视锥细胞。这两类细胞相平行并垂直于视网膜表面呈直线排列，以获得最高的光敏度。此外，这里的视锥细胞与视网膜其他部位的视锥细胞不同。它们形态像视杆细胞，较细长，横径约1.5 μm，长约80 μm，细胞核较大，约7 μm。

为尽可能地减少视锥细胞表面组织对光的散射，中心小凹处的视网膜内层结构（神经纤维层、神经节细胞层、内丛状层、内核层）阙如，仅含外层结构。中心凹区的外丛状层结构独特，视锥细胞的轴突以接近垂直的角度离开中心凹，与旁中心凹区的视锥和视杆细胞的纤维聚集，一起平行于视网膜走行，形成黄斑的Henle纤维层。走行短距离后，这些纤维转为垂直走行以便与上方的双极细胞的树突形成突触联系。中心凹区域

光感受器与双极细胞的突触联系最先出现在中心小凹外0.2 mm处。外丛状层的这种结构特点使黄斑在囊样水肿时显示出花瓣状外观。

（2）旁中心凹区：旁中心凹区节细胞层和内核层细胞丰富，含有整个视网膜中最大量的神经元。黄斑光感受器轴突也在此聚集，形成增厚的Henle纤维层。因此该区域是视网膜最厚的部分，约0.23 mm。此处感光细胞层厚度为40~45 μm，视锥细胞密度较中心低，约100个/μm，内节之间分隔1~3 μm。视杆细胞开始出现，在接近旁中心凹区外侧缘，外核层已主要被视杆细胞核充满。视杆细胞密度最高处位于视乳头颞侧的旁中心凹区，约17万个/mm²。此处内核层致密，细胞多达12层。神经节细胞在中心凹边缘也形成了紧密的7层细胞。神经纤维层在黄斑鼻侧最厚（即乳头黄斑束），而在黄斑颞侧较薄。

（3）中心凹周边区：中心凹周边区从节细胞层有4层核的部位开始，终止于周边部节细胞减少至1层处。检眼镜下，中心凹周边区是距离中心凹1.25~2.75 mm的环形区域。该区与旁中心凹区的区别在于其视锥细胞外节排列较为疏松。视杆细胞密度增加，邻近的视锥细胞之间有2个视杆细胞。中心凹周边区的外核层与旁中心凹区相似，含有高密度的视杆细胞核。但是外丛状层和内核层厚度变薄，这是由于该区没有中心凹的视锥细胞轴突，而双极细胞的密度也减低。相反，内丛状层轻微地增厚，节细胞也略微增大。

3. 黄斑部的血液供应　黄斑部内层（由内界膜至内核层）的血液供应来源于视网膜中央动脉颞上支和颞下支的血管分支，呈放射状走行，在到达旁中心凹时血管分支互相交织成双层的毛细血管网。这些血管网在中心凹和中心小凹之间的区域彼此联结成完整的单层血管拱环分布于内核层，中央的区域无血管分布，从而形成了中心凹无血管区。血液经毛细血管回流入毛细血管后小静脉和集合小静脉，数量与小动脉大致相等，5~6支，与动脉相间排列如车轮状，动静脉在走行过

程中常彼此交叉。最后分别引流到视网膜中央静脉颞侧上、下支。约20%的人存在一支或多支睫状视网膜动脉，供应乳头黄斑部的一部分或整个黄斑部（图2-54）。近年来，OCT血管显影可在活体清楚地显示出黄斑部各层次的血供情况，为黄斑部疾病的诊治提供了十分宝贵的资料（图2-55）。

中心凹无血管区位置大致与中心小凹相同，但大小和形状随个体有很大不同，大多数呈不规则形，直径从0.25~0.60 mm或更大。以往一般采用眼底荧光血管造影来测量其直径和面积，近年来有人用共焦激光扫描显微镜测量其直径为0.54 mm。

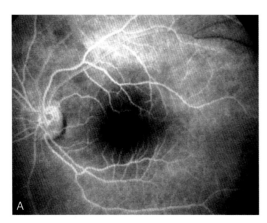
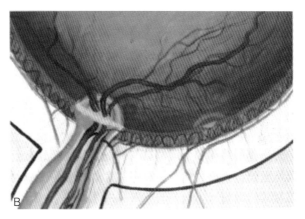

图2-54　黄斑部血液供应

A.造影：内层来源于视网膜中央动脉颞上支和颞下支的分支，构成黄斑血管拱环；中央区域无血管分布；黄斑下区域的脉络膜由睫状后短动脉供应；B.示意图

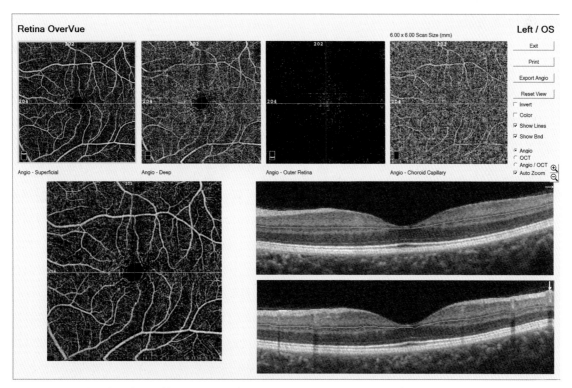

图2-55　OCT黄斑中心区域血管显影。图示黄斑中心3 mm×3 mm区域视网膜浅层、深层毛细血管，外层视网膜及脉络膜毛细血管四个层面的血供情况（米兰提供）

有实验室证据表明，在视网膜的胚胎发育中，该区域是正常血管化的，但是在接近出生或刚出生后出现自发的毛细血管闭塞，从而形成了无血管区。中心凹无血管区是诊断黄斑疾病的重要荧光造影标志。此外，该区既无血管又无淋巴管，被认为是免疫赦免区，从而为黄斑移植手术的开展提供了可能性。

视网膜外层的营养由脉络膜毛细血管供应。脉络膜毛细血管是紧邻Bruch膜排列的毛细血管网。毛细血管管径较大，直径20~25 μm。毛细血管由具有窗孔的内皮细胞构成，大部分窗孔位于RPE面。这些窗孔直径700~800 nm，造影时可容许荧光素染料渗漏通过。以往认为脉络膜毛细血管全部呈小叶结构排列，小叶的中央为毛细血管前小动脉而周边为毛细血管后小静脉。各小叶功能独立。但近年来有人提出视网膜不同部位的脉络膜毛细血管结构并不相同，视盘旁及黄斑下的脉络膜毛细血管呈致密蜂窝状单层排列，毛细血管相互交错，而不形成明显的小叶结构。而所谓的小叶结构出现在距黄斑颞侧、上方、下方1 mm外的后极部，一直延伸至赤道部。

黄斑下的区域由8~16支向心排列的睫状后短动脉供应。脉络膜动脉环绕黄斑部。这些动脉均呈放射状走行并延伸至脉络膜周边。黄斑下脉络膜由多支动脉和静脉供血和引流，保障了血流由大动脉直接快速注入黄斑下血管，并迅速流入静脉，该处的血流速度是体内所有组织中最快的。这一特点保证了黄斑部高能量的新陈代谢需要，迅速缓解光照引起的温度升高，同时还具有调节眼内压的作用。

4.黄斑部的生理 黄斑部的结构和生理特点与视网膜其他部分有所不同，因而成为一些疾病特定的发病部位，如特发性黄斑前膜、黄斑裂孔、年龄相关性黄斑变性（age-related macular degeneration）等。本节主要论述与这些疾病发生相关的黄斑部生理。

（1）黄斑部的色素：黄斑色素（macular pigment，MP）由两种类胡萝卜素组成，即叶黄素（xanthophyll）和玉米黄质（zeaxanthin）。其浓度个体差异明显。90%的人以玉米黄质为主，10%以叶黄素为主。实际上，玉米黄质和叶黄素不仅位于黄斑部，也存在于整个视网膜，但以黄斑部浓度最高。两种色素具有不同的分布规律：叶黄素浓集于视网膜的视杆细胞密集区，在视网膜周边部较丰富；玉米黄质则浓集于视锥细胞密集区，基本集中于中心凹。

关于黄斑色素在视网膜分布的层次，目前还未明确。一种观点是MP存在于节细胞及双极细胞内；也有认为MP在外核层与外丛状层浓度最高，但也见于中心凹内的内丛状层；还有人从视杆细胞外节中分离出MP。

许多临床证据表明黄斑色素具有对抗光诱导的视网膜损伤的作用，尤其是对于年龄相关性黄斑变性（AMD）。流行病学调查发现叶黄素和玉米黄质饮食摄入量高及血清含量高的人群具有较低的AMD发病风险。分析AMD患者的视网膜发现其MP水平较低，而具有较高AMD风险的患者MP水平也偏低。许多环形黄斑病变或干性AMD地图状萎缩的患者，中心凹未受病变侵袭，而这正是黄斑色素浓度最高的部位。对于黄斑色素保护作用的机制，目前存在两种假说。一种是"光学滤过作用假说"，认为MP可阻挡短波长光线的照射，选择性吸收具有潜在毒性的蓝光，从而保护黄斑部视细胞。另一种是"氧化假说"，认为类胡萝卜素作为抗氧化剂，可清除自由基和游离氧，从而限制由于新陈代谢和光线所致的组织氧张力，保护视网膜及RPE免遭氧自由基的损伤。

（2）玻璃体黄斑部界面：玻璃体由透明质酸网和少量的胶原纤维网的支架构成。生理情况下玻璃体后皮质和黄斑部视网膜内界膜黏附，共同构成玻璃体黄斑界面。在视网膜不同部位内界膜的厚度有差异，较薄的区域包括中心凹、视神经、视网膜血管、前部视网膜及睫状体平坦部，而这些区域也是玻璃体视网膜黏附最为紧密的部位。年轻时玻璃体的结构是均一的。随着年龄增长，中央玻璃体缓慢地发生变性和液化。胶原支架崩解，皮质层更加清晰可辨。逐步脱水浓缩的同时，玻璃体内的透明质酸分子的浓度降低，构型发生改变。玻璃体浓缩与后脱离之间可存在正性相关关系。后玻璃体的液化导致黄斑前形成一个液性的玻璃体光学空隙，称为黄斑前囊（premacular bursa）。眼球运动时，玻璃体和黄斑前囊的移动可能在PVD、黄斑牵拉综合征、黄斑前膜及黄斑裂孔的发生中起一定作用（图2-56~58）。

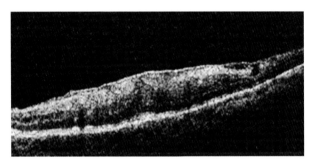

图2-56 OCT图示玻璃体黄斑牵拉综合征

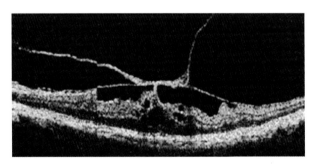

图2-57 OCT图示黄斑前膜，黄斑水肿

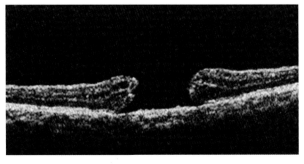

图2-58 OCT图示全层黄斑裂孔

研究发现自发性玻璃体后脱离（posterior vitreous detachment，PVD）后，44%的患者见到玻璃体残迹，其形态有多种，可以是以中心小凹为中心、直径约500 μm的盘形（50%），也可以是直径约500 μm黏附在中心凹边缘的圆环（30%），或者是跨在中心小凹上方的200 μm左右的浓缩玻璃体圆盘（20%）。中心凹前玻璃体皮质及视网膜在结构和黏附性上的差异在特发性黄斑裂孔的发病中有重要意义。

PVD常由后极部开始，首先在黄斑部的玻璃体皮质自发性地形成一个裂孔；液化的玻璃体随即通过裂孔，引起玻璃体与内界膜的分离。通常玻璃体皮质与视网膜的分离由黄斑部开始，然后扩展到下方，一直到达玻璃体基底部后缘。一经分离，玻璃体皮质即发生浓缩，形成后玻璃膜。通常情况下，玻璃体与视网膜的分离平滑而迅速，在此过程中可能出现闪光感和飞蚊症。裂隙灯下常可见到视盘前玻璃体纤维浓缩形成的Weiss环，沿视网膜血管的牵拉可能引起出血。

许多研究均证明PVD的发生率随年龄而增高，但是，对于各年龄段人群中PVD的发生率，不同的研究者得出的结果并不一致。早年的裂隙灯检查得出的一项结果显示，PVD的发生率在50岁以上人群中达到53%，而近年来采用B超、OCT等手段得到的数据普遍比这一数据低。最近一项大规模的前瞻性研究显示，在20~49岁的受检者中，PVD的发生率为0.4%，50~59岁为7.2%，60~69岁为22%，超过70岁者为60%。此外，屈光状态、眼部疾病（如前部缺血性视神经病变、无晶状体眼）均为PVD发生的相关因素。

（3）视网膜色素上皮细胞的生理与年龄相关改变：RPE对维持黄斑的功能主要具有以下几方面的作用。①形成脉络膜毛细血管与视网膜神经感觉层的血-眼外屏障；②吞噬视锥、视杆细胞外节；③在视网膜与脉络膜间转运离子水及代谢产物；④参与维生素A代谢。

RPE细胞具有高度发育的溶酶体系统，终生吞噬及降解光感受器外节顶端脱落的膜盘。视锥及视杆细胞的外节远端根据光照变化有节律地脱落，脱落的外节碎片被RPE顶端突起的伪足包围，由RPE的吞噬体包裹并消化。在吞噬体消化过程中，内容物变形并压缩，同时向RPE基底部移动。未消化的部分在RPE内聚集形成脂褐质。RPE内脂褐质随年龄增长逐渐增多，在70岁前呈线性升高，之后有所下降。不同部位的RPE细胞内脂褐质的含量有差别：黄斑部常较周边部高，但中心凹又偏低，且呈不对称分布。体外研究发现脂褐质具有光毒性，在一定波长照射下可引起RPE的脂质过氧化、蛋白质氧化、溶酶体完整性破坏、胞质空泡变性等改变直至细胞死亡，最终导致光感受器损伤。故认为脂褐质的积累可能与年龄相关的视网膜功能改变及变性疾病，如年龄相关性黄斑变性（ARMD）的发生有关。许多未完全消化的膜盘和吞噬体被排出到 Bruch膜，并沉积于RPE基底细胞膜及基底膜之间。这些改变在黄斑部较赤道部及周边部更广泛。

RPE内还含有黑色素，其分布由赤道部至后极部递减，但在黄斑部数量增加。黑色素可能的生物作用包括吸收光、清除自由基、转运电子、结合药物与金属等。RPE内溶酶体逐渐消化黑色素，因此黑色素浓度随年龄而减少，其消化产物——黑色素溶酶体、黑色素脂褐质复合颗粒相应地随年龄而增多。黄斑部复合颗粒的数量较其他部位更多。而黑色素的减少可能造成RPE对光损害和自由基损害的抵抗力下降。研究发现黑色素的含量与ARMD的发生率之间呈负性相关。

年轻时，中心凹RPE呈六角形，排列较紧密。而年龄增大后，中心凹RPE的六角形消失，失去了其独特的形态学特征，变得与中心凹外的细胞相似。此外，RPE细胞数目也随年龄逐渐减少，每年大约损失占总数0.3%的RPE细胞。

5. Bruch 膜的生理与年龄相关改变 Bruch膜由衍生于脉络膜毛细血管和RPE物质组成，分隔RPE与脉络膜毛细血管。厚度约2 μm，但在不同区域存在差异：在视盘附近厚2~4 μm，至周边部逐渐变薄至1~2 μm。光镜下为一层PAS阳性、无细胞成分的玻璃样膜，电镜下包含五层结构：RPE的基底膜、内胶原层、弹性纤维层、外胶原层、脉络膜毛细血管内皮的基底膜。因最内层属于RPE，最外层为脉络膜毛细血管的一部分，故确切地说Bruch膜仅包含中间的三层结构。Bruch膜的特殊位置决定了其重要地位。它介于RPE和代谢活跃的光感受器与它们营养的来源——脉络膜毛细血管之间。除了充当RPE的支持成分和附着部位，Bruch膜还提供了具有半通透性的滤过屏障，营养成分从脉络膜毛细血管进入光感受器和RPE，而细胞崩解产物则由相反的方向排出。各种物质通过Bruch 膜的弥散取决于局部无机盐、葡萄糖的浓度和pH值。最大弥散发生在膜等电位点pH值为5时。在生理性pH值时，存在负电荷，这可导致对负电荷大分子通过的电阻抗。任何Bruch膜的结构或成分改变都可能影响其弥散特性，并最终影响RPE及视网膜外层的功能。

随着年龄的增长，后极部与周边部的Bruch膜在厚度、超微结构及组织化学上都有所改变，以后极部更明显，继而引起RPE和光感受器的营养变化和功能异常。这些改变对多种黄斑疾病的发生和转归都有着重大影响。来自RPE的碎屑逐渐沉积于Bruch膜，这种碎屑10岁左右仅散见于内胶原层，20岁后开始增多了，逐渐见于弹性纤维层、外胶原层，最后为毛细血管间结缔组织。推测是由于RPE以凋亡或胞浆物质脱落的方式进入Bruch膜，可能是一种处理陈旧或受损细胞膜或细胞器的方式，类似于光感受器外节的更新。巨噬细胞或脉络膜毛细血管周细胞随之清除这些碎屑。但当产生速度超过清除速度时，这些物质就沉积下来，形成位于RPE基底膜和内胶原层之间离散的隆起，即临床所见的玻璃膜疣（drusen），也可导致Bruch膜内层弥漫性增厚，称为基底线性沉着（basal linear deposits）及弥散性玻璃膜疣（diffuse drusen）。Bruch膜增厚、透明样变和斑片状嗜碱性变等改变在黄斑部及视盘旁较为显著。研究证实Bruch膜厚度与RPE细胞的改变之间存在直接关系，可用线性回归模型来描述。但是同样年龄的供眼标本间还存在极大的变异，可能是基因和环境因素对老化过程影响的多样性所致。

视 盘

视神经（optic nerve，ON）是中枢神经系统的一部分，从视乳头起至视交叉前脚，全长约40 mm。根据其走行的部位可分为眼内段（长1 mm）、眶内段（25 mm）、管内段（9 mm）和颅内段（15 mm）。

视乳头（optic nerve head）由来自神经纤维层的视神经的轴索（约120万根）组成，透明的无髓鞘神经纤维分成细束穿过筛板孔（500~600个孔），过巩膜筛板后开始有髓鞘，故筛板后视神经变粗，在视乳头内，轴索被星形胶质细胞所包绕并被分成约1 000束。由胶质组织分隔成束，组成视神经。视网膜神经纤维在视神经乳头处作直角转弯（在高度近视眼转弯角度不同，鼻侧为锐角，颞侧为钝角）。视网膜内界膜遮盖视盘内表面，玻璃体直接黏着于视乳头。在生理凹陷中有一些胶质纤维及结缔组织，有时还有一些胚胎的玻璃体血管条束残留。视网膜中央血管通常在视乳头中央的鼻侧（图2-59，60）。

正常情况下，可有一部分视网膜组织略为突入视盘境界，核层及丛状层终止得比较早，通常不入视盘境界以内，视网膜色素上皮（RPE）可以有几种终止形态：①RPE及Bruch膜长入视盘境界（眼底表现为视盘色素环）；②RPE终止得较早，而脉络膜及Bruch膜直达视盘境界，则眼底表现为脉络膜弧；③RPE及脉络膜都终止得比较早，而只有Bruch膜抵达视盘边界，则眼底表现为白色巩膜环或巩膜（图2-61）。上述巩膜及脉络膜也可重叠发生，前者最靠近视盘。通常Bruch膜的弹力层都伸入视神经中，分散成细小纤维，其

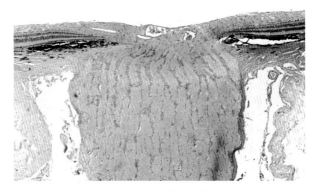

图2-59 视神经乳头

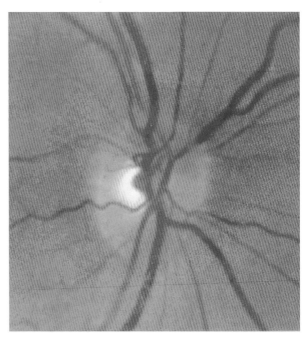

图2-60 眼底镜下正常的视乳头结构

皮样层则与RPE一起终止。

视神经鞘（optic nerve sheath）：眶内段视神经包绕有三层，这些膜与中枢神经系统的脑膜相连。自外向内是硬脑膜（dura mater）、蛛网膜（arachnoid）及软脑膜（pia mater）。硬脑膜与蛛网膜之间称硬脑膜下间隙（subdura space），它不与颅内相通，故无临床意义。蛛网膜富有血管以供养视神经。软脑膜由胶原纤维、弹力纤维及神经胶质组成，它紧包着视神经。在蛛网膜与软脑膜之间称蛛网膜下间隙（subarachnoid space），与颅内相通，脑脊液可直接流入此间隙。因此，颅内压增高时会造成视盘水肿。

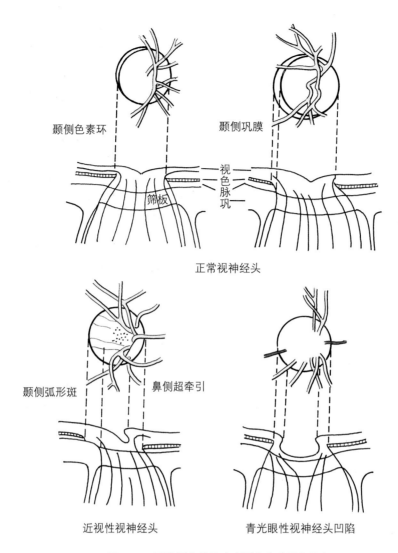

颞侧色素环　　　　颞侧巩膜

视色脉巩

筛板

正常视神经头

颞侧弧形斑　　　鼻侧超牵引

近视性视神经头　　　青光眼性视神经头凹陷

图2-61　正常视乳头及病理视乳头（示意图）

　　视乳头的大小有很大变异，Kronfeld的研究发现视乳头的直径可以是1.18~1.75 mm。其他研究表明，视乳头的直径最短为0.85~2.43 mm，最长为1.21~2.86 mm，垂直径为1.88 mm，水平径为1.77 mm，视盘面积为0.68~4.42 mm²。巩膜管的大小及形态可因人而异。巩膜管可倾斜或垂直，倾斜者眼底出现颞侧弧形斑。

　　1. 视乳头的分区　视乳头在解剖上可以分为四部分：表面神经纤维层（superficial nerve fiber layer）、筛板前区（prelaminar region）、筛板区（laminar region）和筛板后区（retrolaminar region）。每部分的组成包括视网膜神经节细胞轴索、神经胶质细胞、细胞外基质、纤维结缔组织支架及毛细血管。

　　（1）表层：视乳头表层由视网膜中央血管和星形胶质细胞构成，后者围绕血管鞘，形成一连续的内界膜与视网膜内界膜相连。

　　（2）筛板前区：筛板前区相当于视神经穿越眼球后极部脉络膜层但又无脉络膜组织的区域。视网膜神经纤维到达视乳头表层后以90°进入此区。此区内的神经纤维束之间由特殊的星形胶质细胞充填，后者形成隧道便于神经纤维通过，并连接毛细血管而成为神经纤维与血管之间进行物质交换的桥梁。

（3）筛板区：筛板区由致密结缔组织形成，在周边部以粗结缔组织柱附着于巩膜，在中心部以同样的方式附着于视网膜中央动脉的结缔组织鞘膜。筛板为板层状，由胶原束与胶质层交替重叠形成，筛板内有大量弹力纤维。筛板的凹面向前，凸面向后，纵切面可见密集的结缔组织纤维连接于巩膜管，筛板的横截面可见结缔组织形成许多小孔，神经纤维束由此通过。小孔为圆形或椭圆形，大小不一。有些大孔被结缔组织分割为许多小孔，筛板的小孔不仅被星状细胞分割，而且被胶质小梁分割，所以在小孔横截面可见许多胶质纤维。胶质组织形成连续的胶质膜包绕每一束神经纤维。Mernandez（1986）发现筛板的细胞间质是筛板支架结构的主体，属于纤维结缔组织。其成分主要有胶原纤维和弹性纤维。在基质成分中，层粘连蛋白主要位于基底膜，纤维连接蛋白大量分布在筛板上，对纤维和相关成分发挥连接作用。筛板细胞间质各大分子成分随年龄变化而变化。用扫描电镜观察发现筛板区有结缔组织形成的筛孔200~400个，直径10~100 μm，数层筛板形成的筛孔不直接相对，因此视神经在通过筛板行程时有分叉。筛板的大小和走行有显著的个体差异和区域性差异。在视乳头的上下极筛孔大，形成筛孔的板层薄而细；视乳头鼻侧和颞侧的筛孔小，板层厚而粗；视乳头中央比周边的筛孔小，板层厚而粗。

（4）筛板后区：在筛板后区，神经纤维变成有髓神经纤维，由硬脑膜、蛛网膜和软脑膜组成的厚鞘包围。在由结缔组织间隔形成的大的多角形间隙中，神经纤维被神经胶质包围，分成束状走。血管位于结缔组织间隔内，结缔组织在表面与软脑膜、在前方与筛板的结缔组织间隔相连。

2. 视乳头的血液供应

（1）动脉：视乳头的动脉分为四部分，其血液由相应部分的动脉供应。①表层：表层视乳头血液供应主要由视网膜中央动脉的分支供应，

这些分支起于环绕视乳头的视网膜小动脉，它与筛板前区的血管有吻合支。视乳头表层的毛细血管与视乳头周围的毛细血管相连接。在颞侧表层神经纤维中，有时可见来自筛板前区的一条或多条睫状血管形成视网膜睫状动脉供应该区域；②筛板前区和筛板区：筛板前区和筛板区由睫状后短动脉或Zinn-Haller环供应。Zinn-Haller环是睫状后短动脉在巩膜平面形成的环绕神经的环形动脉吻合。从Zinn-Haller发出的分支穿入视神经供应筛板前区、筛板区和视乳头周围的脉络膜。不是所有眼都有Zinn-Haller环，部分直接由睫状后短动脉供应；③筛板后区：筛板后区血液由睫状循环和视网膜循环供应。前者是经过视乳头周围的脉络膜睫状后短动脉的软脑膜分支，中间和外侧的神经旁睫状后短动脉吻合形成围绕视神经的椭圆形动脉循环，亦称Zinn-Haller环，其供应筛板后区。视网膜中央动脉供应来自软脑膜系统的向心性分支和离心性血管，供应视神经的轴心部分。

（2）毛细血管：视乳头的毛细血管来源于视网膜和睫状循环，但更接近视网膜毛细血管的特征。这些特征包括：紧密连接；有丰富的外膜细胞；内皮细胞无通透性。它们不渗漏荧光素，是重要的神经-血液屏障。

（3）静脉：视乳头的血液大部分回流至视网膜中央静脉，极少数进入脉络膜，在视网膜和脉络膜之间可能有交通支。

3. 视神经的轴浆流　轴浆流是一种基本的生理现象，主要见于神经细胞，是细胞内物质运输的形式。视神经的轴突内轴浆的流动，按其运动方向可分为顺行运输和逆行运输。

（1）轴浆流运动方式：①顺行运输（orthograde）：即细胞内物质从视网膜神经节细胞胞体沿轴突向外侧膝状体运动。顺行运输根据其轴索内物质成分和运动速度又分为两类：一种为快速运输，运输的物质主要有糖蛋白、膜样物、囊泡和有关的神经递质释放的物质，其速度

为250~400 mm/d，是主动的耗能过程；另一种为慢速运输，运输的成分主要沿轴突膜分布，速度为0.2~1.0 mm/d（慢成分a，slow component a，sca）和2~4 mm/d（慢成分b，slow component b，scb），sca的组成主要为轴浆内的细胞骨架；scb组成主要为多肽类聚合物，顺行轴浆运动与维持轴突膜和突触功能有关；②逆行运输（retrograde）：即细胞内物质从外侧膝状体沿轴突向视网膜神经节细胞胞体运动，速度为顺行轴浆运输快速运动的一半。逆行运输被认为是类似生物回收的信号，轴浆中某些物质充当着神经突触对损伤的反应或生长过程中的阳性或阴性信息，以调节细胞体的反应。

（2）视乳头的轴浆运输特点：视网膜神经节细胞的轴索通过视乳头时，有两个解剖狭窄部位，一是Bruch膜的边缘，另一是筛板。用扫描电镜观察被消化后的人筛板组织，发现壁薄而直径大的筛孔位于筛板的上、下极，鼻、颞侧的结缔组织和胶质细胞多于上、下极，这种结构特点反映了筛板区域不同部位的神经轴突对压力的敏感性不同。通过视乳头的神经节细胞轴突在正常情况下受到两种压力的影响，即眼压为2.66 kPa和视神经内压为1.06 kPa，视神经内压直接受视神经鞘蛛网膜下间隙内的脑脊液压力和眶内压的影响，其中脑脊液压力的影响更明显。实验研究发现当枕大池脑脊液压力大于9.95 kPa时，球后视神经内压力可增加至2.36 kPa，而眼压增高至10.61 kPa时，筛板后的视神经内压力无明显变化，这种以筛板为界的压力梯度，对维持正常视乳头轴浆运输至关重要。

视神经的生理功能是将来自于视网膜光感受器的视觉信息经视交叉、视束、外侧膝状体、视放射传送到大脑枕叶视皮质，经大脑整合形成视觉。

视觉行为由数种不同的过程在内部形成一种复合的功能。这些过程包括：①光觉（perception of light，light sense）：接受不同强度的光线，不辨认彩色色调；②色觉（perception of colors，color vision）：视器对不同波长可见光的特殊反应；③视觉空间感觉（visual space perception）：光刺激源在空间上位置的感觉，包括空间感觉（space sense）、形觉（form sense）、位置觉（localization）、视敏度（visual acuity）、方向视觉（direction vision）、运动觉（vision of movement）；④综合视功能：包括一般称为高级或心理性视功能的现象。

视盘的检查

视盘为眼底最醒目的组织，是最先被检视的眼底目标。视盘的形态、大小、边缘、色泽、凹陷、隆起等特征颇受注意。在正常情况下，这些特征有很大变异。认识这些特征是判断异常的必要基础。

1. 形态　因为视神经头及巩膜管均为圆柱形，因此视盘的形态大多数是正圆形的，但由于眼球屈光的影响（主要是轻度的合例散光），因此多呈纵径略大于横径的椭圆形。

2. 大小　视盘垂直径1.7 mm，横径1.5 mm，检眼镜看到的视盘大小颇受眼屈光影响。视盘周围可有巩膜弧或脉络膜萎缩。视盘大小的变化分假性及真性。假性大小异常多因眼球屈光因素而致，近视眼似觉较大；远视眼似较小，尤其无晶状体眼更小。真性视盘变大包括视盘水肿、视神经炎、梅毒瘤、结核瘤、先天性牵牛花综合征、巨视盘等。真性视盘变小者多为先天异常，如视神经发育不良。

3. 边缘　正常视盘颞侧边缘最为分明，由于黄斑乳头束纤维横过视盘颞侧边缘处为一薄层；鼻侧神经纤维较厚，故视盘鼻侧边缘不如颞侧清楚；上下缘最模糊，因该处有血管越过，且视网膜厚达0.4 mm。

视盘异常可出现边缘模糊，例如水肿、渗出、胶质增生、玻璃疣、神经纤维未脱髓鞘。视盘明显水肿时，境界完全模糊，它与境界清楚的正常视盘不难区别，但轻度边缘模糊有时难以肯定。

视盘边缘除有弧形色素外，尚可见脉络膜弧及白色巩膜环或巩膜弧，尤其多见于青光眼及老年人。

高度近视眼的视盘常有水平倾斜（tilted disc），血管挤向鼻侧，鼻侧潮红，颞侧苍白，有颞侧弧形斑，甚至视盘四周有完整的萎缩圈（视乳头周围萎缩）。

视盘鼻侧偶尔也可发生弧形斑，一般都较狭窄，并不明显。

视盘下倾（inferiorly tilted optic disc），视盘往往呈横椭圆形，视盘连同下侧弧形斑（inferior conus）一起才构成一个圆形。视盘向下倾斜，血管挤于上方，生理凹陷上方边缘呈悬崖状，血管在此嵴下向下穿出而后向上转弯分支。弧形斑的下部可略向外膨出。下侧弧形斑是胚胎裂闭合障碍，使视神经以不寻常的角度进入眼球。

长期青光眼的患者，视盘四周可出现一圈白色或带色素的脉络膜。这是由脉络膜及视网膜色素上皮萎缩而产生的，称视乳头周围萎缩（peripapillary atrophy）。

4. 色泽 视盘含有许多毛细血管，呈粉红色。色泽异常表现为变红（充血）或苍白（水肿或萎缩）。①充血：由炎症或静脉回流障碍所致。充血时往往可看到小血管网较丰富。多见于视乳头炎、视盘水肿、视网膜中央静脉阻塞等。高度远视者视盘显得潮红，并非充血；②苍白：表示视盘缺血、视神经萎缩、视盘凹陷等。视盘是否真正苍白常不能在一瞥之间确定，故不能单凭视神经色泽的改变来判断视神经功能。有时视神经明显苍白但有相当良好的视力；也有病例视盘仅轻度苍白而视力却明显减退。神经纤维所属的节细胞有大小两种，小细胞（P细胞）主管精细视力及色觉，少量损坏即可明显影响中心视力；大细胞（M细胞）主管黑白视觉、运动视觉、立体视觉，多量损失者仍有较好的中心视力。

视盘苍白如系视乳头炎或视盘水肿后引起者，则可看到炎症或水肿后由神经胶质增生而引起的体征：视盘污秽、边界模糊、视盘面积扩大，以及视盘及其附近的视网膜血管鞘。

原发性视神经萎缩除视盘苍白外，视网膜及其血管完全正常。Kestenbaurm（1949）提出的观察方法对于鉴别此种视神经萎缩（OA）可能有帮助。在正常视盘约有10条微细的小血管（不能区分出动静脉）越过视盘边缘。在原发性视神经萎缩时，虽则动静脉没有明显改变，但这类小血管却减少了，视力愈低，小血管愈少；视力0.7以下者小血管都低于10根，视力1.0者小血管有8~11根。

颞侧萎缩也称轴性萎缩（axial atrophy），为视盘黄斑束纤维损害的表现，大多继发于眼球以后的视神经病变。诊断时应极小心，比较两侧视盘，因正常视盘颞侧也有轻度苍白，有高度近视者更难以单独根据视盘颞侧苍白而判断视神经萎缩。

5. 凹陷 由于从四面八方来的视神经纤维在视盘处突然急转弯而汇集于巩膜管道内，故在视盘表面中央略偏向鼻侧处有浅浅的漏斗状凹陷，称为生理凹陷。凹陷大小不一，边缘可倾斜或陡峭。在凹陷口与视盘边缘之间的环形地带称视盘缘或神经檐（neural rim），神经檐的厚薄反映神经纤维层的厚度，该厚度能衡量青光眼视神经萎缩程度。

视盘异常凹陷见于青光眼、视神经萎缩、小凹、视神经缺损、视神经撕脱等。青光眼患者因视神经纤维萎缩而致凹陷扩大加深，称为青光眼杯（glaucomatous cupping）。杯为最常见的视盘凹陷异常。视神经萎缩者视盘表面也可下陷，但视功能不会像青光眼那样持续减退。视盘火山口形的小凹陷称为视盘小凹（pit），属先天异常。另一些少见的情况，如先天性视神经缺损也可有深而大的视盘凹陷，常在视盘下部，外伤性视神经撕脱者有严重眼外伤史，外伤后视力完全丧失，视盘上无视网膜中央血管。

6. 隆起　正常视盘表面是高低不平的，神经檐（rim）略高于视网膜，生理凹陷呈漏斗状。隆起度异常最常见的是视盘水肿、视网膜中央静脉阻塞、缺血性视神经病变、视乳头炎，其次是玻璃疣或肿瘤等。

7. 色素　视盘边缘的色素常见，但视盘上色素则罕见。视盘黑色素细胞瘤是一种良性黑色素细胞增生，常为静止性或发展很慢。视盘附近的恶性黑色素瘤也可浸润生长到视盘，使它呈深黑蓝色调，常发展较快。

8. 异常血管　10%正常眼有睫状视网膜动脉（cilioretinal arteries），与中央动脉无接连，像拐杖样在视盘边缘穿出视盘走向黄斑。它将睫状后短动脉血液直接供养黄斑部视网膜内层。当视网膜中央动脉阻塞时，有些病例幸有眼睫状视网膜动脉而保留良好的中心视力。晚期青光眼患者也可因有睫状视网膜动脉而推迟损害中心视力。

分路血管（shunt vessel）为侧支循环血管。视睫状旁路血管（optociliary shunt vessel）为视盘上异常的大静脉，将视盘上视网膜静脉分流，由视盘边缘流入视乳头周围脉络膜循环。视网膜中央静脉压力高，故血液改道经压力较低的脉络膜静脉流入涡静脉。此旁路血管由视盘上正常的血管扩张而成，相当于后天性睫状视网膜静脉，荧光造影不渗漏。侧支循环血管主要见于视网膜中央静脉阻塞后，也见于晚期青光眼、视神经脑膜瘤、视盘水肿后。

视盘新生血管形成呈细网状，主要见于增生型糖尿病视网膜病变、视网膜中央静脉阻塞。容易出血，荧光造影显示渗漏。

血管襻（vascular loop）：先天性视盘前血管襻与视网膜动脉连通，呈麻花状（螺旋形）突出于玻璃体中，95%为动脉原性，1/3病例血管襻被封包在纤维胶质膜内，10%为两侧性，属发育异常，在血管襻区域内易造成动脉阻塞。

视盘常见病症总结如下。

大小：假性大视盘——近视眼；假性小视盘——远视、无晶状体眼；大视盘——视盘水肿、视神经炎、玻璃疣、梅毒瘤、结核瘤、先天性牵牛花综合征及巨视盘；小视盘——视神经发育不良。

边缘：弧形异常——弧形斑、脉络膜弧、白色巩膜弧、视盘下倾；环形异常——视乳头周围萎缩、视盘发育不良。

色泽：充血——视乳头炎、视盘水肿、视网膜中央静脉阻塞；苍白——视盘缺血、视神经萎缩、视盘凹陷。

凹陷：青光眼、视神经萎缩、小凹、视神经缺损、视神经撕脱。

隆起：视盘水肿、视网膜中央静脉阻塞、缺血性视神经病变、视乳头炎、玻璃疣、肿瘤。

色素：黑色素细胞瘤。

异常血管：睫状视网膜动脉、侧支循环、新生血管形成、先天性血管襻。

眼内腔

■ 前房

眼球前房（anterior chamber）是由角膜、虹膜和晶状体的瞳孔区围成的空间，前壁是角膜和一小部分巩膜，后壁由虹膜前表面、瞳孔区的晶状体前表面和极少部分睫状体构成，周边是角膜、巩膜、睫状体和虹膜一起构成的角，称为前房角。前房中央深，周围浅，前房里充满房水，容积约为0.2 mL。前房直径11.3~12.4 mm，前房的轴心部分最深为2.5~3.0 mm，向周边逐渐变浅，最浅的部分是与虹膜末卷相对应的部位，自此再向周边又变得深一些，并形成房角隐窝（图2-62，63）。

前房的深浅与遗传因素、年龄、性别、种族、屈光状态、角膜直径、角膜曲率半径、晶状体大小、晶状体及其表面虹膜位置、瞳孔大小、睫状体及玻璃体的状态等因素有关，因此前房深浅可以是先天遗传或后天获得。年轻人、近视者、病理状态下引起的睫状体向后牵拉或者玻璃体变性者，前房常常较深。反之，老年人、远视者、睫状体附着位置靠前、病理状态下引起的睫状体或晶状体及玻璃体前移者，前房常常较浅。

■ 前房角

前房角（anterior chamber angle）是角膜、巩膜、睫状体和虹膜一起构成的角，它由前后壁和两壁所夹的隐窝组成（图2-64~66）。前房角为角巩膜所掩盖，由于角膜与空气的折射率不同，光线在此产生全反射，故房角无法通过角膜看到；只有用前房角镜，通过光线的折射或反射才能看到。房角是前房的重要解剖结构，是眼内房水排出的主要生理通道，房角形态和结构的异常将直接影响房水的正常循环，引起眼内压升高，导致青光眼的发生。

前房角的基本解剖结构

1. 房角前壁　房角前壁的最前面为Schwalbe线，为角膜后弹力层终止处，呈白色，有光泽，略微突起，是房角结构前界的解剖标志。由于此处是较陡峭的角膜向较平缓的巩膜的移行处，故常有色素沉积成线状，称为Sampaolesi线，房角镜检查时勿将此色素沉积线误认为小梁网。Schwalbe线的后面为小梁网，宽度约0.5 mm，是房角前壁的主要组成部分（详见小梁网一节）。前壁的终点是呈白色的巩膜突，是巩膜内沟的后唇，为多色素的后部角巩膜小梁（功能小梁）和睫状体带的分界线，是房角镜检查的又一重要解剖标志。

2. 房角隐窝　房角隐窝（angle recess）是位于虹膜根部和小梁网之间的凹陷，由睫状体前端构成，房角镜下为一条灰黑色的条带称睫状体带。睫状体带的宽度取决于虹膜根部的附止位置，如果虹膜根部的附止端比较靠近巩膜嵴，此时睫状体带较窄，称为高位虹膜；如果虹膜根部的附止端比较靠后，则睫状体带较宽。

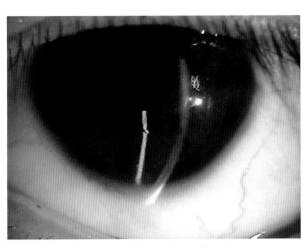

图2-62　裂隙灯下前房和前房角

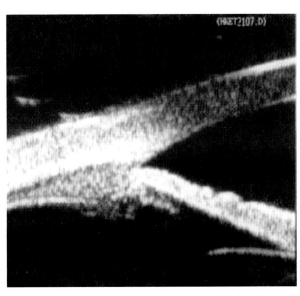

图2-63　超声生物显微镜下活体眼正常房角结构

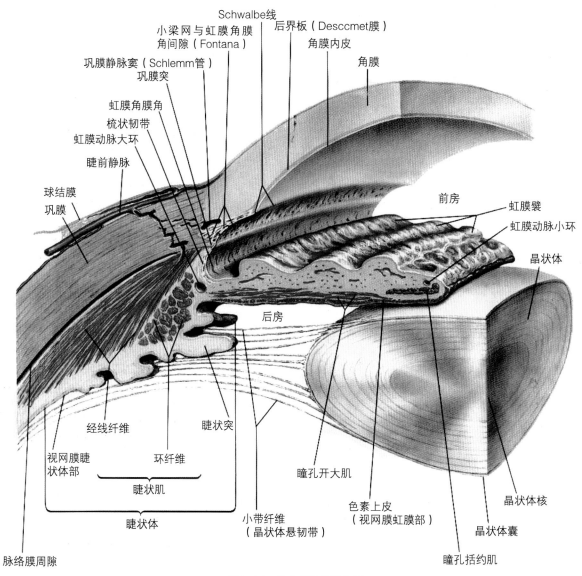

图2-64 前房角结构示意图

小梁网与虹膜角膜角间隙（Fontana）
巩膜静脉窦（Schlemm管）
巩膜突
虹膜角膜角
梳状韧带
虹膜动脉大环
睫前静脉
球结膜
巩膜
Schwalbe线
后界板（Desccmet膜）
角膜内皮
角膜
前房
虹膜襞
虹膜动脉小环
晶状体
后房
经线纤维
睫状突
视网膜睫状体部
环纤维
睫状肌
睫状体
小带纤维（晶状体悬韧带）
瞳孔开大肌
色素上皮（视网膜虹膜部）
晶状体核
晶状体囊
瞳孔括约肌
脉络膜周隙

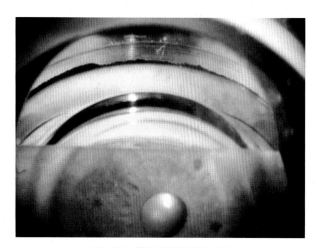

图2-65 前房角镜下房角结构

3. 房角后壁 为虹膜的睫状体部，是衡量前房角宽窄的主要标志，后壁由内向外依次为虹膜睫状缘、虹膜根部和虹膜突。

虹膜睫状缘又称虹膜末卷，位于房角入口处，微隆起，此处前房最浅。正常情况下，虹膜末卷一般不会遮蔽房角，可以看到虹膜的最周边部；如虹膜末卷隆起过高，则可遮挡前房角。因此，虹膜末卷的位置及隆起程度是确定房角宽窄的重要因素。虹膜根部是从虹膜末卷到虹膜在睫状体前面的止端，是虹膜最薄的部分。其附

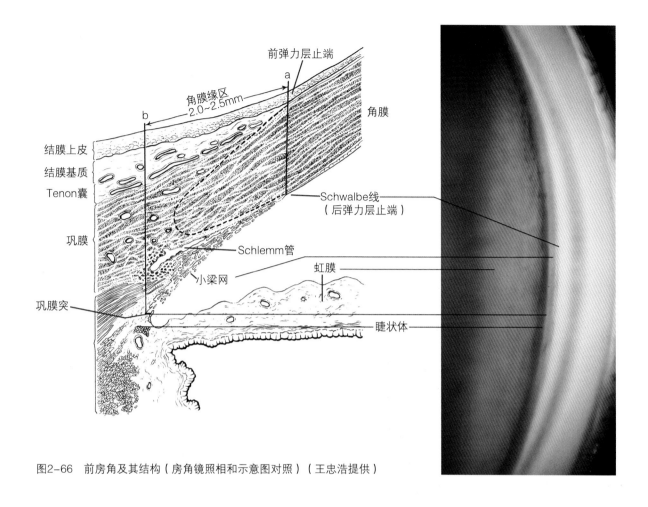

图2-66　前房角及其结构（房角镜照相和示意图对照）（王忠浩提供）

止位置的高低决定了睫状体带的宽窄。虹膜突（iris process）较大，起始于虹膜末卷或虹膜根部，跨越前房角，终止于巩膜突部位，也有一部分终止于小梁网的中部，虹膜突的组织结构与其起始部的前虹膜基质相同。虹膜突起始部直径约100 μm，随着向巩膜突或小梁网方向的延伸，虹膜突变细，并失去纤维细胞与色素细胞。该组织仅存在于6个月以前的胎儿，此后大部分消失，但用前房角镜检查，大多数成人眼中仍可见到为数不多的梳状韧带残余（图2-67）。

前房角是房水排出的主要途径，房水主要通过前房角的小梁网及Schlemm管外流。

1. 小梁网（trabecular meshwork）　是一网架状组织，位于角膜缘巩膜内沟内，介于Schwalbe线和巩膜嵴之间，宽度约0.5 mm，是房角前壁的主要组成部分。子午线切面呈三角形，三角形的

尖端指向前房，与角膜后弹力层纤维接近，基底部向后，与巩膜嵴相接。前部小梁网有3~5层，后部小梁网有15~20层。每个薄层都有小孔，重叠后的小孔可互相贯通，网架之间的间隙自内层（近前房侧）向外层（近巩膜侧）逐渐变小。这些薄层充当瓣膜作用，使房水只能从小梁网排出而不能反流。

组织学上小梁网是以胶原纤维为核心、围以弹力纤维及玻璃样物质，其外被覆单层内皮细胞。小梁网可分成三个特征性区域，即角巩膜小梁、葡萄膜小梁和邻管小梁组织。

（1）角巩膜小梁网：起源于后弹力层末端及深部角膜基质，位于葡萄膜小梁网的外侧，占小梁网的大部分，向巩膜、巩膜突及睫状体方向伸展，向后一部分止于巩膜突，一部分越过巩膜突止于睫状肌的纵行纤维间。角巩膜小梁网由许

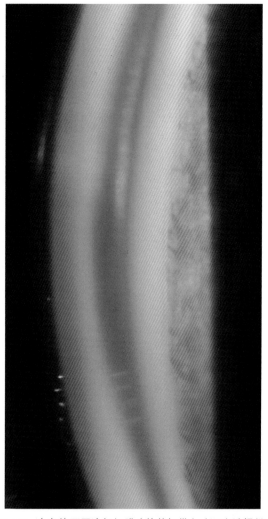

图2-67　房角镜下周边部虹膜（梳状韧带）（王忠浩提供）

能使这部分小梁网眼扩大和缩小，以调节房水的排出，对平衡房水循环和稳定眼压具有一定的作用。

光镜观察，每个小梁薄片包括四种成分：①中央核心部为结缔组织，其纤维呈环形排列；②核心部周围为致密的弹力组织；③在弹力组织外为来自角膜后弹力层的玻璃膜；④薄片表面覆盖着一层内皮，形成小梁内间隙。

（2）葡萄膜小梁网：在最内层为一疏松的网状结构，与前房相接，房角镜下吞噬色素颗粒的内皮细胞形成浅棕色带。葡萄膜小梁网小带起始于睫状体，向前延伸，附着于Schwalbe线附近。小带发出分支相互连接形成网状，并与外侧的角巩膜小梁网连接。小带的直径为4~6 μm，网眼的大小为30~40 μm，葡萄膜小梁网不超过2~3层。与角巩膜小梁比较，葡萄膜小梁为带状（cords），结构疏松，网眼大；角巩膜小梁为扁平的薄片（sheet），结构致密，网眼小。内皮细胞覆盖的小带，其结构与小梁薄片相同，核心部为胶原纤维，内皮细胞下为基质。

（3）邻管小梁组织：只是紧连Schlemm管内皮细胞的薄层结构。

房水引流大部分是从前房穿过小梁网间隙，进入巩膜静脉窦（Schlemm管），再经集合管和房水静脉汇入巩膜表面的睫状前静脉，回流到体循环。房水引流的阻力主要位于小梁网，阻力大小与小梁网孔的直径有关。从葡萄膜小梁到邻管区，小梁网孔逐渐变小，因此，邻管区是正常人房水流出阻力最大的区域。小梁网随着年龄的增大而增厚，加上房水中的碎屑在小梁网的积聚，这两种因素会增加房水外流的阻力，甚至导致青光眼（glaucoma）的发生。组成小梁网间隙的细胞可以在化学物质、激素或神经递质的刺激下改变形状，从而调整通过小梁网的房水外流量，但调节的范围较窄。构成小梁网间隙的一些扁平细胞还能吞噬房水中的碎屑。

多扁平的小梁薄片（sheet）构成。薄片上带有孔洞并有分支。薄片的分支不仅在同一层次相互连接，而且层与层之间也有连接。薄片与薄片之间形成小梁内间隙，薄片上的孔洞与其邻近的小梁内间隙相交通。一层层小梁网重叠排列，但小梁薄片上的孔洞并不重叠，薄片上的孔洞大小不等，其直径为12~20 μm。这部分小梁起始端为3~5层，近巩膜突处可达15~20层，构成有丰富间隙和网眼的海绵状组织，可潴留大量房水，起蓄水池的作用，以调节房水生成与排出的平衡，维持眼压的相对稳定。当睫状肌收缩与舒张时，又

2. 巩膜静脉窦 即Schlemm管，是在角巩膜汇合处环绕前房角一周的环形管道，位于巩膜突稍前的巩膜内沟中，在横断面上呈圆形、椭圆形或三角形。巩膜静脉窦的外侧壁紧贴角膜缘的实质层，内侧壁与最深部的角巩膜小梁网相毗邻，前界为角巩膜小梁网，后界为深层巩膜组织。Schlemm管的周长约36 mm，管腔直径变化很大，在350~500 μm之间。Schlemm管并非一条规则整齐的管道，中间分出若干分支，多者可达7条，形成环管丛，凡是形成丛的地方，均是接近睫状肌血管的地方，分支最终汇合归一。管腔内正常无血液而是房水，只有在眼内压降低或静脉压升高时，血液才反流入Schlemm管内。Schlemm管腔表面光滑，但内侧表面起伏不平，由此可增大Schlemm管内壁的表面积。巩膜静脉窦管壁由单层内皮细胞、不连续的基膜和薄层结缔组织构成，内皮细胞侧壁之间形成紧密连接，近管腔的表面为闭合小带（zonulae occludente）连接。窦壁与小梁网之间间隔有静脉窦内皮细胞、静脉窦壁的结缔组织和小梁网间隙的内皮细胞。

电子显微镜下可以发现，沿着管腔内侧壁的许多内皮细胞具有细胞质形成的空泡，其大小不一致，最大者长14 μm，宽5 μm，空泡的表面为一单层细胞质膜。这种巨大的空泡仅见于Schlemm管腔内侧壁的内皮细胞，病理切面图显示这些空泡可以扩展并与顶部和底部的细胞膜相融合，形成横穿细胞的管道，这就解释了房水是如何离开小梁网间隙而进入巩膜静脉窦管腔内的。

巩膜静脉窦借25~35条外集合管与深层巩膜静脉丛沟通，深层巩膜静脉丛通过巩膜间静脉丛和表层巩膜静脉丛将房水引流入睫状前静脉。深层一些集合管绕过深层巩膜静脉丛而直接穿过巩膜，这些管道内只含有清亮的房水而不含有血液，故称其为房水静脉（aqueous vein）。房水静脉将房水引流入角巩膜汇合处附近的球结膜静脉内。裂隙灯检查时，可以看到这些小的房水静脉。

（1）内集合管（internal collector channel） 也称Sondermann管。Sondermann首先提出覆盖着内皮的管道可能把Schlemm管与前房连接起来，后来Iwamoto及Hogan等借助电镜观察发现，内集合管起始于Schlemm管后部，向前弯曲形成分支，中止于内层的小梁网。内集合管没有贯穿整个小梁网全层而把Schlemm管与前房连接起来，也不是Schlemm管与小梁内间隙的通道。实际上内集合管为Schlemm管的膨大，以增加Schlemm管内侧壁的面积。内集合管的结构与Schlemm管相似，管腔覆盖一层内皮细胞，其周围包绕着结缔组织。

（2）外集合管（external collector channel） 起始于Schlemm管的外侧壁，有25~35条，长30~165 μm，直径5~50 μm。房水由外集合管排出，直接注入巩膜深层静脉丛，经巩膜内静脉丛，再注入上巩膜静脉丛，最后汇入睫状前静脉。外集合管内无瓣膜，当眼压降低时，血液可经这些小管逆流入Schlemm管内。有少数外集合管穿过巩膜，出现于巩膜表面。管内为房水，直接注入睫状前静脉，称为房水静脉。外集合管相互连接，并且与巩膜深层静脉丛连接，但与邻近的巩膜内动脉没有连接。电镜下显示，外集合管的组织结构与Schlemm管相似，外集合管衬覆的内皮细胞及其周围的结缔组织外膜均为Schlemm管外侧壁的延续。在外集合管与巩膜静脉丛连接处，结缔组织的外膜消失。

临床上所讲的前房角宽度是指虹膜前表面与小梁网内表面之间形成的角度，前房角镜检查是青光眼诊断和治疗的基本检查方法。

前房角镜下所见的眼球解剖

婴幼儿前房角正常发育是通过葡萄膜小梁组织（包括虹膜和睫状体）向下滑动，小梁网逐渐暴露于前房。出生后6~12个月期间，这个滑动过程仍然继续发生，并持续到成熟的房角形态出现。成熟的房角形态是指房角隐窝形成，即虹膜根部稍向后附着于睫状体前部。生后6个月以内通常见不到成熟的房角形态，因此婴幼儿和成年人的正常前房角形态是有显著差异的。

在前房角镜下观察正常房角结构能看到前房角的全貌，从前房角前界向后依次可见Schwalbe线、小梁网（trabecular meshwork）、巩膜突（scleral spur）、睫状体带（anterior border of the ciliary body）和虹膜根部（root of the iris）（图2-68）。

1. Schwalbe线　是小梁网的最前端和角膜后弹力层的终端汇合处，其位置、厚度、宽度及可见性在不同的眼和同一只眼内的不同位置是不同的。它位于小梁网非色素部前方，稍突起，通常为一条细而有白色光泽的线，直径粗细不等，有时增厚呈串珠状突入前房，或向透明角膜内伸展（通常不超过2 mm），尤其在颞侧周边角膜，曾称之为"角膜后胚胎环"，是一种先天发育异常，在正常眼中3%~15%可见这种异常。Schwalbe线有时很模糊，在小梁有色素者易辨认。

2. 小梁网　小梁网是介于Schwalbe线至巩膜突之间的且与Schlemm管平行的网状组织，宽约0.5 mm。前房角镜下，小梁网为巩膜嵴前方的一条窄色素颗粒带，包括两个部分。前1/3较薄，呈灰白色（角膜缘的白色露出来），仅起着很小的房水排出作用，由于缺乏色素沉着，往往较难辨认。后2/3毗邻Schlemm管内壁，较厚，是房水排出最活跃的区域，为功能性小梁。该处小梁网眼可吸收或保留较多色素颗粒，色素沉着受重力影响，下方房角色素最多。因此房角镜下呈棕灰色条带。后部小梁网也是其深部相应Schlemm管位置的一个重要解剖标志。正常眼功能部小梁网的形态取决于其表层葡萄膜小梁网及色素沉着的数量和分布。正常婴幼儿眼，小梁网较透明，无色或浅灰色，没有或仅有轻微色素沉着。正常蓝色眼和年轻人的小梁网，透明度稍下降，呈浅灰色或浅棕色。正常棕色眼或老年人小梁网，透明度下降，呈浅棕色或暗棕色。

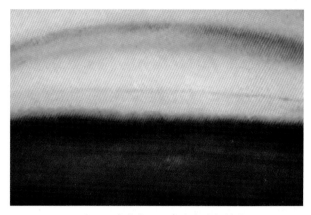

图2-68　宽房角，可见房角全部结构

正常眼Schlemm管通常不可见，浅色眼、眼前段炎症、低眼压、上巩膜静脉压升高或前房角镜检查加压时，Schlemm管充血，则易被见到。首先在小梁网后2/3区域出现一种红光，很快被一条一致而密集的、连续的橙红色或砖红色的带所代替，红带的前缘很清楚，后缘则比较模糊。

3. 巩膜突　巩膜突位于睫状体的前方，角巩膜小梁的后方，为房角前壁的后境界线，通常为一宽窄不一、稍突起的白色或淡黄色的线条，其宽度较Schwalbe线细，年轻人易看到。正常覆盖在巩膜突上的葡萄膜小梁网组织亦有很大差别，通常可见数量不等的纤细束状物（一般鼻侧较多）从虹膜根部跨过巩膜嵴并到达后部小梁网，偶尔整个房角圆周的巩膜突为束状物所遮盖。巩膜突表面的可见程度还受房角宽度的影响。

4. 睫状体带　睫状体带（ciliary band）为位于虹膜根部外侧的一圈深灰或灰褐色环带（因人种不同和葡萄膜内色素多少而异），表面呈条纹状。睫状体带的宽度取决于虹膜根部的附止位置，通常在宽房角眼，虹膜根部的附止位置靠后，睫状体带的宽度约为0.5 mm；如果虹膜根部附止位置靠前，睫状体带的宽度小于0.5 mm，则称为高位虹膜，可能与某些青光眼的发生有关。睫状体带的可见性还与虹膜膨隆程度、虹膜末卷的位置和高度、睫状体带表面的组织覆盖有关。

出生6个月以前的婴儿不会发现房角隐窝和睫状体带的裸露。青年人、近视眼、深前房、宽房角及无晶状体眼，睫状体带较宽，清晰可见；而老年人、远视眼、浅前房、窄房角眼，睫状体带较窄而不易看到。

5. 虹膜　房角后壁为虹膜的睫状体部。虹膜睫状缘即虹膜末卷，相当于房角隐窝的开口处，在正常宽房角眼，虹膜末卷一般不明显，即使可见也不会遮蔽房角，因此可以看到虹膜的最周边部分。虹膜根部向后凹陷并附止在睫状体前端，构成房角隐窝，又称房角窦。虹膜根部表面平滑，颜色比其他部位要淡些。房角的宽窄与虹膜的薄厚、虹膜末卷的高低和虹膜根部的附止位置密切相关，虹膜组织越厚，虹膜末卷越高，则前房角越窄；反之就越宽。有时虹膜组织虽不变厚，但其根部位置却向前高高抬起，这样形成的前房角也比较窄。虹膜突即梳状韧带，成年人虹膜突大部分萎缩，房角镜下仅见少量残存的虹膜突；少数成年人可能存在较多虹膜突，特别在色素性青光眼和发育性青光眼中尤为多见。虹膜突起始于虹膜末卷或虹膜根部，越过睫状体带止于睫状体前缘、巩膜突或葡萄膜小梁外层；其粗细不一，可呈丝状、束状、根须状。有时虹膜突较多可以遮盖睫状体带，但通过突间的间隙仍可见到其下的睫状体轮廓，不应误诊为窄房角或周边前粘连。有时一些虹膜突部分萎缩，留下一些残株，而在它对面房角前壁上留下相应的色素斑点。前房角镜检查如发现较多的虹膜突及其残株应做青光眼排除检查。

前房角宽度的分类

房角的分类系统是用于记录房角检查的结果，便于眼科工作者进行交流并作为参考依据。通过房角镜下房角的分类，不仅可以了解房角的宽窄度，还可了解虹膜根部附着点位置、虹膜的形状，并且可以了解房角有无肿物、异物、前粘连、新生血管及其他病理改变，从而判断房角关闭的可能性，为原发性闭角型青光眼的诊治及其他房角异物、肿物等疾病的诊治提供依据。

1. Scheie分类法（1957）　根据静态检查所能见到的房角结构程度作为分级标准，可分为宽房角、窄房角Ⅰ~Ⅳ级，共5级。

宽房角（W）：房角开放，可见房角全部结构（图2-68）。

窄房角Ⅰ（N_I）：房角轻度狭窄，增强光束亮度后睫状体带可见程度增宽（图2-69）。

窄房角Ⅱ（N_{II}）：仅见巩膜嵴（看不见睫状体带）（图2-70）。

窄房角Ⅲ（N_{III}）：仅见前部小梁网（图2-71）。

窄房角Ⅳ（N_{IV}）：仅见Schwalbe线（图2-72）。

N_{III}和N_{IV}属于高危房角（潜在房角闭合可能），N_{II}应作随访，N_I属中等宽角不可能发生闭合。

2. Shaffer分类法（1960）　根据静态检查下虹膜前表面和小梁网内面两条假想切线的夹角宽度作为分级标准。它描述了在何种角度房角是开放的，在何种角度房角是关闭的。这里"角度"是指对虹膜附着于小梁网的角度的估计值。

宽房角20°~45°（35°~45°为Ⅳ级，20°~35°为Ⅲ级），全部房角结构可见，房角不可能闭合。

中等窄房角10°~20°（或20°）为Ⅱ级，房角标志包括睫状体带在内虽还能看到，但已不像Ⅲ级角那样容易，房角可能闭合。

极度窄房角≤10°为Ⅰ级，虹膜表面与小梁表面很接近，一般睫状体带已不能查见，有时巩膜突也被遮挡，但小梁还能看到，房角很可能关闭。

部分或完全闭角0°或裂隙样为0级，虹膜根部已遮住小梁，有时可延伸到Schwalbe线。如果虹膜已贴在小梁上面，则称为前房角闭锁；如果还留有狭窄的空隙，则称为"裂隙角"。

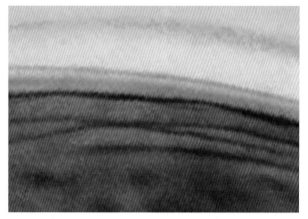

图2-69　窄房角Ⅰ（N_I）

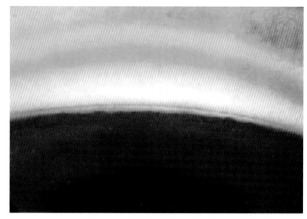

图2-70　窄房角Ⅱ（N_{II}）

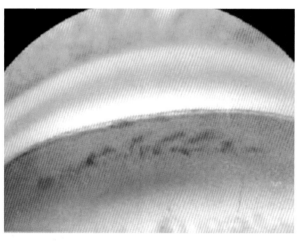

图2-71　窄房角Ⅲ（N_{III}）

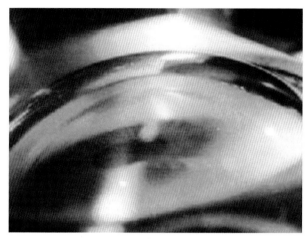

图2-72　窄房角Ⅳ（N_{IV}）

3. Spaeth分类法（1971）　根据房角结构的三个主要特征即虹膜插入位点、房角宽度、虹膜形态进行分类。

（1）根据虹膜根部插入位点分为A~E点。

A点：在Schwalbe线之前；

B点：在小梁网上；

C点：在巩膜嵴上；

D点：在睫状体带前部；

E点：在睫状体带后部。

（2）房角的宽度：基于Shaffer分类法，从0°~40°（0°、10°、20°、30°和40°）。

（3）周边虹膜的形态：

r：指正常或平坦外貌；

s：指陡峭或虹膜膨隆；

q：指虹膜凹陷。

前房角色素沉着分级

Scheie将前房角的色素沉着分为0~Ⅳ级。

0级：小梁网缺乏色素颗粒；

Ⅰ级：极轻微，稀疏细小色素颗粒分布于小梁网后部（图2-73）；

Ⅱ级：前后部小梁网均有细小色素颗粒（图2-74）；

Ⅲ级：小梁后部呈密集粗糙颗粒或均质性黑色或棕褐色，前部小梁网及Schwalbe线也可见色素沉着（图2-75）；

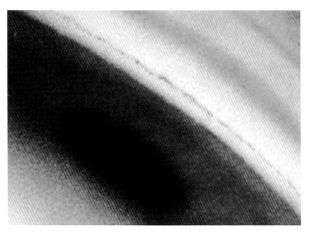

图2-73　前房角色素沉着Ⅰ级

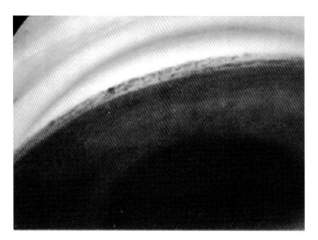

图2-74　前房角色素沉着Ⅱ级

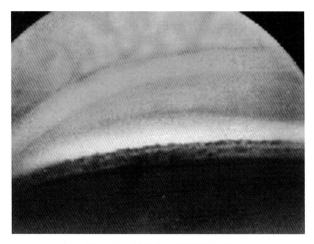

图2-75　前房角色素沉着Ⅲ级

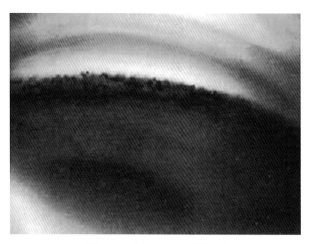

图2-76　前房角色素沉着Ⅳ级

Ⅳ级：整个小梁网呈均质性黑色或棕黑色，Schwalbe线、巩膜嵴、角膜内面、睫状体带及巩膜面上也可见色素颗粒（图2-76）。

影响前房角宽度的因素

前房角的宽度受以下因素的影响。

1. 虹膜在睫状体上的起始位置　虹膜在睫状体上的起始位置，一般是恰在前面的中部，这就形成正常宽度的前房角。如果起点位于睫状体前面的内1/3，前房角就较宽；反之，起点位于睫状体前面的外1/3，则前房角就偏窄。

2. 虹膜的厚薄和虹膜末卷的高低　虹膜的厚薄和虹膜末卷的高低因人而异。虹膜组织越厚，虹膜末卷越高，则前房角越窄；反之就越宽。有时虹膜组织虽不变厚，但其根部位置却向前高高抬起，这样形成的前房角也比较窄。

3. 房角胚胎组织残存的多寡　前房角是由眼前部中胚叶组织逐渐萎缩而形成。这部分中胚叶组织萎缩得越彻底，则前房角越宽；反之，这部分组织残存得越多，前房角也就越窄。

4. 晶状体的大小和形状　晶状体大小因人而异，并且随着年龄的增长而增大。晶状体越大，越呈圆形，则前房角越窄；反之，晶状体越小越扁平，则前房角越宽；无晶状体的眼球，其前房角更宽。

5. 屈光状态和睫状肌的发育程度　睫状肌尤

其是环形肌发育越好，前房角越窄。远视眼由于睫状肌发育较好，故其前房角一般较窄；反之，近视眼的睫状肌大多比较扁平瘦小，故近视眼的房角较宽。

6. 同一眼的不同方位，前房角宽窄不等　一般来说，下方前房角最宽，这可能与人的直立姿势有关；上方前房角较窄；鼻侧前房角较颞侧者为窄。

前房角与青光眼的关系

1. 原发性闭角型青光眼　已知原发性闭角型青光眼与眼球（尤其眼前段）解剖结构特征有关，按发病机制可分为：瞳孔阻滞型、非瞳孔阻滞型（高褶虹膜构型）和混合机制型（两者共存）。按临床表现或临床过程则分为若干个亚型，如疑似闭角型青光眼、早期闭角型青光眼、急性闭角型青光眼、慢性闭角型青光眼、绝对期闭角型青光眼等。

多数闭角型青光眼患者具有浅前房、窄房角；眼球前段较小（如远视眼），晶状体相对较厚，位置相对靠前。由于虹膜与晶状体前表面接触紧密，房水越过瞳孔时的阻力增加，后房压力相对高于前房，推挤虹膜向前膨隆，前房变浅，房角进一步变窄，一旦周边虹膜与小梁网发生接触，该处房角即告关闭，如果房角关闭范围较大，则可引起眼压急剧升高，青光眼急性发作，这就是青光眼发生的瞳孔阻滞机制。

非瞳孔阻滞型患者发病年龄较瞳孔阻滞型者年轻（多在30~50岁），女性多见。这类青光眼患者中央前房通常不是很浅，周边虹膜平坦，在房角入口处，周边虹膜陡然向后转折（呈屈膝状转折），形成一狭窄的房角结构。如果以房角隐窝为基准，整个虹膜形态呈地理学描述的高坪地貌形态，故取名为plateau iris，国内学者结合这类青光眼的特征，将其译为高褶虹膜。当瞳孔散大时，周边虹膜可阻塞小梁网而导致眼压升高，眼压升高的程度通常和"高坪"的高度有关。如果

其高度达Schwalbe线水平，瞳孔散大时周边虹膜完全阻塞小梁网则可导致眼压急骤升高，称为完全性高褶虹膜综合征；如果"高坪"高度较低，周边虹膜仅阻塞部分小梁网则眼压可表现正常或轻、中度升高，称为不完全性高褶虹膜综合征。

慢性闭角型青光眼发病机制复杂，目前仍未完全明了。与急性闭角型青光眼相比，慢性闭角型青光眼中央前房深度较急性闭角型青光眼略深，相对性瞳孔阻滞强度较急性闭角型青光眼小，有相当部分病例在解除瞳孔阻滞后，周边前房无明显加深，房角仍狭窄，散瞳或自然状态下仍可发生房角关闭，所以认为慢性闭角型青光眼中除瞳孔阻滞外，尚存在其他非瞳孔阻滞因素，如周边虹膜堆积、睫状体前移、晶状体阻滞等。

2. 原发性开角型青光眼　其眼压升高主要是小梁网对房水排出的阻力增加，阻力主要位于小梁网的邻管组织。既往组织病理学研究认为房水流出受阻是由于房水流出通道的病理改变，如邻管组织中有斑块状物质堆积，在电镜下表现为形态不同的均质性嗜酸物质的局灶性沉着，这些物质阻塞房水通道或妨碍小梁的营养，影响小梁功能；小梁网胶原纤维和弹性纤维变性；小梁柱互相融合，使小梁间隙变窄或消失；小梁内皮细胞减少，Schlemm管内壁内皮的吞饮细胞减少，Schlemm管塌陷、关闭，集液管狭窄等。但以上改变受取材及制作病理标本的影响，而且以上改变发生的先后，哪些是发病的原因，哪些是高眼压所致的继发性变化，至今尚无定论，以上病理变化不能完全解释开角型青光眼眼压升高的原因。

近年来通过小梁细胞的体外培养，对小梁细胞的结构和功能、小梁细胞的代谢、药物对小梁细胞功能的影响、小梁细胞外基质、细胞骨架、细胞膜受体等进行了广泛的研究，发现由于小梁细胞外基质如黏多糖、胶原蛋白、弹性蛋白、非胶原蛋白等的成分和含量的改变使小梁网网眼狭窄和塌陷；小梁细胞内的细胞骨架，如微丝、微

管、中等纤维等的含量和成分异常，使小梁细胞的收缩性下降，小梁细胞间网眼变小，而使房水流出受阻。

3. 先天性青光眼　原发性（婴幼儿）先天性青光眼可由多种前房角镜检查发现，多为房角结构发育异常，其主要特征有：宽开角（没有虹膜粘连）；虹膜平坦或凹陷性附止在巩膜嵴后、巩膜嵴或巩膜嵴前，通常比正常婴幼儿眼更向前附止（不能辨认出睫状体带）；房角葡萄膜小梁网组织的透明性降低，影响小梁网、巩膜嵴和睫状体带的观察；房角隐窝缺乏或部分形成，巩膜嵴发育不良或睫状肌纤维深入小梁网内等。在许多婴幼儿原发性先天性青光眼的前房角镜检查中，曾发现小梁网上Barkan膜的存在，有时直到15岁尚能观察到这种不完整的膜，房角切开术正是根据这种理论而设计的。

4. 继发性青光眼　眼部炎症、晶状体相关疾病、眼外伤、眼内出血等可引起眼压升高，导致继发性青光眼的发生。由于原发病的不同，引起眼压升高的机制亦有不同，主要包括以下几方面：①瞳孔阻滞，后房压力升高，将周边虹膜推向前方并紧贴小梁网，导致房角闭合、眼压升高。如晶状体膨胀、前移或易位，炎症所致虹膜后粘连等；②房角闭合，小梁网结构和功能异常，房水排出受阻，眼压升高。如炎症所致虹膜前粘连、小梁网炎症、瘢痕等；③炎性细胞、炎性渗出物、血细胞、血色素、新生血管、晶状体物质、玻璃体等沉积于小梁网，使房水排出的有效面积减少，阻力增大，眼压升高。如葡萄膜炎、前房积血、玻璃体出血、晶状体溶解、易位及眼内铁锈沉着等；④房水黏滞度升高，致房水流出不畅。如炎症导致房水中蛋白含量增加，房水黏稠性升高。

后房

眼球后房（posterior chamber）是一小的裂隙状的腔隙，容积约为0.06 mL。后房的前壁是虹膜后面的色素上皮，侧壁是睫状突，后壁是晶状体和晶状体悬韧带。后房间隙的大小与眼的调节有关。在调节状态下，晶状体向前突，后房变窄，在无调节状态下，后房变宽。后房内充满房水，通过瞳孔与前房相连通。

临床上，后房的异常与某些疾病有关。当前房相对较浅及虹膜-晶状体隔前凸的时候，房水从后房到前房正常流动的阻力较大。随年龄增长晶状体变厚、阻力增加，这将增加前后房的压力差，因而虹膜周边部向前突，周边虹膜将压向小梁网而阻碍房水外流，甚至导致急性闭角型青光眼的发作。在恶性青光眼患者，睫状突和晶体赤道之间十分接近或无间隙，房水产生滞留于晶状体后，晶状体前移，前房消失。后房还可以被用来进行手术操作，如当白内障手术中出现一些意外，或晶状体悬韧带发生部分或全部断裂，不能将人工晶体植入晶状体囊袋内，则可将后房型人工晶体固定于后房睫状沟内。

玻璃体腔

玻璃体腔（vitreous cavity）是眼内最大的腔，占眼球容积的4/5，约4.5 mL。前界为晶状体、晶状体悬韧带和睫状体（ciliary body），后界为视网膜、视神经，其内填充透明的玻璃体（vitreous）。玻璃体腔的主要作用如下。

1. 容器作用　玻璃体腔内含有透明的玻璃体，胚胎期和出生后两者的生长发育相协调，以维持眼球的正常容积和压力。高度近视眼或眼球萎缩者，玻璃体腔的容积相应扩大或缩小。在某些病理情况下，一些异常组织或结构出现于玻璃体腔内，如玻璃体内积血、异物、寄生虫、微生物、机化组织等；玻璃体腔还为视网膜、脉络膜、睫状体的肿瘤组织的生长提供了空间。当玻璃体由于治疗的需要而被切除后将由玻璃体替代物填充入玻璃体腔，以维持眼球的容积和压力，或达到治疗的目的。玻璃体替代物无论是气体还是液体，都应无色透明，化学性质稳定，屈光指数与玻璃体相近，pH值接近眼内环境，且必须对眼组织无毒性，不引起刺激反应。

2. 为眼后段疾病提供治疗的场所　对于玻璃体积血、感染性眼内炎、牵拉性视网膜脱离、复杂性孔源性视网膜脱离、增生性糖尿病视网膜病变、眼内异物、眼内寄生虫病、黄斑部疾病等，通过手术器械进入玻璃体腔可以切除病变的玻璃体，切除玻璃体内的增殖、机化条索，清除玻璃体内的炎性物质和细菌生长环境，取出进入眼内的异物、寄生虫；还可以进行视网膜脱离复位术、视网膜内界膜剥除、视网膜下灌洗、眼内激光治疗等操作，极大改善了眼后段病变患者的治疗效果和预后。

3. 玻璃体腔内注射药物　如注射抗生素治疗感染性眼内炎及注射长效激素治疗黄斑水肿、无菌性眼内炎等。

玻璃体

玻璃体为无色透明胶状体，主要成分是水，约占99%；其形状与玻璃体腔吻合，形成前面偏平的球形。玻璃体的前界面中央为凹形，由晶状体占据，称为玻璃体凹或晶状体窝；周边的玻璃体表面与晶状体后囊有一宽1 mm的环形附着带，此带直径8~9 mm，称玻璃体晶状体囊韧带。此韧带的附着在儿童和年轻人很强，年老时变弱。环形韧带内的玻璃体与晶状体后囊附着比较松弛，甚至两者分离形成间隙，称为Berger晶状体后间隙。此间隙向后形成Cloquet管圆锥形的前端部分，这种胚胎玻璃体的残留，在晶状体后囊可以看到。玻璃体的其他部分与睫状体平坦部、视网膜和视神经相毗邻。玻璃体外周贴近睫状体及视网膜的部分，由相对致密排列的胶原纤维组成，称为玻璃体皮质。玻璃体皮质与视网膜内表面有几处紧密附着。终生附着最强的部位是玻璃体基底部，范围为锯齿缘向前2 mm，向后4 mm的

环形带。病理情况下或外伤后该处也不会脱离，并且所有玻璃体胶原纤维可以追查到这个区域。在视乳头边界的环形带也是玻璃体和相邻结构附着较紧密的部位。随年龄增加，这一附着逐渐变弱。在完全性玻璃体后脱离的眼，曾与视乳头附着的玻璃体环形带漂浮在玻璃体腔内形成环形的混浊，称为Weiss环。沿视网膜主要血管行径上，玻璃体与视网膜也有较紧密的附着。玻璃体是眼内屈光介质的重要组成部分，对胚胎期和出生后的眼球发育有重要作用，同时具有减震、代谢、屏障、抑制新生血管形成等作用。玻璃体的病变与其邻近组织的病变可相互促进或互为因果。如玻璃体炎症导致并发性白内障的发生；视网膜的血管性病变导致玻璃体变性、积血甚至增生性玻璃体视网膜病变等。玻璃体在疾病（主要为眼后段疾病）过程中的重要性及其替代物的发展决定了玻璃体视网膜手术在治疗眼后段疾病中的重要地位。

玻璃体切割术的适应证

1. 眼前段病变

（1）各种原因所致的玻璃体脱出或玻璃体–切口粘连：应及时切除易位的玻璃体或联合前部玻璃体切割术，防止瞳孔变形、手术切口愈合不良、玻璃体–黄斑牵拉综合征及继发性视网膜脱离。

（2）晶状体脱位或晶状体核脱落：因外伤、某些综合征导致晶状体脱位，可采用玻璃体手术切除晶状体及部分玻璃体，并可联合人工晶体植入；若人工晶体脱位，则可通过玻璃体切割和注入"重水"，将人工晶体托起后取出或缝合固定于睫状沟；白内障术中后囊破裂致晶状体核脱落入玻璃体，亦可通过玻璃体手术将其去除。

（3）无晶状体眼的青光眼手术和恶性青光眼：通过行前部玻璃体切割术防止无晶状体眼的抗青光眼术后玻璃体堵塞房水引流通路，或使恶性青光眼的前、后房之间房水沟通，前房深度恢

复，从而解除睫状环阻滞，降低眼压。

（4）其他：如对一些Nd:YAG激光不易击穿的人工晶体后膜可通过玻璃体切割术去除该膜，促进视力恢复。对睫状体肿瘤进行局部切除后，行玻璃体切割术可减少并发症的发生。

2.眼后段病变

（1）玻璃体积血混浊：各种原因所致的玻璃体积血混浊，经积极保守治疗仍不能吸收者，应行玻璃体切割术，以恢复视力、治疗眼底病变和防止牵拉性视网膜脱离的发生。

（2）视网膜脱离：复杂的孔源性视网膜脱离包括合并增殖性玻璃体视网膜病变的原发性视网膜脱离，合并巨大裂孔、多发裂孔、后极部裂孔及脉络膜脱离型的视网膜脱离等，各种原因所致玻璃体机化牵拉造成的视网膜脱离，合并眼内先天异常的视网膜脱离，通过玻璃体手术可充分解除影响视网膜复位的各种眼内因素，并可在直视下有效地治疗眼底病变、封闭视网膜裂孔，使视网膜稳定复位。

（3）感染性眼内炎：玻璃体内急性化脓性炎症经药物治疗不能控制，应及时行玻璃体切割术，清除炎症物质和细菌生长环境，同时玻璃体腔内注药增加药物疗效，玻璃体液送检行病原体培养和药敏试验。

（4）增生性糖尿病视网膜病变：通过玻璃体切割术切除混浊的玻璃体及陈旧积血，去除新生血管膜，解除牵拉，在直视下进行眼内光凝等治疗，促进视网膜复位，防止病变进一步发展。

（5）眼内异物和寄生虫：通过玻璃体手术取出异物、寄生虫，预防或治疗视网膜脱离。

（6）黄斑部疾病：如黄斑囊样水肿，特发性黄斑裂孔，玻璃体—黄斑牵拉综合征，黄斑前膜、视网膜下出血，视网膜下新生血管膜等可通过玻璃体手术解除玻璃体—黄斑牵拉，促进裂孔愈合，清除前膜、新生血管膜和出血。

（7）葡萄膜炎：非特异性葡萄膜炎所致的玻璃体混浊应适时行玻璃体切割术，清除眼内炎性物质，解除牵拉，防止视网膜脱离或治疗已发生的视网膜脱离及伴随性病变，同时可玻璃体腔内注药控制炎症。

（8）早产儿视网膜病变：病程晚期眼内组织增生牵拉造成视网膜脱离，通过玻璃体手术松解周边部的视网膜牵拉，促进脱离的视网膜复位。

（9）脉络膜肿瘤：主要包括小而孤立的脉络膜黑瘤、脉络膜血管瘤等，可在直视下切除肿瘤或经巩膜局部切除肿瘤联合玻璃体切割术，以避免眼球摘除，保存患者视力。

（10）玻璃体活组织检查：对不明原因的玻璃体混浊或怀疑眼内肿瘤所致玻璃体混浊的病例，可通过玻璃体切割术，取病变玻璃体组织行病原体或细胞学检查，以明确病变性质。

■ 脉络膜上腔

脉络膜上腔（suprachoroidal space）也称脉络膜周间隙，是介于巩膜与脉络膜之间的潜在腔隙，厚10~35 μm，内含肌星和棕色小板（前部睫状体的脉络膜上腔演变为浆液性间隙，不含肌星和棕色小板，消失在睫状肌中），脉络膜上腔向前止于巩膜突，向后直到视神经旁。腔内含有5~9层疏松无血管的结缔组织薄板，每层厚2~3 μm。这些小板与巩膜平行走行，位于前部的小板较长，呈斜向走行，靠后部者较短，走向较直。浅层板片横过腔隙与巩膜的棕黑板融合。各板层之间有潜在的裂隙隔开。此层组织含有胶原纤维和弹力纤维，还含有色素细胞、成纤维细胞、游走细胞、平滑肌纤维及含色素的内皮细胞。色素细胞含有棕黑色色素，还有各种形状的细胞突互相连接。板层之间的间隙衬有间皮。平滑肌纤维在板层的两面，在赤道前肌纤维呈星芒状，称为肌星。睫状后长动脉、睫状后短动脉和睫状神经均在此层通过。血管在此层无分支，睫状神经在此层则有许多小分支供应脉络膜内层，并形成神经丛。涡静脉经过赤道以后的脉络膜外层，收集从睫状体和脉络膜回流的静脉血。

脉络膜上腔出血是内眼手术的严重并发症，睫状后长或睫状后短动脉坏死破裂是引起脉络膜上腔出血的常见原因，其次为脉络膜静脉系统损伤。某些原因如眼压下降、炎症导致脉络膜血管扩张，渗透性增加，可引起脉络膜上腔渗液积聚。同时脉络膜上腔作为房水引流的途径之一，在抗青光眼的治疗中越来越受到重视，对一些因小梁滤过功能失调而产生的青光眼，特别是经小梁手术失败后的难治性青光眼，如何增加脉络膜的房水引流可能是一种值得探讨的控制眼压的新思路。

■ 视网膜下腔

视网膜色素上皮细胞向内伸出许多长5~7 μm的突起和细小的微绒毛。突起伸至视杆与视锥之间，将视杆、视锥分群隔离。微绒毛分为两类：一类细长，延伸至光感受器之间的间隙；另一类粗短，包绕视杆和视锥的外节，形成光感受器外节的鞘膜。微绒毛与光感受器外节之间无细胞连接，它们之间充满称为视细胞间质（interphotoreceptor metrix）的酸性黏多糖，在视网膜色素上皮细胞与视细胞间起着浆糊作用，此处形成视网膜下腔（subretinal space）。视网膜脱离即在此部位发生，视网膜下液将在此潴留。已有研究证明视网膜下腔是一免疫赦免区，使人类的视网膜移植成为可能。

眼球内容物

眼球内容物包括房水、晶状体及玻璃体，三者均透明而又有一定的屈光指数，与角膜共同构成眼的屈光系统（图2-77，78）。

■ 房水

房水（aqueous humor）为充满眼球前房及后房内的无色透明的液体。其作用是维持眼内压，为角膜、晶状体和玻璃体提供营养，并起到支持眼球壁和屈光的作用。

前房与后房

1. 前房（anterior chamber） 为角膜与虹膜、晶状体之间的一个空间，其内充满房水。前界是角膜的后表面和一小部分巩膜，后界为虹膜的前表面、睫状体的一小部分及瞳孔区晶状体的前表面。前房内充满房水，容积约为0.2 mL。前房中央部较深，为2.5~3.0 mm，向周边逐渐变浅，近视眼者其前房较深，远视眼则前房较浅。

前房的周边部分是由角膜缘后面和虹膜根部前面构成的隐窝，称为前房角（angle of anterior chamber）。前房角的前外侧壁为角膜缘，后内侧壁为虹膜根部和睫状体的前端，两壁相互移行，组成前房角，略呈钝圆形。前房角的前外侧壁后部的巩膜内沟中包藏小梁网和巩膜静脉窦（Schlemm canal），是房水引流的重要通道，与青光眼的发生密切相关。

2. 后房（posterior chamber） 为虹膜后面、睫状体的前端、晶状体悬韧带前面和晶状体前面之间的环形腔隙，容积约为0.06 mL。后房内充满房水，通过瞳孔与前房连通。当瞳孔阻滞时，晶体与虹膜紧贴，房水难以从后房流入前房，致前房明显变浅，房角关闭，眼内压升高，激光虹膜根部切除则可以有效地沟通前后房，解除瞳孔阻滞，降低眼内压。

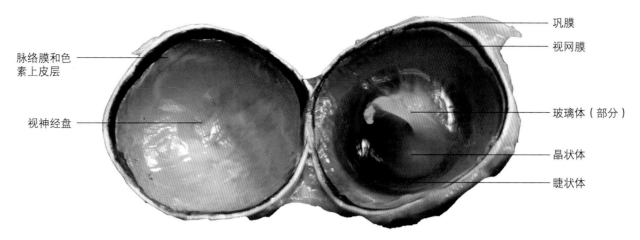

脉络膜和色
素上皮层

视神经盘

巩膜

视网膜

玻璃体（部分）

晶状体

睫状体

图2-77 眼球内容物

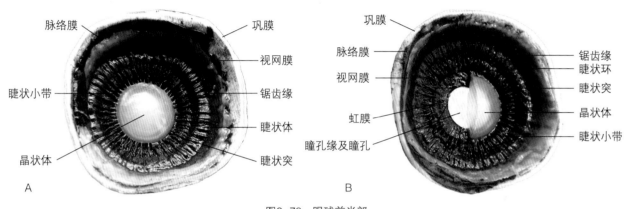

脉络膜

睫状小带

晶状体

巩膜

视网膜

锯齿缘

睫状体

睫状突

A

巩膜

脉络膜

视网膜

虹膜

瞳孔缘及瞳孔

锯齿缘

睫状环

睫状突

晶状体

睫状小带

B

图2-78 眼球前半部
A.后面观；B.后面观（晶状体的一半被切除）

房水的化学组成

房水是无色透明的液体。房水总量为
0.25~0.30 mL，呈弱碱性，pH为7.3~7.6，其主要
成分为水，约占总量的98.75%，还含有少量的
氯化物、葡萄糖、蛋白质、尿素、无机盐、氨基
酸、维生素C等。房水的渗透压稍高于血浆，化
学成分与血浆不同，房水所含蛋白质和抗体少，
当眼内炎症、手术或眼外伤时，蛋白含量可显著
增高。眼内手术前房灌注液应该接近房水成分，
以避免对角膜内皮的损伤。

房水的生理功能

房水产生的眼内压可以帮助维持眼内部结构
的稳定，同时维持角膜透明和正常的半球形态。
房水也是重要的屈光介质之一，屈光指数1.336，

房水几乎不含蛋白、细胞，以保证光线不会在房
水中产生折射现象。房水携带氧气和营养物质供
给晶状体、虹膜和角膜，同时带走它们的代谢产
物。房水中的维生素C等物质还可保护眼前节，
减少由光辐射造成的组织损害。

血-房水屏障

连续型虹膜血管及睫状体无色素上皮细胞之
间的闭锁小带结构共同构成血-房水屏障（blood
aqueous barrier），是血-眼屏障的一部分。正常
情况下，血-房水屏障允许脂溶性物质，如O_2、
CO_2通过，但限制钠离子、大的水容性离子、
蛋白质及其他大或中等大的分子通过。血-房水
屏障的存在，使房水中蛋白质和抗体成分少于
血液，而维生素C、乳酸等有机酸含量则高于血

液。当虹膜、睫状体炎症时，血-房水屏障受到破坏，血管通透性增加，血液中的蛋白质渗出，可以形成前房房水闪辉或纤维素性渗出。

房水的生成与排出

房水由睫状体的无色素上皮分泌产生。房水生成通过四种作用机制：扩散、透析、超滤和分泌。房水生成后进入后房，经瞳孔流入前房，然后由前房角经小梁网及Schlemm管进入深部的巩膜静脉丛离开眼球（图2-79）。约20%的房水经由葡萄膜小梁网、睫状体前表面及虹膜根部渗入睫状肌，沿着睫状肌束间隙到达睫状体上腔和脉络膜上腔，即为葡萄膜巩膜通道。少量房水可以

与玻璃体进行交换，然后经视网膜色素上皮、脉络膜和巩膜向外流或通过脉络膜视网膜表面血管进行吸收。也可有少量房水自虹膜前表面和角膜排出。

房水与眼内压

眼内压（intraocular pressure，IOP）是指眼球内容物作用于眼球壁的压力。IOP是维持眼球形状和光学完整性的重要因素。维持正常的IOP依赖于房水的生成和排出之间的动态平衡。正常情况下，维持IOP的三个主要因素是房水生成率、房水流出难易度和上巩膜静脉压。正常IOP为10~21 mmHg。IOP具有波动性，幅度为2~5 mmHg。当

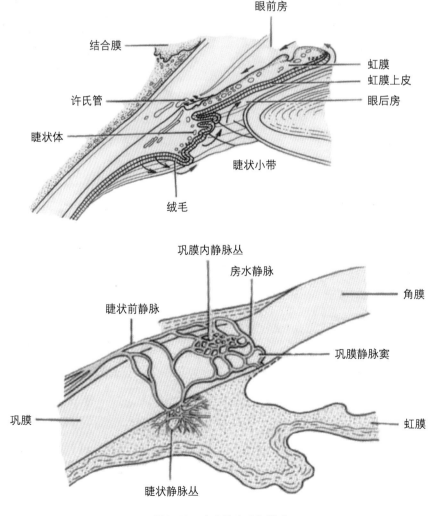

图2-79 房水的生成与排出

IOP增高引起青光眼时，采用小梁切除术或前房角房水引流装置，可以有效将其降低；也可以采用睫状体激光光凝术或冷凝术，破坏睫状体上皮细胞，减少房水生成而降低IOP。

■ 晶状体

晶状体（lens）为双凸面、有弹性、无血管的透明组织。位于虹膜之后，玻璃体之前。晶状体分为前后两面，两面相接的边缘为赤道（equator），前、后表面的顶点分别称为前、后极，前后极的连线构成晶状体轴。晶状体前后表面曲率不同，前表面曲率半径为9~10 mm，后表面曲率半径5.5~6.0 mm。晶状体借助韧带（晶状体悬韧带）与睫状体连接以固定其位置。晶状体赤道为圆环形，与睫状突相距约0.5 mm。晶状体大小，特别是厚度随年龄缓慢增加，在静止状态下，成人晶状体直径9~10 mm，晶状体厚度为4~5 mm，眼前节OCT可对晶状体厚度进行准确测量（图2-80）。晶状体由晶状体的囊膜、晶状体上皮、晶状体细胞及晶状体悬韧带四部分组成（图2-81）。

晶状体囊膜

晶状体囊膜（lens capsule）是包绕整个晶状体的一层透明、均一、具有弹性的基底膜（图2-82），此囊膜由晶状体上皮和晶状体细胞分泌形成，前囊膜的内表面覆有一层晶状体上皮细胞，后囊膜下则无此细胞。晶状体囊膜各部分厚度不一，前囊和赤道部较厚，赤道部附近最厚，可达23 μm，前后极较薄，而后极部最薄，约为4 μm。白内障手术主要为白内障囊外摘除及人工晶体植入术，术中除去中央部分前囊膜（图

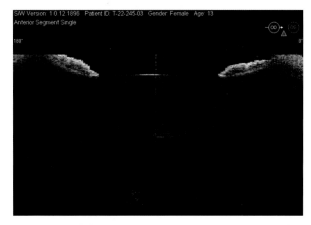

图2-80　眼前节OCT显示瞳孔区的晶状体图像，可以准确测量其厚度（王忠浩提供）

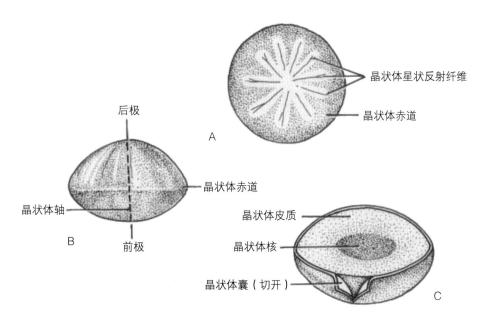

图2-81　晶状体的形态和结构
A.晶状体前面观；B.晶状体侧面观；C.平晶状体赤道部切开

2-83），保留周边前囊及后囊膜，取出或超声乳化晶状体核，吸干净皮质，将人工晶体植入囊袋内（图2-84）。

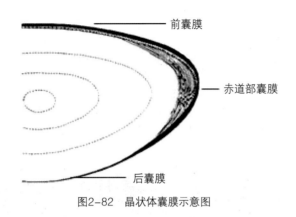

图2-82 晶状体囊膜示意图

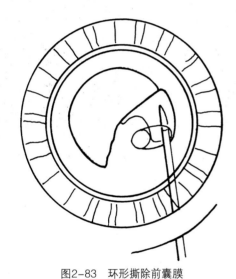

图2-83 环形撕除前囊膜

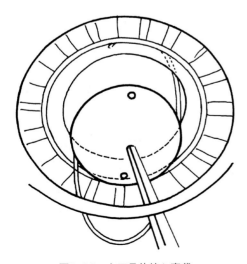

图2-84 人工晶体植入囊袋

晶状体上皮

晶状体上皮（lens epithelium）位于晶状体前囊及赤道部囊膜下，为单层立方上皮细胞。后囊下此层细胞阙如。晶状体赤道部的分裂增殖最活跃，并终生保持增殖能力，新生的晶状体上皮细胞逐渐变得较为细长，分化为规律排列的晶状体纤维。晶状体上皮细胞的残留、迁移、增殖是白内障手术后发生后囊膜混浊的基础，术中应清除前囊周边及赤道部晶状体上皮细胞，由于术中残留部分晶状体上皮细胞，术后晶状体上皮细胞迁移、增殖，可以导致后囊膜混浊而影响视力，称为后发性白内障，可以行中央后囊YAG激光切除术。

晶状体细胞

晶状体细胞（lens cell）又称晶状体纤维，为致密规则排列的晶状体纤维构成晶状体的大部分。赤道部的晶状体上皮细胞不断增殖和分化为晶状体纤维，新生的纤维包绕在旧的纤维外围，形成状似"洋葱"的层层包围结构。新生的纤维位于晶状体的外面，质较软，构成晶状体的皮质（cortex），而旧的纤维被推向中心部，逐渐脱水、硬化形成晶状体核（nucleus），皮质和核在组织学上不能完全分开。任何病因所致的晶状体混浊称为白内障（cataract）（图2-85），它可以发生在晶状体不同部位（图2-86）。

晶状体悬韧带

晶状体悬韧带（lens zonules）由透明、坚硬、无弹性的纤维组成（图2-64），连接晶状体赤道部和睫状体的纤维组织，用以保持晶状体的位置。悬韧带纤维起源于睫状突上皮细胞，止于晶状体赤道部，将晶状体与睫状突连接起来。这些纤维互相融合构成约140束纤维，其中一些较粗的纤维呈直线状达晶状体囊的前表面，一起构成悬韧带前层，而另外一些较细的纤维束弯曲向后，附着于晶状体囊的后表面，构成悬韧带后层。悬韧带纤维束到达晶状体时，末端分叉成更纤细的纤维嵌入晶状体囊膜的外表面内。晶状体悬韧带的损伤可以导致晶状体脱位（图2-87）。

较轻晶状体脱位采用白内障皮质吸出术时，植入囊袋张力环，可以使晶状体囊袋复位。严重晶状体脱位时，应行白内障囊内摘除术。

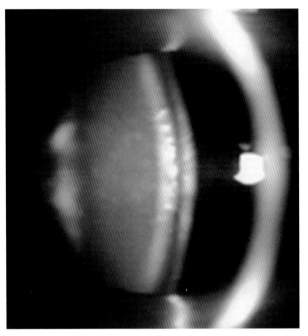

图2-85　裂隙灯下晶状体混浊

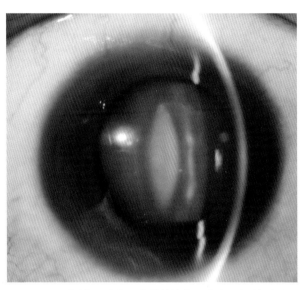

图2-86　裂隙灯下老年晶状体的核性混浊（王忠浩提供）

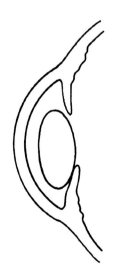 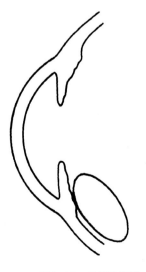 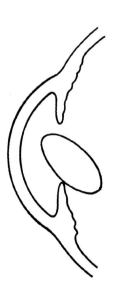

图2-87　晶状体脱位

晶状体的生理功能

晶状体是眼屈光系统的一个重要组成部分，主要功能为屈光成像。另外可通过睫状肌的收缩和放松调整晶状体的形状，起到调节作用，使外界物体清晰地成像于视网膜上。随着年龄增长，晶状体逐渐硬化，弹性减弱，导致调节能力降低，出现视近物困难，此即为老视（presbyopia）。此外，晶状体对紫外线还有吸收作用，可以起到保护眼内组织的功能。

■ 玻璃体

玻璃体（vitreous）为无色透明胶质体，约占眼球后4/5的容积。它位于晶状体的后方，其他部分与睫状体及视网膜相毗邻。玻璃体正对晶状体后表面有一盘状凹陷，用来容纳晶状体，称为玻璃体凹，两者之间存在一潜在的腔隙，称为晶状体后间隙或Berges间隙。

玻璃体的构成

玻璃体由玻璃体皮质、中央玻璃体及中央管构成（图2-88）。玻璃体的外周部分黏稠，称为玻璃体皮质，玻璃体的内部较为稀薄，称为中央玻璃体，皮质的表面组织较为浓稠，形成界膜。玻璃体内细胞很少，多分布于皮质表面，这些细胞与胶原及透明质酸的合成有关，另外还含有一些成纤维细胞，也参与胶原的合成。

1. 玻璃体皮质（vitreous cortex） 是玻璃体外周贴近睫状体及视网膜的部分，玻璃体致密。锯齿缘以后称为玻璃体后皮质，锯齿缘以前称为玻璃体前皮质。玻璃体后皮质较厚，2~3 mm，紧贴视网膜，前方止于锯齿缘。玻璃体前皮质较薄，在晶状体后面，是玻璃体的前界，玻璃体皮质经过晶状体边缘向睫状体伸展，在平坦部的后部附于睫状体上皮。玻璃体是细菌的良好培养基，眼内炎很容易扩散至玻璃体。

2. 中央玻璃体（Central vitreous） 为玻璃

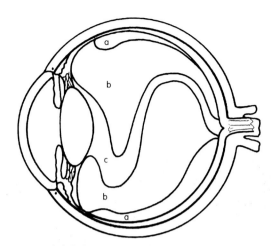

a.玻璃体皮质；b.中央玻璃体；c.中央管。

图2-88 玻璃体的构成

体的中央部分，从视乳头边缘开始向前伸展；与睫状体和玻璃体前膜相接触。

3. 中央管（central canal） 为玻璃体中央的空管，亦称透明管，系cloquet管退化而残留的组织，为胚胎发育中的原始玻璃体所在部位，有时有透明样动脉残留。

玻璃体与周围组织的关系

玻璃体最前部与晶状体悬韧带的后部纤维紧密相连，玻璃体前表面与悬韧带之间的间隙称为Petit管。玻璃体和睫状体平坦部及睫状突之间均有悬韧带分隔，故该处玻璃体有被韧带压迫所致的放射状小沟。

玻璃体前表面亦作为后房的后界。玻璃体前表面与晶状体后囊之间有约9 mm直径的圆环形粘连，称为玻璃体囊膜韧带（ligament of hyaloideocapsulare），亦称Wieger韧带（图2-89）。在青少年此粘连比较紧密。

玻璃体与视乳头周围、黄斑部及锯齿缘附近粘连紧密不易分离。特别是与锯齿缘附近的睫状体上皮及视网膜内界膜有着最紧密的粘连，其范围从锯齿缘向前2 mm，向后4 mm，该部位是玻璃体与眼球壁最牢固的附着处，即使受到严重外伤，也不脱离。如果撕下玻璃体，该处的睫状体上皮随同而下。并且所有玻璃体胶原纤维可以追查到这个区域，故该处称为玻璃体基底（vitreous base）。玻璃体与眼内组织连接最紧密处是玻璃体基底部、视盘周围及黄斑中心凹周围。这与锯齿缘离断、视网膜脱离、黄斑裂孔形成有一定关系。玻璃体是视网膜内路手术的通路，采用扁平部玻璃体切除术（pars plana vitrectomy）（图2-90），切除玻璃体后，可以为眼内的填充物创造一个空间，进行惰性气体或硅油填充，使视网膜复位。

玻璃体的组织结构

玻璃体的组织结构可分为：前界膜、后界膜、皮质、中央玻璃体及玻璃体细胞。

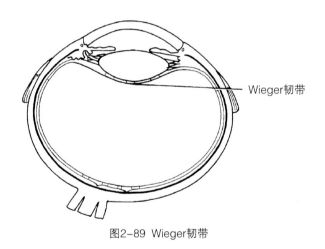

图2-89 Wieger韧带

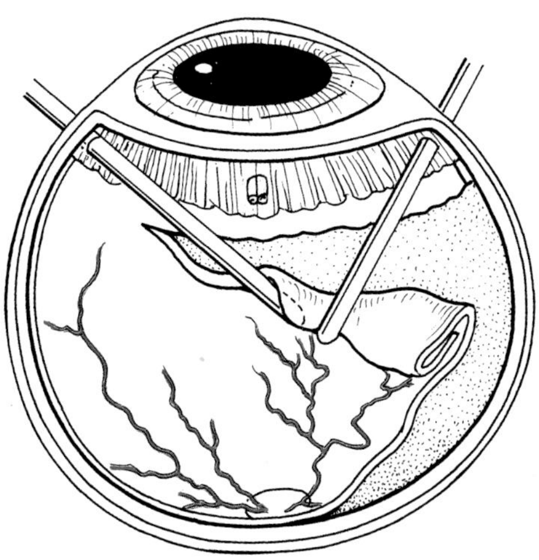

图2-90 扁平部玻璃体切除术

1. 前界膜 从锯齿缘前1.5 mm处，玻璃体前界膜（anterior hyaloid membrane）向前伸延至晶状体赤道部，与晶状体后囊相连接。连接部的晶状体囊没有增厚，玻璃体囊膜韧带也非真正的韧带。玻璃体表面与晶状体后囊仅仅是接触，两者没有融合。

2. 后界膜 从玻璃体基底部稍后方，基底部的纤维作为一薄层膜沿着视网膜内面向赤道部延伸至后极部。玻璃体切除术时，完整剥离玻璃体后界膜，可以解除对视网膜的牵拉，通过染色剂对后界膜的染色，可以完整切除后界膜。

3. 皮质 皮质（cortex）包括前玻璃体及后玻璃体，厚约100 μm。皮质覆盖整个玻璃体，由胶原纤维、细胞及纤维内间隙的蛋白质和黏多糖积聚而成。胶原纤维走行方向不规则，粗约10 nm，胶原纤维把玻璃体与其接触的内界膜连接起来。玻璃体皮质内包含的细胞比中央玻璃体多见。

4. 中央玻璃体 中央玻璃体往往脱水收缩。中央玻璃体的超微结构类似皮质，两部分所有的胶原纤维相同。

5. 玻璃体细胞 玻璃体细胞（vitreous cell）见于玻璃体的皮质，特别是靠近视网膜及视乳头的皮质，胚胎及胎儿眼玻璃体含有大量细胞，出生后逐渐消失，但在近视网膜的皮质内仍有少量细胞。

玻璃体的生理功能

玻璃体的主要功能是支持视网膜、脉络膜、巩膜和晶状体，维持眼球形状。它可缓冲眼球受到的外力冲击，保持视网膜免受温度改变的影响。玻璃体凝胶可以与周围组织和血液进行代谢交换，供给视网膜和晶状体营养物质及清除它们的代谢产物。如果玻璃体的代谢异常，可导致玻璃体的液化、混浊、后脱离等病变（图2-91）。

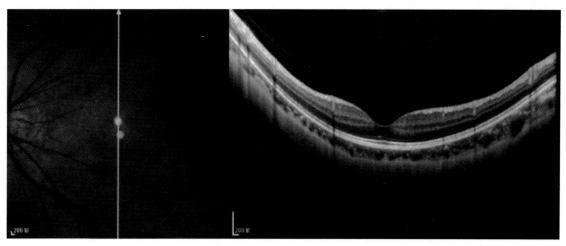

图2-91　眼后段OCT显示高度近视后巩膜葡萄肿和玻璃体部分后脱离（王忠浩提供）

（钟兴武　谭　钢　周孝来　李永平　李加青

刘　文　张　浩　钟敬祥　王桂芳）

主要参考文献

1. Albert & Jakobiec.Principles and Practice of Ophthalmology. 2nd Edition.Philadelphia: W.B.Saunders Company, 2000: 1355-1408, 1601-1672.

2. Tamm E, Lütjen-Drecoll E, Jungkunz W, Rohen JW. Posterior attachment of ciliary muscle in young, accommodating old,presbyopic monkeys.Invest Ophthalmol Vis Sci, 1991,32(5):1678.

3. 孙为荣. 眼科病理学. 北京: 人民卫生出版社, 1996.

4. 王海林. 眼科解剖学图谱. 沈阳: 辽宁科学技术出版社, 2002.

5. 李美玉, 王宁利. 眼解剖与临床. 北京: 北京大学医学出版社, 2003.

6. Zion IB, Harris A, Siesky B,et al.pulsatile ocular blood flow: relationship with flow velocities in vessels supplying the retina and choroid.Br J Ophthalmol,2007,91(7):882-884.

7. Abe T, Yoshida M, Yoshioka Y, et al.Iris pigment epithelial cell transplantation for degenerative retinal diseases. Prog Retin Eye Res,2007,26(3):302-321.

8. Lord-Grignon J, Abdouh M, Bernier G.Identification of genes expressed in retinal progenitor/stem cell colonies isolated from the ocular ciliary body of adult mice. Gene Expr Patterns, 2006,6(8):992-999.

9. 唐仕波. 黄斑部疾病手术学. 北京: 人民卫生出版社, 2005.

10. 黎晓新, 王景昭. 玻璃体视网膜手术学. 北京: 人民卫生出版社, 2000.

11. 施殿雄. 实用眼科诊断. 上海: 上海科学技术出版社, 2005.

12. 刘杏. 眼科临床光学相干断层成像学. 广州: 广东科技出版社, 2006.

13. 李凤鸣. 眼科全书. 北京: 人民卫生出版社, 1996.

14. 刘家琦, 李凤鸣. 实用眼科学. 北京: 人民卫生出版社, 1984.

15. 李秋明, 郑广瑛. 眼科应用解剖学. 河南: 郑州大学出版社, 2002.

16. 周文炳. 临床青光眼. 第2版. 北京: 人民卫生出版社, 2000.

17. 李艳, 周国民译. 眼的发育. 见: 丁自海, 刘树伟主译. 格氏解剖学-临床实践的解剖学基础. 第41版. 济南: 山东科学技术出版社, 2017.

18. Staurenghi G,Sadda S,Chakravarthy U,Spaide RF. International Nomenclature for Optical Coherence Tomography(IN.OCT) Panel.Proposed lexicon for anatomic landmarks in normal posterior segment spectral-domain optical coherencetomography:the IN.OCT consensus. Ophthalmology, 2014, 121(8):1572-1578.

眼附属器的解剖

眼附属器包括眼睑、结膜、泪器、眼外肌和眼眶等，为眼球的保护结构，每一种都十分重要，临床上都要像对待眼球一样重点保护。下面分节加以详细介绍。但因眼眶与周围结构关系密切，另专门设置一章加以介绍。

眼　睑

眼睑（eye lids）位于眼眶前部，是眼眶出入口的保护屏障，有上下两片可活动的眼睑，其相对开合组成了眼的瞬目（图3-1，2）。眼睑的遮挡能避免异物、强光及烟尘等对眼球的损害。在正常情况下，上下睑紧贴于眼球表面，通过瞬目作用使泪液涂布眼表，维持其表面的润滑状态及角膜的透明性。

■ 眼睑的大体解剖

眼睑包括上睑（superior palpebrae）和下睑（inferior palpebrae），上下睑的游离缘称睑缘（palpebral margin）。上下睑缘中间的间隙称为睑裂（palpebral fissure），上睑较宽大，上界为眉毛下缘，下界为上睑缘，内侧与鼻根部相连续并与下睑汇合成内眦（medial canthus），外侧与颞部相连续并与下睑汇合成外眦（lateral canthus）；下睑上界为下睑缘，下界在相当于下眶缘稍下处移行于面颊部皮肤。内眦角较圆钝，外眦角较尖锐，外眦较内眦略高（图3-3~5）。

睑裂的形态取决于睑裂的高度和长度，二者因年龄、性别、种族而存在差异。正常成人平视时上下睑缘中心点之间的睑裂高度为8~10 mm，睑裂长度为25~30 mm。向前正视时，儿童上睑缘一般位于角膜缘上缘，成人较之略低，一般遮盖角膜上部1~2 mm，位于角膜上缘与瞳孔上缘之间；下睑缘一般位于角膜下缘水平。上睑最高点位于瞳孔偏鼻侧，上睑缘中内1/3交界处，下睑的最低点在瞳孔略偏颞侧。

睑缘厚约2 mm，分为前唇和后唇。前唇钝圆，在睑缘前唇以睑皮肤面为界，长有2~3行整齐的睫毛，上睑睫毛硬而长，稍向前上方弯曲；下睑睫毛短而少，稍向前下方弯曲。睫毛的功能主要是防止异物进入眼内，且由于上睑睫毛较长，能避免强光照射，此外，睫毛尚有美容作用。睫毛毛囊周围有变态汗腺（Moll腺）和皮脂腺（Zeiss腺），排泄导管开口于毛囊中。睑缘后唇锐利，略呈直角，直角形的消失和变平，常为睑缘或结膜疾病的征象。后唇以睑结膜面为界，与眼球表面紧密接触，后唇之前是排列整齐的睑板腺导管开口，前唇和后唇之间有一条灰色线称灰

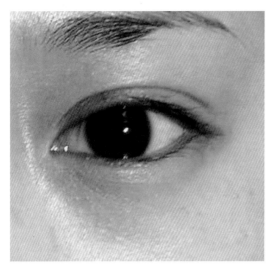

图3-1 开睑状态

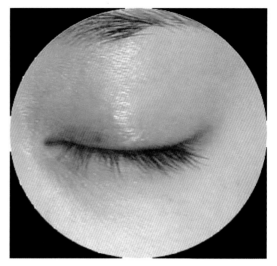

图3-2 眼睑瞬目时闭睑状态

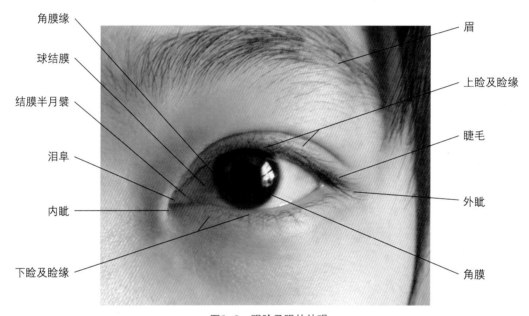

角膜缘
球结膜
结膜半月襞
泪阜
内眦
下睑及睑缘

眉
上睑及睑缘
睫毛
外眦
角膜

图3-3 眼睑及眼的外观

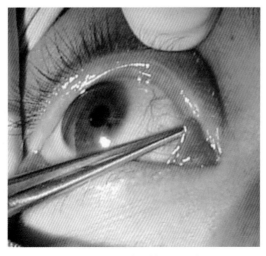

图3-4 结膜半月皱襞及泪阜

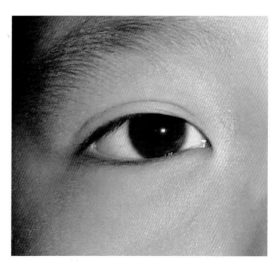

图3-5 儿童眼睑状态

线（gray line）（图3-6），此线为眼睑手术的重要解剖标志，沿灰线切开可将眼睑分成前后两部即睫部和睑部，睫部含有皮肤与轮匝肌，睑部含有睑板和结膜（图3-7，8）。

上下睑游离缘内侧端有一乳头状隆起的小结节，称泪乳头（lacrimal papillar），位于其中央的小孔称泪小点（lacrimal point），为泪小管的入口。泪液经上下泪小点，经泪小管汇入泪道，进入鼻道。

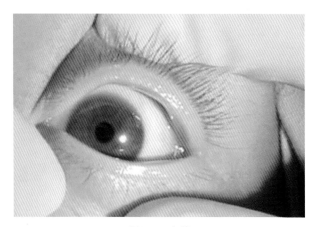

图3-6 灰线

■ 眼睑的分层解剖

眼睑由前向后分成五层：皮肤层、皮下组织层、肌层、纤维层、睑结膜层（图3-9~13）。

皮 肤

眼睑皮肤（skin）是全身皮肤最薄柔的部位，易形成皱褶，眼睑皮肤厚约0.4 mm。眼睑皮肤由表皮、真皮组成，表皮层由6~7层复层鳞状上皮构成，真皮则由乳头层和网状层组成，网状层富含弹力纤维、网状纤维和胶原纤维，这使得眼睑皮肤具有极佳的弹性及延展性。眼睑手术经常利用这一特点进行眼睑周围皮肤缺损的修复。

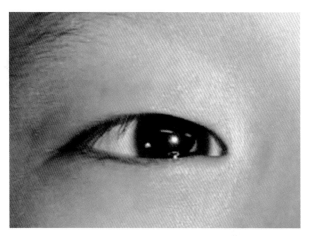

图3-7 单睑

皮下组织

眼睑皮下组织（subcutanneous tissue）主要由结缔组织及少量脂肪组成。眼睑皮下结缔组织非常疏松，皮下脂肪稀少，睑板前皮肤由于提上睑肌腱膜的附着，与其下睑板粘连紧密，越接近睑缘，皮下组织越少，且较紧密地附于其深面眼轮匝肌。由于组织疏松，临床上肾病和局部炎症时易出现水肿。

睑缘处皮下组织可见睫毛毛囊、汗腺、皮脂腺等皮肤附属器。同时，皮下还有Moll腺和Zeis腺。Moll腺为较大的螺旋形汗腺，导管开口于睫毛沟、睫毛毛囊或Zeis腺管内；Zeis腺是一种变性的皮脂腺，直接开口于睫毛毛囊中，通过导管排出皮脂。

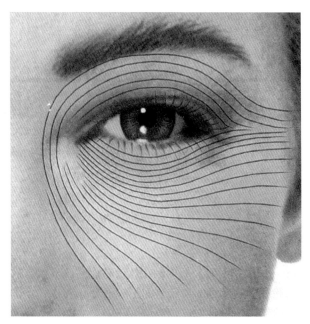

图3-8 兰格线

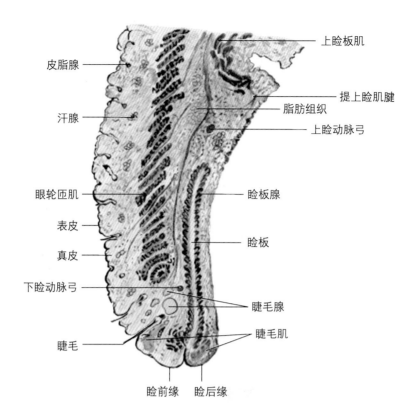

皮脂腺

汗腺

眼轮匝肌

表皮

真皮

下睑动脉弓

睫毛

上睑板肌

提上睑肌腱
脂肪组织

上睑动脉弓

睑板腺

睑板

睫毛腺

睫毛肌

睑前缘　睑后缘

图3-9　眼睑组织结构

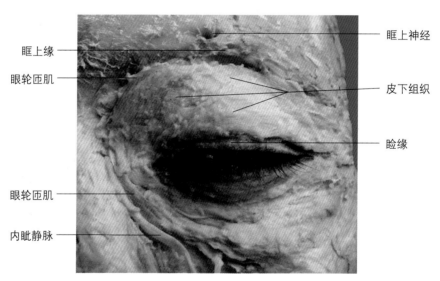

眶上缘

眼轮匝肌

眼轮匝肌

内眦静脉

眶上神经

皮下组织

睑缘

图3-10　眼睑的皮下组织分布

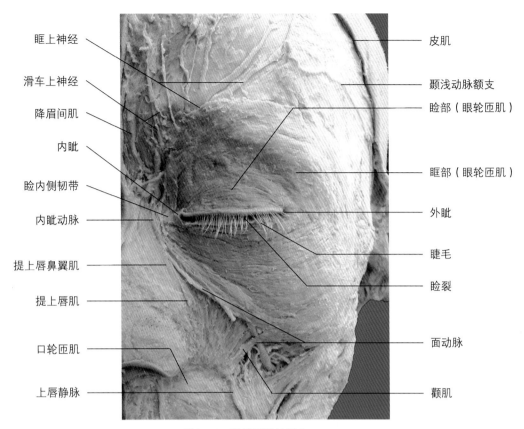

眶上神经
滑车上神经
降眉间肌
内眦
睑内侧韧带
内眦动脉
提上唇鼻翼肌
提上唇肌
口轮匝肌
上唇静脉

皮肌
颞浅动脉额支
睑部（眼轮匝肌）
眶部（眼轮匝肌）
外眦
睫毛
睑裂
面动脉
颧肌

图3-11　眼轮匝肌的形态

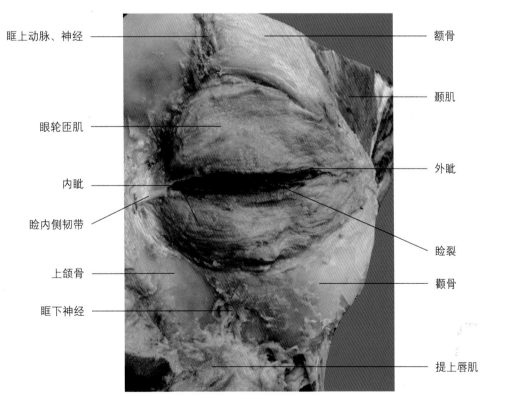

眶上动脉、神经
眼轮匝肌
内眦
睑内侧韧带
上颌骨
眶下神经

额骨
颞肌
外眦
睑裂
颧骨
提上唇肌

图3-12　眼轮匝肌的层次

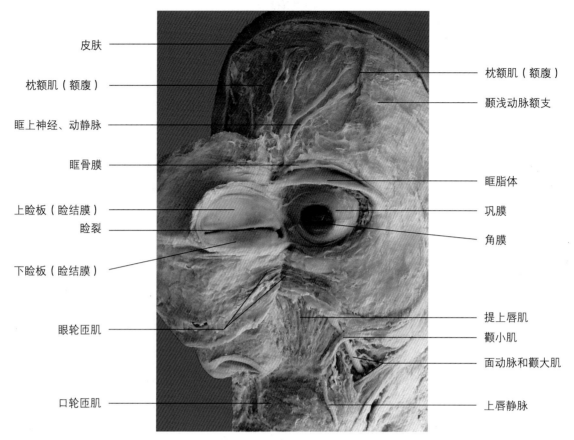

皮肤

枕额肌（额腹）

眶上神经、动静脉

眶骨膜

上睑板（睑结膜）

睑裂

下睑板（睑结膜）

眼轮匝肌

口轮匝肌

枕额肌（额腹）

颞浅动脉额支

眶脂体

巩膜

角膜

提上唇肌

颧小肌

面动脉和颧大肌

上唇静脉

图3-13 眼睑和轮匝肌层

肌 层

眼睑肌层主要包括眼轮匝肌、提上睑肌及Müller肌等。

1. 眼轮匝肌　眼轮匝肌是横纹肌，其与眼表浅腱膜系统的额肌、枕肌相延续，肌纤维走行以睑裂为中心并与睑裂平行，环绕眶缘及上下睑环形走行，主要司眼睑闭合。眼轮匝肌分为睑部、眶部及泪部三部分。

睑部：按位置又可分为睑板前部及眶隔前部两部分。睑部轮匝肌的肌纤维起于内眦韧带，泪后嵴上部及其邻近骨壁，围绕睑裂，分别沿上下睑呈两个半圆形走行，共同止于外眦韧带。

睑部轮匝肌为不随意肌，收缩时力量较小，使睑裂轻度闭合，如睡眠时闭目、平时的瞬目及防御性反射性闭睑。该肌痉挛时可引起睑内翻。

眶部：眶部轮匝肌纤维大部分起于内眦韧带，绕眶缘走行，环绕一周止于内眦韧带。一部分纤维附属于颞部、颊部，一部分肌纤维进入眉部皮下、额肌前方，与额肌交织在一起。

泪部：眼轮匝肌泪部又称Horner肌，此肌纤维深部起始于泪后嵴后方的骨面，经泪囊之后到睑板的前面，加入眼轮匝肌睑部的纤维中。起于泪后嵴深部的眼轮匝肌纤维与起于泪前嵴的浅部纤维共同包绕泪囊。瞬目时由于泪囊有秩序地缩小与扩大，借虹吸作用使泪液由结膜囊排出。泪部的纤维束也紧密地围绕泪小管，所以此肌的排泪作用更加明显，当肌纤维因外界刺激收缩时可使泪小点和泪小管缩窄而发生泪溢（图3-14，15）。

2. 提上睑肌（levator of upper eyelid）　提上睑肌位于上眼睑轮匝肌深部，起自眶尖视神经孔周围的总腱环蝶骨小翼下方，沿眶上壁和上直肌之间呈水平位向前行进，眶顶部只有宽约4 mm，向前逐渐呈扇形变宽，在相当于结膜上穹隆顶部肌鞘处向两侧水平扩展形成上横韧带。在上睑横韧带附近，提上睑肌由水平方向的肌肉转化为垂直方向的腱膜。肌腹长40 mm，腱膜15~20 mm。上横韧带是一种横跨眼眶的筋膜增厚，内侧附着于滑车及其附近骨壁，外侧穿过泪腺向上附于眶外壁结节上方约10 mm处的眶外壁上。上横韧带是一个眼睑的牵引装置，对提上睑肌起着支持和悬吊的作用，同时又是一个滑车装置，提上睑肌

其在眶内水平向前，再通过滑车系统转变为自上而下的垂直运动。

在提上睑肌形成腱膜向下扩展时，扩展部的腱膜止于内外侧眶壁处，形成内外角并连接内外眦。内角附于后泪嵴及内眦韧带，外角附于眶外侧壁颧结节，将泪腺分隔成眶叶和睑叶。这两个止点特别坚韧，在行提上睑肌缩短时应予以切断，从而有效缩短该肌腱。由于外眦韧带也止于此点，在行外眦韧带固定时，提上睑肌的外侧角也可能因固定在内导致上睑外侧受牵拉，闭睑迟滞等情况。

提上睑肌腱膜一部分穿过眶隔止于睑板前，另一部分穿过眼轮匝肌附着于上睑沟及其下方的皮下组织，收缩时上睑沟以下皮肤与睑板牵拉向上，而其上方的皮肤下垂折叠形成重睑；重睑的宽窄高低与提上睑肌附着的位置和收缩力有关。收缩力越强，重睑越窄。上睑下垂的患者常因提上睑肌肌力差而无重睑。提上睑肌主要作用是收缩时使上睑向上、向后运动，达到开睑的目的。各种原因导致的提上睑肌麻痹、损伤均可导致上睑下垂（图3-16~22）。

3. Müller肌　Müller肌是两块很薄的平滑肌，上下各一。上睑Müller肌长约12 mm，宽约15 mm，起于提上睑肌深面的横纹肌纤维中。在提上睑肌与穹隆部结膜之间垂直向下走行止

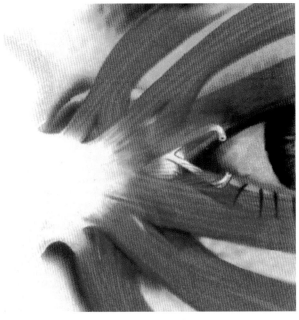

图3-14　眼轮匝肌的深浅两个起点

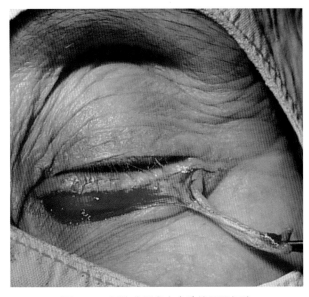

图3-15　下睑成形术中皮肤轮匝肌切除

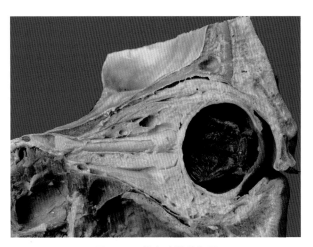

图3-16　提上睑肌的位置

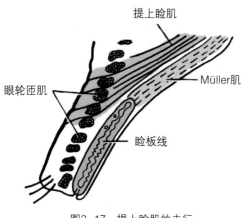

图3-17 提上睑肌的走行

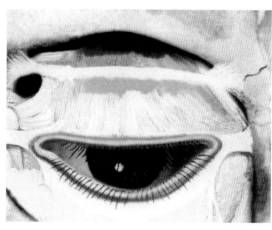

图3-18 提上睑肌解剖，显示上横韧带与滑车筋膜的内侧附着及其与颧骨前缝的外侧附着部

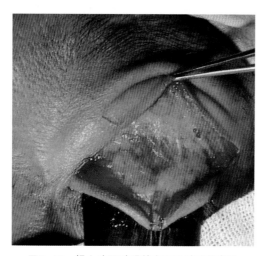

图3-19 提上睑肌腱膜前表面及腱膜前脂肪

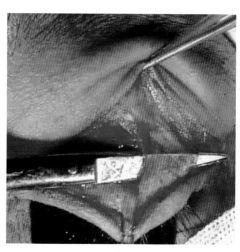

图3-20 上睑下垂术中提上睑肌腱膜从睑板上缘分离，剪刀上方为提上睑肌腱膜

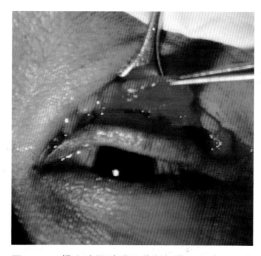

图3-21 提上睑肌腱膜及节制韧带，上睑下垂术中暴露节制韧带

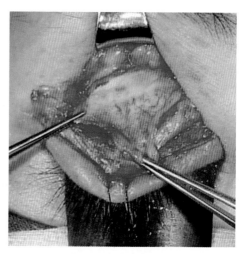

图3-22 提上睑肌缩短术中准备行提上睑肌切除，镊子所夹为提上睑肌腱膜

于睑板上缘；下睑Müller肌薄弱，起于下直肌鞘膜和下斜肌交汇处，附着于下睑板下缘（图3-23~25）。

Müller肌受交感神经支配，可协同提上睑肌开大睑裂，收缩时使上睑开大约2 mm，在惊吓、愤怒或甲状腺功能亢进等情况时的上睑退缩与此肌强力收缩有关。

此外在下睑尚有下睑缩肌，此肌与提上睑肌结构功能相似，是眼睑筋膜、腱膜、Müller肌复合体。起于下直肌和下斜肌肌鞘交汇处，位于眶隔深面，止于下睑板下缘，后面与下睑穹隆部结膜相贴，下斜肌和下直肌通过睑囊筋膜产生张力，眼球向下看时，下睑会有轻度下移（图3-26）。

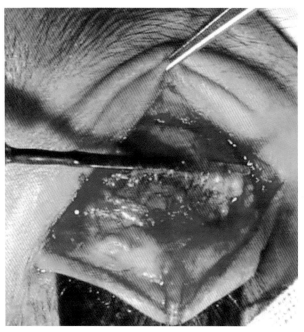

图3-23 Müller肌，上睑下垂术中见Müller肌与其下方的结膜紧密附着，虹膜恢复器顶起部分即为Müller肌

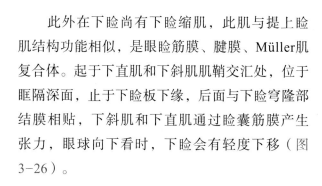

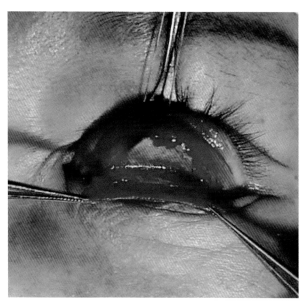

图3-24 上睑退缩术中从结膜面分离Müller肌，两镊子夹住者为Müller肌

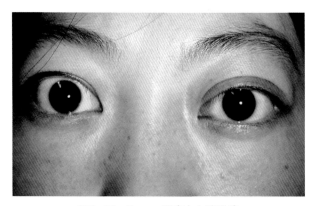

图3-25 Graves眼病右上睑退缩

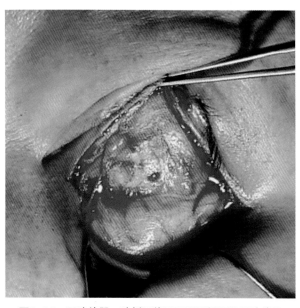

图3-26 下睑缩肌，睑板下缘及下眶隔间可见下睑缩肌

纤维层

1. 睑板（tarsus）　睑板稍呈半圆形，上下睑各一，是眼睑的支架。由厚而致密的强韧纤维组织构成，具有丰富的弹力纤维及发达的睑板腺，上睑板较宽、厚；下睑板较窄。睑板分为前后表面、内外端、游离缘和附着缘。睑板前面隆起，提上睑肌纤维附着于上睑板上1/3部分，而下睑板下缘由下睑缩肌纤维附着。睑板后面凹陷，与睑结膜紧密结合，其弯曲度与眼球凸面相适应。睑板内外两端在内外眦水平借内外眦韧带附着于眶缘。游离缘形成睑缘，附着缘逐渐移行为眶隔。睑板腺与睑缘垂直排列，是全身最大的变态皮脂腺，有些人能透过结膜面看见黄色线条状走行的腺体，每个腺体有一个中心管，一端闭合，一端开口于睑缘，其分泌的类脂质是泪膜的重要组成部分，起润滑眼球表面的作用。睑板作为眼睑牵引组织的止点，维持眼睑的稳定和方向（图3-27，28）。

2. 眶隔（orbital septum）　眶隔是连接睑板与眶缘之间的一层薄而富有弹性的结缔组织，在眶缘处与增厚的骨膜相延续，外侧与外眦韧带相融合，内附于泪前嵴及内眦韧带上。眶隔和提上睑肌腱膜在上睑板上缘上方2~5 mm处汇合，在外

侧眶缘处最厚，在下睑内侧最薄。眶隔将眼睑与眼眶分开，是眼睑与眼眶内结构的重要屏障。对于防止炎症扩散有重要意义。

眶隔的后间隙内有眶脂肪存在。正常的眶隔有效限制了眶脂肪的活动范围。随着年龄增长眶隔组织萎缩、松弛变薄，可致眶内脂肪疝出，上睑外侧泪腺也可脱垂，下睑下方隆起则形成"眼袋"。

眶脂肪被薄的纤维组织间隔分为几个脂肪垫，上睑脂肪垫由滑车分为鼻侧脂肪垫和腱膜前脂肪垫。腱膜前脂肪垫纤维较少呈黄色，由结缔组织分隔成小叶。睑部泪腺位于腱膜前脂肪垫外侧，呈粉红色，质地较硬，在切除腱膜前脂肪垫前一定要注意辨认，以免损伤或误切泪腺。下睑的则有内、中、外三组脂肪垫。中内侧脂肪垫被后方下斜肌起点分开，内侧呈黄色，结构较致密；中央及外侧脂肪垫呈黄色，结构松软（图3-29~39）。

3. 内眦韧带（medial palpebral ligment）及外眦韧带（lateral palpebral ligment）　内眦韧带是一坚韧的致密结缔组织束，分为深浅二部。深部较薄，附着于泪后嵴；浅部较宽，分上下两支，将上下眼睑附着于上颌骨额突和泪前嵴上。内眦韧带是泪囊手术的重要标志（图3-40，41）。

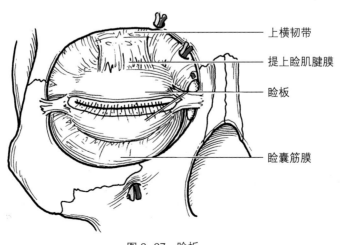

图 3-27　睑板

上横韧带
提上睑肌腱膜
睑板
睑囊筋膜

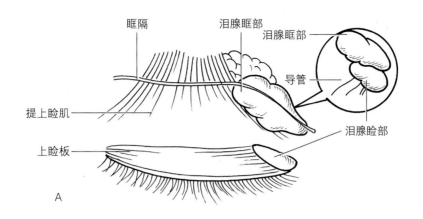

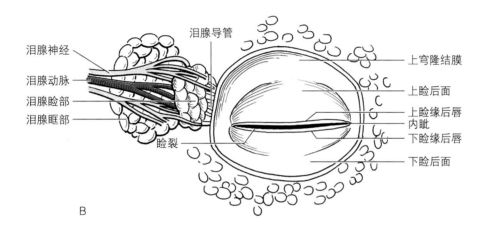

图3-28 眼睑的层次结构
A.前面观（左眼）；B.后面观（左眼）

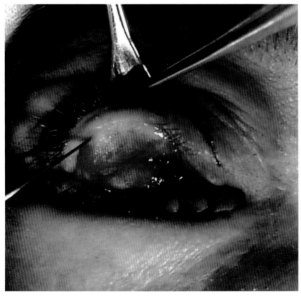

图3-29 睑内翻手术中行睑板下沟切开，尖刀所在位置为睑板下沟

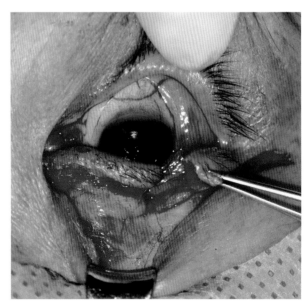

图3-30 睑板断面观，下睑外翻术中睑板楔形切除

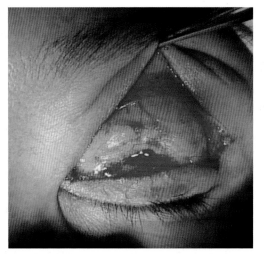

图3-31 上睑眶隔，可见薄的纤维结缔组织隔膜，表面有细小血管

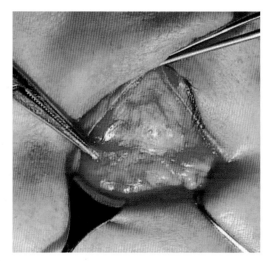

图3-32 下睑眶隔

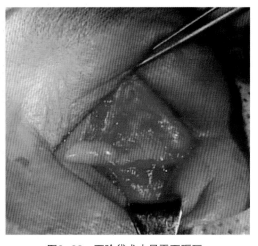

图3-33 下睑袋术中暴露下眶隔

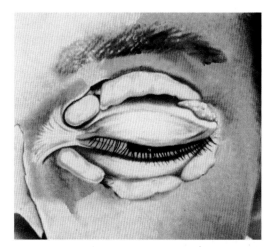

图3-34 眼睑脂肪垫分布示意图

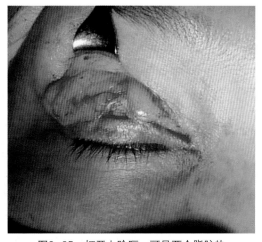

图3-35 打开上睑隔，可见两个脂肪垫

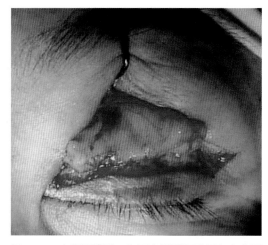

图3-36 上眶隔脂肪，打开多层眶隔膜及细小分隔后，上眶隔脂肪完全暴露

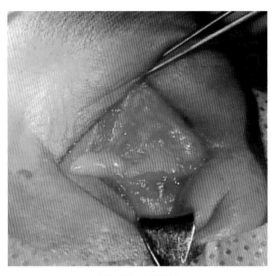

图3-37 下眶隔

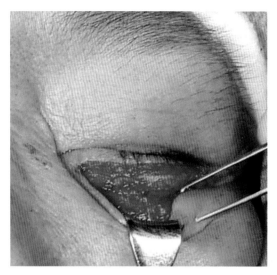

图3-38 去除眶脂肪后行下眶隔缝合

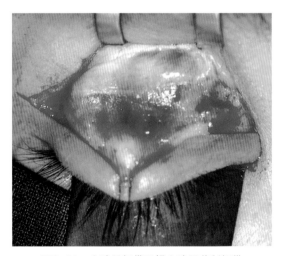

图3-39 上睑悬韧带及提上睑肌节制韧带

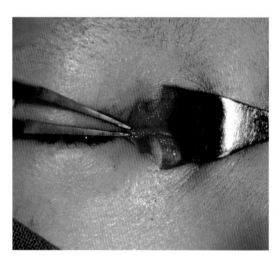

图3-40 内眦韧带前支

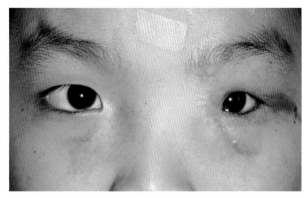

图3-41 左眼远内眦畸形，外伤后内眦韧带断裂所致

外眦韧带是上下睑板在外眦交汇形成的致密结缔组织条带，较内眦韧带薄弱，位置稍深。附着于眶外缘的上颌骨的颧结节上，分前后两叶，起到维系眼球和眼睑位置的作用。

睑结膜

为眼睑最内面一层薄而透明的组织，血管丰富，与睑板内面紧密联系。睑缘部与皮肤移行，通过上下穹隆结膜与球结膜相延续，睑结膜向内与眼球接触，其运动维系泪液在眼表的涂布。

■ 眼睑的血管、淋巴管和神经

眼睑的血流供应

1. 动脉　眼睑具有丰富的血供，其来源主要有两个：颈内动脉的分支（包括鼻背动脉、额动脉、眶上动脉及泪腺动脉等分支），颈外动脉的分支（包括面动脉、颞浅动脉、眶下动脉、内眦动脉的分支）。在这两个系统之间有广泛的侧支循环（图3-42）。

（1）颈内动脉分支

鼻背动脉（doral nasal artery）：经内眦韧带上方出眶，沿鼻梁下行，分至泪囊、鼻根以及鼻背外面与内眦动脉吻合。

额动脉（frontal artery）：眼动脉终末支，与滑车上神经同行，眶上内角出眶至额部，与眶上动脉对侧同名动脉吻合。

眶上动脉（supraorbital artery）：眼动脉于视神经上方时发出，先在上直肌与提上睑肌内侧前行，继而在提上睑肌与眶上壁之间与眶上神经同行，经眶上切迹达前额，与额动脉、颞浅动脉吻合，供应上睑及眉部皮肤。

泪腺动脉（lacrimal artery）：沿外直肌上缘至泪腺，其较大的分支为睑外侧动脉与睑内侧动脉，形成睑动脉弓。

（2）颈外动脉分支

面动脉（facial artery）：起自颈外动脉，经下颌下腺的深面在咬肌前缘越过下颌骨下缘至面部，向口角迂曲而行，然后绕过鼻侧至眼内眦为内眦动脉，供应内眦、泪囊和下睑内侧皮肤。

颞浅动脉（superficial temporal artery）：在耳前方上行，穿腮腺越过颧弓根达颞侧浅部，可在皮下触及搏动，主要供应上、下睑外侧皮肤及眼轮匝肌。

眶下动脉（infraorbital artery）：经眶下裂入眶下沟和眶下管，经眶下孔出眶到面部，供应下

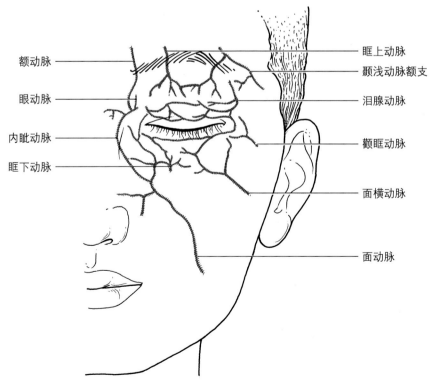

图3-42　眼睑动脉的分布

额动脉

眼动脉

内眦动脉

眶下动脉

眶上动脉

颞浅动脉额支

泪腺动脉

颧眶动脉

面横动脉

面动脉

睑内侧。

2. 静脉　眼睑静脉分为两部分，即睑板前和睑板后静脉网。睑板前静脉网向内回流到内眦静脉，向外回流到颞浅静脉和泪腺静脉；睑板后静脉网经眼眶回到海绵窦或经翼丛到海绵窦。睑板前后静脉网汇入内眦静脉，向上接受额静脉，眶上静脉网汇入的血流，向下与面静脉相继流入颈内静脉。静脉与同名的动脉伴行形成位置相当的静脉血管弓。内眦静脉与眼睑静脉、筛静脉、泪腺静脉及眼静脉广泛吻合（图3-43）。

内眦静脉、眼睑静脉及面静脉等无静脉瓣，眼睑、眼眶的血流很容易回流至海绵窦。故面部、眼睑（危险三角）化脓性感染时，病菌直接经眼眶静脉入海绵窦。因此，眼睑、泪囊区炎症时切忌挤压和不适当的切开，以免造成眶蜂窝织炎、海绵窦血栓、颅内感染、菌血症甚至败血症等严重后果。

眼睑的淋巴回流

眼睑淋巴分为浅部和深部两部分。睑板前组织的淋巴汇于浅部淋巴丛，睑板和结膜淋巴汇于深部淋巴丛，二者通过睑板互相交通。深浅两系统又分为内外侧组：内侧组即上睑内1/4、下睑内2/3及内眦部淋巴，向下汇入下颌下淋巴结；外侧组即上睑外2/3、下睑外1/3的淋巴注入耳前淋巴结。下颌下淋巴结与耳前淋巴结输出管均于面总静脉与颈内静脉交接处附近，注入颈深淋巴结。因此睑板恶性肿瘤转移者上睑较多转移至耳前淋巴结，下睑多转移至颌下淋巴结（图3-44）。

眼睑的神经支配

眼睑的神经支配有三种来源：运动神经、感觉神经和交感神经。

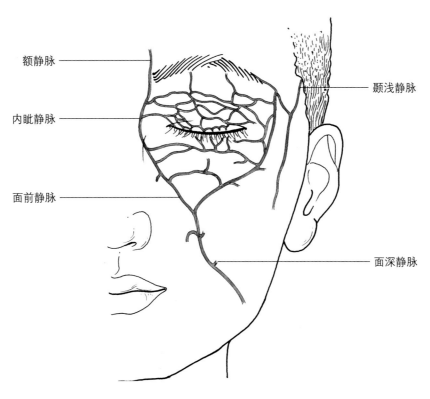

图3-43　眼睑静脉的回流

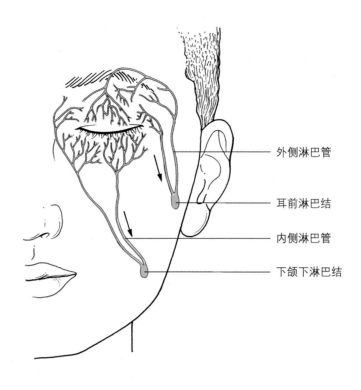

外侧淋巴管

耳前淋巴结

内侧淋巴管

下颌下淋巴结

图3-44　眼睑淋巴的回流

1. 运动神经　动眼神经在进入眶上裂前分为上下两支，上支较小分布于上直肌和提上睑肌，司提上睑功能，动眼神经麻痹时造成上睑下垂。下支较大，沿视神经下方向前，再分成三支至内直肌、下直肌和下斜肌。

面神经由脑桥小脑脚出脑，经内耳道、面神经管由茎乳孔出颅，在腮腺内分为五支，支配眼睑的主要有两支，即颞支和颧支。颞支由腮腺上缘分出，在眶外侧角上方越过颧弓与眶上缘平行，支配眼轮匝肌上部及额肌、皱眉肌，司眼睑闭合和额肌、眉部运动；颧支由腮腺前上方分出，横进颧骨，支配眼轮匝肌下部。面神经麻痹时可造成眼睑闭合不全，在手术中应尽量避免损伤面神经。

2. 感觉神经　眼睑的感觉神经来自三叉神经的眼支和上颌支。眼支自半月神经节发出后入海绵窦达眶上裂后部，分为泪腺神经、额神经和鼻睫状神经三支，经眶上裂入眶，额神经是三支中最大的一支，于眶顶中部再分为滑车上神经和眶上神经；上颌支由眶下裂入眶，其眶内部分称为眶下神经，经眶下管向前，出眶下孔到达面部。

上睑感觉主要由眶上神经支配，下睑感觉主要由眶下神经支配，内眦部由滑车上下神经支配，外眦由泪腺神经支配（图3-45）。

3. 交感神经　主要源于海绵窦的交感神经丛。经眼动脉睑支至眼睑分布于Müller肌、睑部血管、腺体。

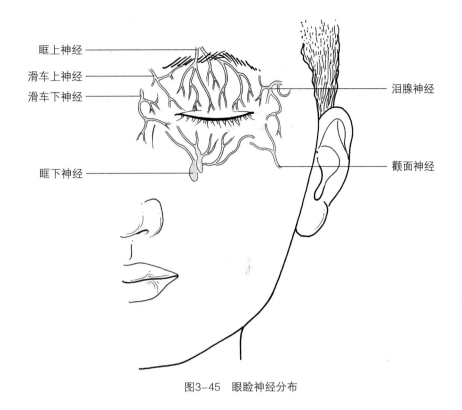

眶上神经

滑车上神经

滑车下神经

泪腺神经

颧面神经

眶下神经

图3-45　眼睑神经分布

泪　器

泪器（lacrimal apparatus）包括两个部分，即泪液的分泌部分，包含泪腺和副泪腺；泪液的排出部分，由泪小点、泪小管、泪囊和鼻泪管四部分组成（图3-46，47）。

■ 泪腺

泪腺、副泪腺的解剖、生理功能

泪腺（lacrimal gland）位于眼眶外上方额骨的泪腺窝内，长约20 mm，宽约12 mm，通过结缔组织固定于眶骨膜上，提上睑肌外侧腱膜从中通过，将泪腺分为较大的眶部泪腺和较小的睑部泪腺，正常情况下在眼睑不能触及泪腺（图3-48）。提上睑肌、Lockwood韧带和下方支持

韧带在泪腺固定中起重要作用，如果上述韧带或提上睑肌张力减弱，在临床上出现泪腺下垂。泪腺上方与眶骨膜紧密粘连，后部与眶脂肪相接，下方与眼球毗邻，内侧端倚居提上睑肌之上，同时泪腺本身腺叶密集脆弱，容易破碎，因此泪腺肿物容易累及眼眶骨膜和周围组织，术后容易复发。泪腺的血液供应来自眼动脉分支的泪腺动脉，于泪腺后部中央进入。血液回流通过泪腺静脉进入眼上静脉，最后汇入海绵窦。泪腺的神经有三种成分，感觉神经来自三叉神经的眼支，在泪腺的分泌细胞和排泄管外分支形成神经网络供应腺体，末梢最后穿过腺体，供应外侧结膜和眼睑皮肤（图3-49）。有相当一部分泪腺圆柱瘤型腺癌的病例在起病初期表现感觉神经受侵犯的

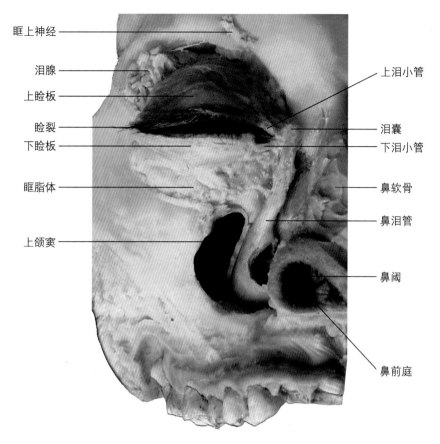

眶上神经
泪腺
上睑板
睑裂
下睑板
眶脂体
上颌窦

上泪小管
泪囊
下泪小管
鼻软骨
鼻泪管
鼻阈
鼻前庭

图3-46 泪器

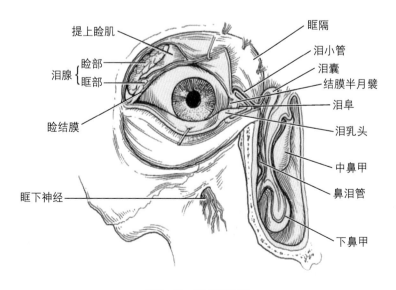

提上睑肌
泪腺 { 睑部 眶部 }
睑结膜
眶下神经

眶隔
泪小管
泪囊
结膜半月襞
泪阜
泪乳头
中鼻甲
鼻泪管
下鼻甲

图3-47 泪腺和泪道

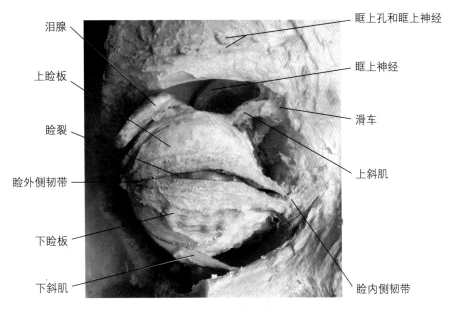

泪腺
上睑板
睑裂
睑外侧韧带
下睑板
下斜肌

眶上孔和眶上神经
眶上神经
滑车
上斜肌
睑内侧韧带

图3-48 泪腺的位置

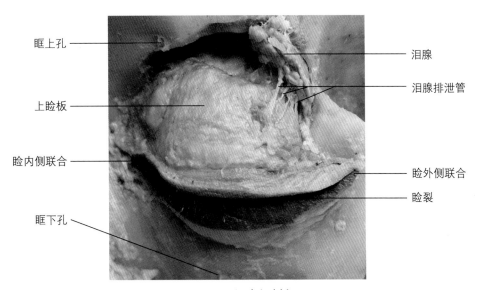

眶上孔
上睑板
睑内侧联合
眶下孔

泪腺
泪腺排泄管
睑外侧联合
睑裂

图3-49 泪腺和睑板

症状，临床上眼球突出不显著，而患侧眼痛、头痛却成为患者的一个重要主诉，这是因感觉神经外围受到癌细胞浸润所致，对诊断和鉴别诊断很有帮助；来自颈内动脉丛的交感神经纤维和面神经的副交感神经纤维控制泪腺分泌。交感神经控制正常泪腺分泌，副交感神经控制大量的泪液分泌。如果摘除泪腺，只要副泪腺和杯状细胞未破坏，临床上不一定出现结膜干燥。

泪腺由分泌泪液的分泌腺泡和排出泪液的导管组成。腺泡包括两层细胞，圆柱状细胞为真正的泪腺分泌细胞，围成圆腔。圆柱状细胞之外还有一种扁平的肌上皮，具收缩性，再外则为基底膜。导管有两层细胞，内层细胞呈柱状或立方形，外层为扁平形。其间质来自结膜深层的中胚叶组织。腺泡的分泌物进入小叶间的收集管，开始部分为叶内腺管，后移行为叶外腺管，最终开口于排泄管（图3-49）。泪腺共有排泄管10~20个，排泄管开口于颞侧上穹隆结膜。泪腺是外分泌腺，产生浆液即泪液通过排泄管排入结膜囊，对眼球起润滑和保护作用。泪液来源于泪腺的基础分泌和反射分泌。基础分泌由分泌黏液、水样液、脂质的腺体和组织产生。在睡眠时，基础分泌过程依然存在，其分泌量随年龄增加而逐渐减少。基础分泌没有传出神经支配。反射分泌由泪腺产生，这种分泌受神经支配。反射分泌又可分为：①周围感觉型反射分泌，发生于结膜、角膜、色素膜、鼻黏膜和周围皮肤等任何刺激；②视网膜型反射分泌，为光线进入眼内刺激视网膜的反射性分泌，它和基础分泌同时提供泪液，构成正常的泪液流量，视网膜对光线的适应，保持泪液流量的恒定，当光线刺激增强时，泪液流量常有改变，在完全黑暗或闭眼睡眠时，反射分泌停止；③精神反射分泌，任何情感的刺激，都可引起反射性泪液分泌。一般基础泪液分泌即可满足润滑眼球的需要，而泪腺的反射性分泌能为应急需求提供大量泪液。泪液分泌出来后，借助眼睑的瞬目作用，润滑眼球表面，大部分被蒸发掉，由于睑板腺分泌的脂质分布于睑缘，使余下的少量泪液不外溢而存于结膜囊内，借助眼轮匝肌的收缩，由结膜囊外侧经泪河运转至内眦部泪湖，进入上下泪小点、泪小管、泪总管、泪囊、鼻泪管，在下鼻道的外侧壁排入鼻腔（图3-47~51）。

除泪腺外，还有位于穹隆结膜的副泪腺，包括Krause腺、Wolfring腺和Ciaccio腺，副泪腺分泌浆液。副泪腺的组织结构与泪腺很相似，但分布的部位和泪腺不同，其中Krause腺位于上、下睑结膜的近穹隆部，上睑有20个，下睑有8个，近外侧部较密集。它们的排泄管管腔较小，一个腺体和一个单独的导管相连接，开口在上穹隆部。睑板上缘有相同的浆液腺，称为Wolfring腺。在半月皱襞和泪阜上也有结构相同的副泪腺。从理论上

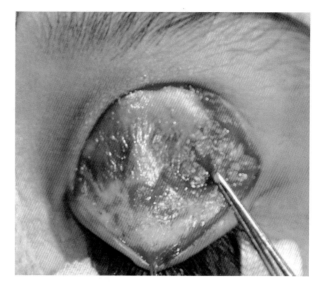

图3-50 附于穹隆结膜的睑部泪腺（上睑下垂术中所见,镊子夹住者为睑部泪腺）

讲，凡是可以发生在泪腺的病变，在副泪腺上同样可以发生。但在临床实践中，泪腺的病变要远比副泪腺的病变为多。

泪腺疾病

泪腺疾病以肿瘤较常见，约占80%以上；其他如泪腺急慢性炎症和炎性假瘤也在临床上经常见到，约占20%。泪腺肿瘤以泪腺多形性腺瘤（又称混合瘤）占多数（50%以上），泪腺区恶性淋巴瘤、腺样囊性癌和腺癌也较多见。泪腺黏液表皮样癌很少见，可能与泪腺的小导管较多而大导管很少有关。泪腺中残存导管和淋巴组织可呈肿瘤样增生，伴对称性双侧耳前腮腺和颌下淋巴结肿大，称为淋巴上皮病变，分为良性淋巴上皮性病变和恶性淋巴上皮性病变，过去亦称为Mikuliz病（米库利奇病，Mikuliz disease）。当患者同时患有某些全身性疾病，如白血病、淋巴瘤、霍奇金病等，则称为Mikuliz综合征（米库利奇综合征）。泪腺下垂使上睑形态改变，需手术矫正复位（图3-52~54）。

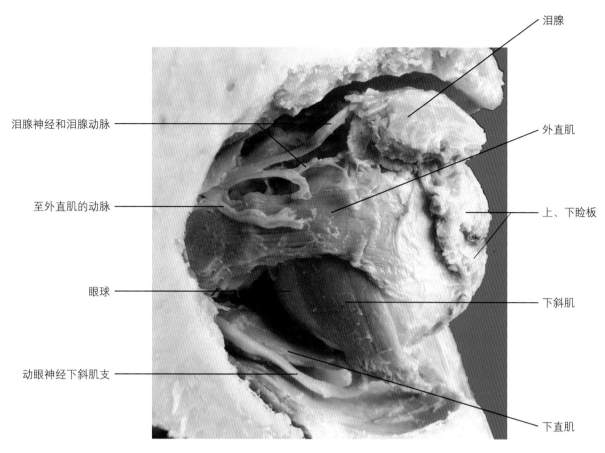

泪腺

外直肌

上、下睑板

下斜肌

泪腺神经和泪腺动脉

至外直肌的动脉

眼球

动眼神经下斜肌支

下直肌

图3-51　泪腺神经和泪腺动脉

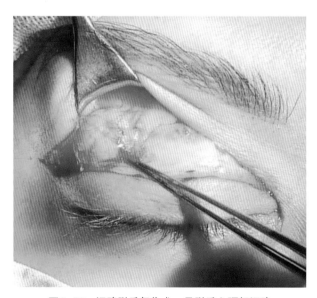

图3-52　泪腺脱垂复位术，见脱垂之眶部泪腺

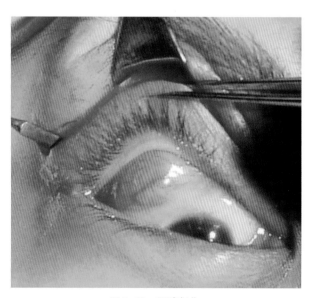

图3-53　泪腺复位

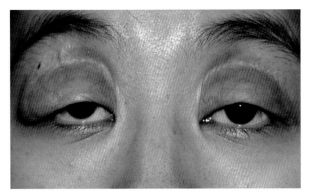

图3-54　泪腺复位后外观

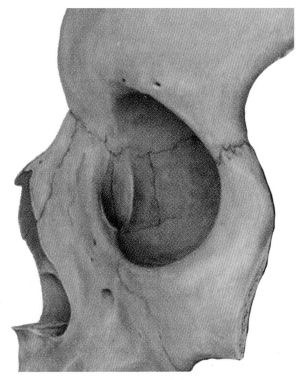

图3-55　泪囊窝

■ 泪道

泪道的解剖

泪道（lacrimal passages）是泪液的排出管道，分为骨性泪道和膜性泪道两部分。

1. **骨性泪道**　包括泪囊窝（fossa for lacrimal sac）和骨性鼻泪管（bony nasolacrimal duct）。

（1）泪囊窝：位于眶内侧壁的前下部，前方由上颌骨的额突形成泪前嵴，后方由泪骨的泪后嵴及泪钩共同构成，向上与眼眶的内侧壁眶缘相连续，内下向前止于钩子形的钩状突起。此突起与上颌骨的泪骨切迹相遇，构成鼻泪道的上口（图3-55）。泪囊窝下半部与中鼻道为邻，其上半部与前组筛窦接近，在泪道阻塞性疾病行泪道改道手术时一般选择泪囊窝下半部，因为经过泪囊窝的后下1/4造骨孔可正好进入中鼻道，能够避免把骨孔打入筛窦。临床上做泪囊鼻腔吻合术时应将骨孔造在泪囊窝的前部，使泪囊与中鼻道的黏膜容易相通，最好不要过于偏后，使泪囊不能与鼻腔黏膜吻合。

（2）骨性鼻泪管：是泪囊窝向下延续的骨性管道，向下开口于下鼻道。骨内段长12~40 mm，鼻内段长5.32 mm。外侧壁为上颌骨的泪沟；内侧壁由泪骨的隆突和下鼻甲的泪突构成，较薄弱。上口相当于眶下缘水平，下口位于下鼻道顶部的前1/3和后2/3交界处，即大约在下鼻甲前

端后方16 mm，鼻腔底的上方17 mm处。骨性鼻泪道的走行方向受许多因素的影响，并且个体差异较大，但是一般情况下，其走行是向下并微向后作15°~25° 倾斜，下段稍向外侧。因此在行泪道探通术时，应该沿这个方向进行，避免产生假道。如果是外伤引起的鼻泪管阻塞，在行泪道探通前，应该行CT检查，重建骨性鼻泪管，检查是否存在骨性鼻泪管阻塞，如果存在这种情况，则不能进行泪道探通术。

2. **膜性泪道**　包括泪点、泪小管、泪囊及鼻泪管四部分（图3-56）。

（1）泪点（lacrimal punctum）：包括上、下泪小点，分别位于上、下睑缘后唇的乳头突起上（图3-57）。上泪点位于内眦颞侧6 mm处，其方向朝向后下。下泪点位于内眦颞侧6.5 mm处，其方向朝向后上。泪点为泪液引流的起点，其直径为0.2~0.3 mm，随年龄增长而稍扩大。在正常情况下，上、下泪点紧贴眼球表面，并浸于泪湖

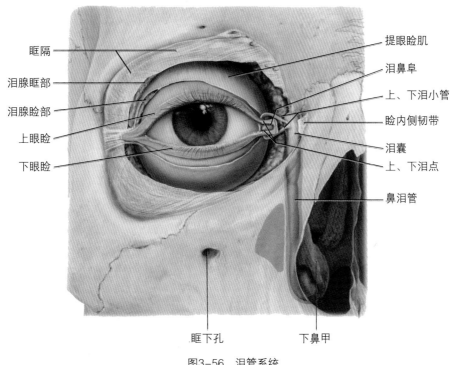

图3-56 泪管系统

眶隔
泪腺眶部
泪腺睑部
上眼睑
下眼睑

提眼睑肌
泪鼻阜
上、下泪小管
睑内侧韧带
泪囊
上、下泪点
鼻泪管

眶下孔　　　下鼻甲

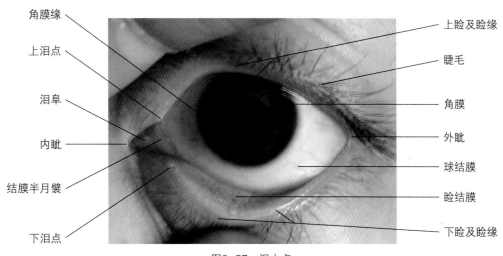

图3-57 泪小点

角膜缘
上泪点
泪阜
内眦
结膜半月襞
下泪点

上睑及睑缘
睫毛
角膜
外眦
球结膜
睑结膜
下睑及睑缘

之中，同时泪点的四周绕以富有弹力纤维的致密结缔组织，起括约肌作用，使泪点呈开畅状态，便于泪液的引流。如果某种原因导致泪点开口狭窄或位置异常，使泪点不能与眼球表面相贴，泪液就不能进入泪道，可导致临床上常见的泪溢现象。

（2）泪小管（1acrimal canaliculi）：连接泪点与泪囊的小管。上、下睑各一，直径为0.5~

0.8 mm，全长10 mm，可分为垂直部和水平部两部分。垂直部与睑缘垂直，贯穿皮肤全层，长1.5~2.0 mm，水平部长8~10 mm，垂直部呈直角延续于水平部，两者交界处的泪小管稍膨大，称泪小管壶腹部。上泪小管向鼻下方走行，下泪小管向鼻上方走行，于内眦部互相汇合，称泪总管，然后开口于泪囊。但临床也可以见到上、下泪小管分别直接开口通向泪囊上部。泪小管进入泪囊的部位相当于内眦韧带水平，可在泪囊内侧面中央稍靠后寻找，一般居泪囊顶部2.5 mm。临床上进行泪道探查或扩张时，需要将眼睑向外侧牵引，使泪小管垂直部和水平部拉直，以便插入探针，同时要注意探针的走向，否则可以损伤泪道。

泪小管的管壁很薄，内衬以复层鳞状上皮，不角化。上皮下富有弹力纤维，伸展性大，临床上泪道扩张时，可扩张至正常时的3倍。垂直部泪小管四周有环形围绕的眼轮匝肌纤维，起括约肌作用，收缩时可牵拉泪点向内，使其浸于泪湖中；同时眼轮匝肌适当地收缩和放松，可以调节泪液的流出。泪小管的水平部分也有同样的肌纤维包绕，不过它的走向略有不同，有时是平行的，有时是螺旋形的，故此肌收缩时，将泪乳头拉向内侧，结果使泪小管变短而壶腹变小，有利于泪液的顺利排出。泪小管周围含有丰富的弹性纤维和胶原纤维组织，损伤后容易形成瘢痕引起泪道阻塞，这也是临床上泪小管阻塞治疗效果不佳的原因。

3. 泪囊（lacrimal sac） 位于内眦韧带后面、眶内侧壁泪骨的泪囊窝内，其上方为盲端，下方与鼻泪管相连。上下长约12 mm，左右宽2~3 mm，前后径4~7 mm。泪囊颞侧与泪总管或泪小管相连，下方与鼻泪管相延续。从侧方观察，泪囊向后倾斜15°~25°，其表面标志相当于内眦至第一磨牙的连线。从前方观察，泪囊稍向外倾，与鼻泪管呈一钝角。泪囊上1/3位于内眦韧带深部，下2/3位于内眦韧带后下方，泪囊顶端在内眦上方3~5 mm处。泪囊手术时常以内眦韧带作为寻找泪囊的主要标志，手术前如用力将眼睑皮肤向外拉紧，内眦韧带的经路即可显出或触及（图3-58）。用指尖在内眦韧带下扪入眶缘，往往能摸到泪前嵴的部位，也是寻找泪囊的方法之一。

泪囊部四周被眶骨膜包围，眶骨膜于泪后嵴处分为深浅两层，深层衬于泪囊窝骨壁上，浅层覆盖在泪囊窝前、后泪嵴间，形成泪筋膜

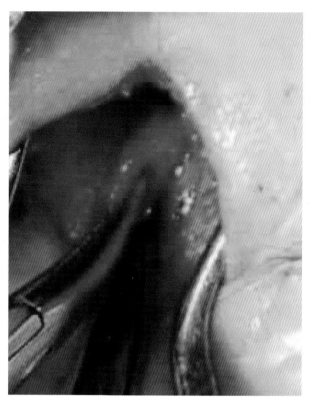

图3-58　泪囊摘除术中显示泪囊，弯血管钳夹住者为泪囊

（lacrimal fascia）。深、浅两层于泪前嵴处互相会合。泪筋膜与泪囊间可见少许蜂窝组织，其间尚有细微的静脉丛，该静脉丛与鼻泪管四周的静脉丛相连。泪囊上端直接与泪筋膜密切接触。泪筋膜上附有眼轮匝肌，通过眼轮匝肌适当地收缩和放松，可以改变泪囊的大小。眼轮匝肌收缩时，牵引泪筋膜向外侧移动，泪囊扩大，泪液从泪小管流入泪囊；眼轮匝肌放松时，泪筋膜向内侧移动，压挤泪囊将泪液从泪囊排入鼻泪管而进入鼻腔。

泪囊与四周组织的毗邻关系：鼻上方为前组筛窦，有时筛窦发育较好，向前下方伸展，给鼻腔泪囊吻合术带来一些困难。鼻下方与中鼻道相对应，是鼻腔泪囊吻合术吻合口的位置。泪囊的前下方相当于内眦韧带下缘以下的部位，该处仅覆有少许眼轮匝肌，一般泪囊脓肿容易在此处穿破形成瘘管。后方为泪筋膜和Horner肌。Horner肌起始于泪后嵴上半部，从泪囊及泪小管鼻侧1/3

部分的后面经过，与上、下睑的眼轮匝肌延续。下斜肌起始于泪囊窝外下方的眶底部，少数肌纤维起自泪筋膜上。泪囊前方距内眦8 mm的皮下有内眦动、静脉经过，垂直越过内眦韧带，动脉位于鼻侧，静脉位于颞侧。泪囊手术做皮肤切口时，切口距内眦角以5~6 mm为宜。过于偏向鼻根，容易损伤内眦血管，引起出血；过于偏向内眦角，则容易破坏眶隔，导致眶脂肪外溢，影响手术的顺利进行。

泪囊有两层上皮细胞，浅层为柱状上皮，深层为扁平上皮，下面有一层完整的基膜，柱状上皮通过深层达到基底膜。上皮内可见丰富的杯状细胞，有时尚可见黏液腺，在发生炎症反应时则大量增多，是黏液分泌物的来源；慢性炎症时大量黏液分泌物潴留，形成泪囊囊肿。胎儿时期上皮内可有纤毛，到成人则纤毛退化消失。在上皮基膜下面，还有属于黏膜下层的固有层，后者又分为两层，紧贴在基膜之下的为腺样层，是一层比较疏松的结缔组织层，内有散在的淋巴细胞，有时也可集结成滤泡。此层之下为比较致密的纤维层，内有大量弹性纤维和丰富的静脉丛，此层和鼻黏膜的纤维层相连续。在泪囊的固有层内，特别在泪囊底部区域内，可有一些类似汗腺的小浆液腺分布，这就是泪囊可以发生腺癌或混合瘤的原因。

泪囊由于上连结膜囊，下通鼻泪管和鼻腔，容易发生炎症反应，也很容易发生阻塞。鼻泪管暂时性或永久性阻塞，常为泪囊炎的诱因，例如鼻腔黏膜的急性肿胀可导致鼻泪管的暂时性阻塞，而鼻泪管先天性狭窄和原发性获得性鼻泪管阻塞则常为永久性鼻泪管阻塞的根源。鼻腔慢性炎症或鼻旁窦慢性炎症可使滞留在泪囊的泪液发生感染，对泪囊壁产生刺激，使泪囊上皮肥厚增生，杯状细胞增多，黏液脓性分泌物滞留，最后导致泪囊囊肿的形成。严重沙眼也可沿泪小管侵入泪囊，在泪囊黏膜下层形成滤泡，晚期则破坏泪囊壁上皮，大量瘢痕形成，使泪囊大为缩小，

手术时难以寻觅。急性化脓性泪囊炎实际上是泪囊周围组织的急性炎症，急性炎症过后，常和泪囊外围组织形成广泛粘连，增加泪囊手术的困难。此外，泪囊还可发生结核、梅毒、霉菌等感染。除炎症外，发生在泪囊的最重要病变为肿瘤，而且以恶性的上皮癌肿为多，肉瘤则较少见。上皮癌中，半数以上为起自泪囊内衬上皮的鳞状细胞癌、移行细胞癌、未分化癌等；次之为起自囊壁浆液腺的腺癌、黏液表皮样癌或腺样囊性癌；肉瘤中主要为淋巴组织系恶性肿瘤，而肌源性恶性肿瘤和其他间叶肉瘤则较少见。泪囊发生肿瘤后，除局部可扪到肿块外，流泪是最常见的一个症状，在早期完全像一个慢性泪囊炎，但冲洗泪道还可通畅，这是因为肿瘤增大时首先浸润囊壁而不是很快就把囊腔完全阻塞的缘故。有的病例，泪囊部尚无肿块扪到，局部也无其他症状，却已蔓延到鼻腔，首先以鼻部肿瘤的形式出现，或有反复鼻衄，或在鼻腔内看到新生物。泪囊肿瘤一般恶性程度较高，且可早期发生转移。泪囊造影可显示泪囊是否阻塞（图3-59，60）。

4. 鼻泪管（nasolacrimal duct） 位于骨性鼻泪管内，上接泪囊，向下开口于下鼻道，全长约18 mm。鼻泪管分为两部分：上部位于骨内的部分称为骨部鼻泪管，长约12 mm，下部位于鼻腔外侧壁黏膜下的部分称鼻部鼻泪管，长5~6 mm，下端开口在下鼻道侧壁的前部或中部。鼻泪管向后外下走行，体表投影相当于内眦角与上方第一磨牙间的连线位置。鼻泪管的形状差异很大，一般情况下，管腔呈裂隙状，成人直径为4 mm，儿童为2 mm，但可以扩张呈圆柱状。鼻泪管下口位置变异也很大，常见的位置在下鼻道外侧壁，多位于鼻底上方16 mm，梨状孔外侧缘向后30 mm处。鼻泪管内侧与中鼻道相邻，外侧在上颌窦前形成一嵴，如局部发生肿瘤、息肉等病变，临床上可出现泪溢现象。鼻泪管的鼻内部及下方开口的四周有丰富的静脉丛，上呼吸道感染时，黏膜

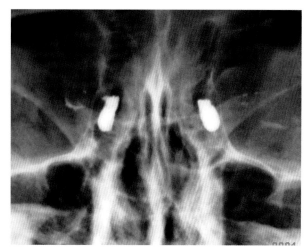

图3-59 泪囊阻塞前面观

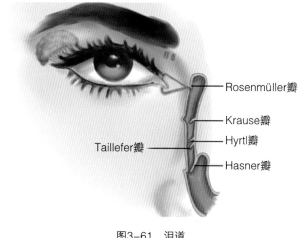

图3-61 泪道

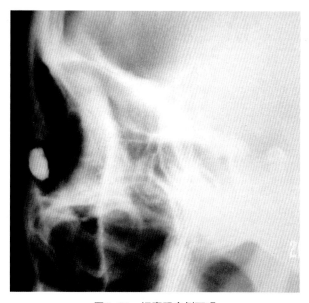

图3-60 泪囊阻塞侧面观

充血肿胀，鼻泪管鼻内部开口处受压，致使泪液不能排出时也可导致泪溢。

泪管狭窄或阻塞

　　鼻泪管下部与骨壁粘连较紧，形成黏膜骨膜，因此，两者中如有病变可彼此波及。但鼻泪管上部易于与骨壁分开。鼻泪管和泪囊内常有瓣膜（图3-61），实际为黏膜皱褶，并无瓣膜

作用，其中较为重要的是鼻泪管下口的Hasner瓣膜。泪道的黏膜皱襞还有：①Maier窦：是泪囊上部的一个小憩室，上、下泪小管合并或分别进入其中；②Rosenmttller瓣膜：位于泪总管开口于泪囊处；③Karuse瓣膜：泪囊与鼻泪管连接处；④Taillefer瓣：位于鼻泪管中部。这些黏膜皱褶通常是容易产生泪道狭窄及阻塞的地方。特别是部分新生儿鼻泪管开口处的Hasner瓣膜为没有完全退化形成的胚胎性残膜，导致鼻泪管阻塞引起新生儿泪囊炎。一般情况下轻轻向下方按压泪囊部，泪囊内液体可以冲破Hasner瓣膜，从而恢复鼻泪管通畅，新生儿泪囊炎得到治愈。如果经按压无效时，可应用泪道探针将此瓣膜刺破而愈。

　　5. 泪道的血管、淋巴管及神经支配

　　（1）泪道的动脉供应：①眼动脉的分支。上睑内侧动脉供应泪囊，下睑内侧动脉供应鼻泪管；②面动脉分支。内眦动脉供应泪囊与鼻泪管；③颌内动脉分支。眶下动脉供应泪囊下部、鼻泪管上部，蝶腭动脉的鼻支供应鼻泪管下部。

　　（2）泪道的静脉回流：泪道的黏膜下方有一静脉丛，向上可回流入内眦静脉和眶下静脉，向下经蝶腭静脉入翼丛和颌内静脉。

（3）泪道的淋巴回流：泪囊部淋巴管与面静脉伴行，入颌下淋巴结。鼻泪管的淋巴管会同来自鼻部和口唇的淋巴管注入颌下淋巴结。然后经咽后淋巴系统入颈深淋巴结。

（4）泪道的神经支配：感觉神经纤维来自三叉神经的眼支，其鼻睫状神经的滑车下神经分支支配泪小管、泪囊及鼻泪管上部。三叉神经的上颌神经的上牙槽前神经支配鼻泪管下部。运动神经来自面神经分支，供应该部的眼轮匝肌。

结膜的解剖

■ 结膜分部

结膜是一层薄的透明黏膜，表面光滑，具有一定的弹性，覆盖在上下眼睑内面，在穹隆部翻转覆盖于眼球的前部，止于角膜缘周围，形成以睑裂为口，角膜为底的囊状结构，名叫结膜囊（conjunctival sac），中国人结膜囊容积约20 μL。上部与外侧结膜囊较深，结膜面积较大，因此临床上进行结膜成形术时多取上部与外侧结膜进行移位或转位。正常开睑时不被眼睑覆盖的部位临床上称为睑裂部结膜（conjunctiva of palpebral fissure part），该部常常暴露于空气中接受各种刺激如风、沙尘、紫外线、烟雨等，因此睑裂部结膜是各种与环境因素相关的变性疾病如睑裂斑、翼状胬肉等好发的部位。

根据解剖部位结膜可分为三部分：睑结膜，穹隆结膜和球结膜（图3-62）。

睑结膜

睑结膜（palpebral conjunctiva）贴附在上下睑的内面。睑结膜又可细分为睑缘部结膜、睑板部结膜和眶部结膜，但三者之间并无明显界限。

睑缘部结膜为眼睑皮肤和结膜黏膜的移行部分，其后缘有排列成行的睑板腺导管开口。眼睑皮肤和结膜黏膜的交界线就在睑板腺导管开口的前1/3平面，临床上称为灰线，是眼睑手术的重要解剖标志（图3-63，64）。睑板腺分泌的脂质在交界线表面形成一条脂膜。由于脂膜是疏水性

的，它可将泪液阻挡在导管开口的后面，使泪液在其后积成一带状泪条，即泪河（图3-65A），在水液缺乏型干眼患者此泪河明显变窄（图3-65B），也可以用眼前节OCT定量测定泪河的宽度（图3-66）。在脂膜的前部为干燥角化的复层鳞状上皮，后面为湿润的3~5层无角化的扁平黏膜上皮。上睑缘部结膜的内眦端6 mm和下睑缘部结膜的内眦端6.5 mm处各有一个泪点。泪点是泪小管的入口处，正常情况下，泪液由泪点通过虹吸作用引流入鼻腔而排出。由于泪点和鼻腔的解剖关系，结膜囊与鼻腔、副鼻窦的疾病可相互蔓延和影响。

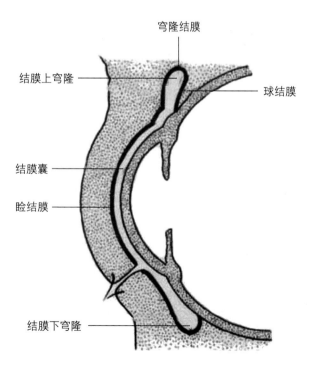

图3-62 结膜的解剖示意图

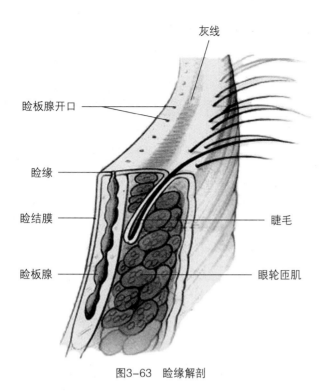

灰线

睑板腺开口

睑缘

睑结膜

睫毛

睑板

眼轮匝肌

图3-63 睑缘解剖

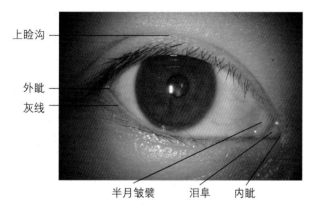

上睑沟

外眦

灰线

半月皱襞　泪阜　内眦

图3-64 睑缘解剖，灰线；结膜半月皱襞和泪阜（王忠浩提供）

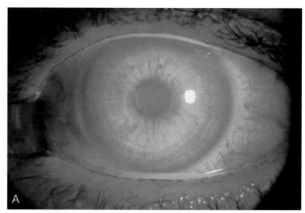

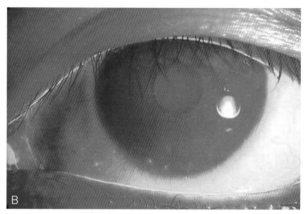

图3-65 泪河
A.正常高度泪河；B.干眼患者泪河高度变窄

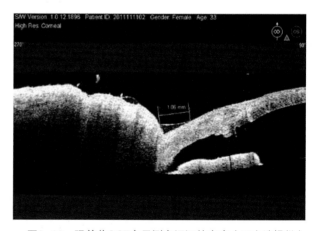

图3-66 眼前节OCT定量测定泪河的宽度（王忠浩提供）

　　睑板部结膜为复层柱状上皮，透明而光滑，富有血管，睑结膜的苍白程度是临床上大体判断贫血程度的依据之一。肉眼还能透见埋在睑板内的睑板腺。睑板腺呈黄色线条状，垂直于睑缘并彼此平行排列，临床上可用睑板腺红外线成像仪检查睑板腺的病变，对诊断睑板腺功能障碍和干眼症等很有帮助（图3-67）。距上睑睑缘后唇2~3 mm处有一与睑缘平行的浅沟，名睑板下沟（sulcus subtarsalis palpebralis），是血管穿过睑板进入结膜之处，细小异物容易存留于此，临床上怀疑眼表异物者应将上睑翻转仔细检查该处（图3-68）。上睑板部结膜几乎全部与睑板紧密联结，不易分离。临床上，上睑结膜铺路石样乳头增生是春季卡他性角结膜炎的典型体征（图3-69）。下睑板较窄，下睑板部结膜约1/2与睑板贴附。

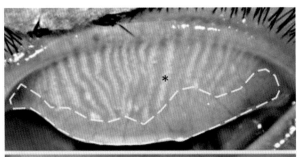

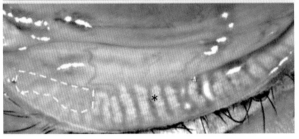

图3-67 睑板腺红外线成像：高反光白色管状组织为睑板腺，睑板腺之间平行排列并与睑缘垂直，远端止于睑缘。正常成人上睑睑板腺数量较下睑多。虚线区域为睑板腺缩短丢失区域

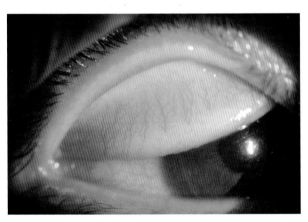

图3-68 睑结膜和睑板沟（王忠浩提供）

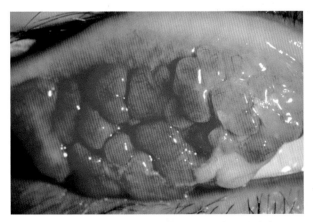

图3-69 春季卡他性角结膜炎结膜大量扁平乳头外观

眶部结膜为自睑板边缘至穹隆部一段结膜。其下为Müller肌和疏松结缔组织，表面有水平走行的皱襞，便于眼睑活动。眶部结膜组织结构薄而疏松，易于伸展，含有副泪腺如Wolfring腺或Ciaccio腺，也是基础水液性泪液分泌的主要来源之一。

穹隆部结膜

穹隆部结膜（fornix conjunctiva）位于睑结膜和球结膜之间，分为上、下、外穹隆，内侧为半月皱襞所替代。上皮为复层柱状上皮。上穹隆部较深，约10 mm，下穹隆部较浅，6~8 mm。穹隆部结膜构成结膜囊的上下界，距角膜缘的距离颞侧最远（14 mm），其次为上下（8~10 mm），鼻侧最近（7 mm）。穹隆部结膜组织最厚，也最松弛，皱襞极多，富含弹力纤维，故其伸缩性很大，以适应眼球能够在眼眶内不受限制地自由转动，但也因此易出现水肿等体征。穹隆部结膜通过疏松结缔组织与其下的Müller肌和各直肌的筋膜鞘相连，因此肌肉收缩时，穹隆部结膜凹陷加深。手术中切开上穹隆结膜，可进入提上睑肌和上直肌之间的纤维组织；切开下穹隆结膜，可进入Müller肌和下直肌之间。穹隆部含有较多的血管和淋巴组织，特别是下穹隆部，其中有丰富的静脉网，故色泽较深暗。穹隆部还含有一些副泪腺如Krause腺、Wolfring腺和上皮小凹，均能分泌泪液。Krause腺和Wolfring腺上穹隆约40个，下穹隆6~8个。穹隆部结膜和睑缘部结膜被认为是结膜干细胞所在之处。

球结膜

球结膜（bulbi conjunctiva）为覆盖于眼球前1/3部巩膜外面的部分。其宽度上下方为8~10 mm，鼻侧为7 mm，颞侧为14 mm。球结膜较其余两部分结膜更为薄弱。绝大部分球结膜下有疏松结缔组织而可轻易在巩膜表面推动，故在生理、病理情况下均较易出现皱褶，临床上最易发

生出血或水肿，在老年人容易出现结膜松弛症（图3-70），同时也是结膜下注射的理想部位。而在角膜缘外2~3 mm范围内结膜与眼球筋膜、巩膜三者联结紧密，手术时常于此处用有齿镊固定眼球。球结膜下为Tenon's囊，再下为直肌肌腱。球结膜在有色人种常见有成团的色素细胞，多数位于睫状前血管进入眼内时在巩膜的穿通处，因此球结膜是结膜色素痣好发的部位（图3-71）。在角膜缘外2/3球结膜区域，常可见到从角膜向外呈放射状排列的白色指状突起，每条突起相距1.5~2.0 mm，称角膜缘栅栏带（Vogt栅栏，图3-72）。栅栏带位于角膜上皮下面，若有色素细胞群聚，则表现为棕色线条，此处被认为是角膜缘干细胞所在之处。角膜缘栅栏带在上、下角膜缘比两侧更明显。

　　球结膜与巩膜间有结膜下血管，即睫状前动脉走行，此动脉于角膜缘形成角膜缘血管丛，回流形成结膜前静脉，再回流至睫状前静脉。在角膜和葡萄膜炎症时角膜缘血管丛明显充血，谓之睫状充血。位于球结膜的血管瘤由于在眼表清晰可见，在临床上容易确诊，但是往往需要进一步明确其来源并排除与之相关的系统性疾病（图3-73）。眼底和球结膜是可直接从肉眼无损伤地观察到全身疾病引起的微血管改变的重要部位。如高血压、动脉硬化、冠心病等可在球结膜上观察到血管宽窄不一、毛细血管瘤、动脉变窄、血流不畅等改变。此外，通过测量结膜氧分压可反映各种病理情况下脑灌流和组织氧量；用显微镜观察结膜小血管灌流、侧支循环和血管内红细胞积聚情况，可以作为某些血管活性药物的临床用药监控手段。

　　内眦角的球结膜形成半月皱襞（conjunctival semilunar fold），其上内有泪阜（lacrimal caruncle）（图3-64，74）。半月皱襞相当于低等动物的第3眼睑，人类的半月皱襞为其萎缩退化的遗迹。泪阜上有汗腺、皮脂腺和Krause副泪腺，实际上是下睑的一部分，被覆不角化的复层鳞状

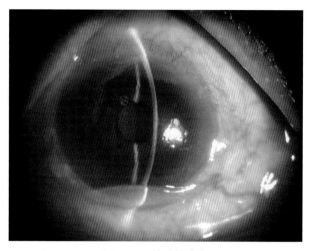

图3-70　结膜松弛症

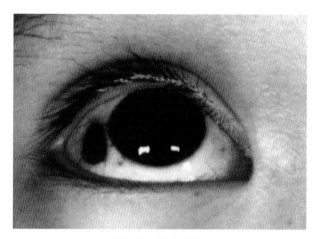

图3-71　结膜色素痣

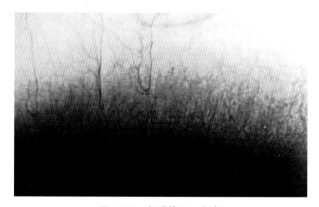

图3-72　角膜缘Vogt栅栏

上皮。内直肌肌鞘部分纤维进入泪阜，因此眼球外转时泪阜稍隆起；内转时泪阜则下陷。半月皱襞和泪阜的功能为协助眼睑完全闭合，避免异物进入泪点，协助形成泪湖，瞬目时压迫泪点和泪

小管产生负压使泪液进入泪道。临床上常见的翼状胬肉好发生于内眦部球结膜下，其增生的纤维血管膜进行性侵入角膜（图3-75），其发病机制尚未明确。

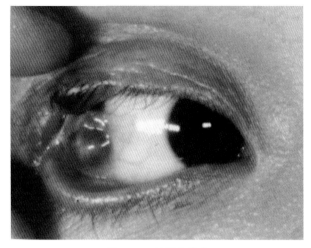

图3-73 结膜血管瘤

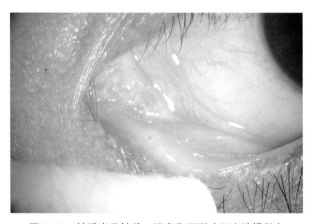

图3-74 结膜半月皱襞、泪阜和泪湖（王忠浩提供）

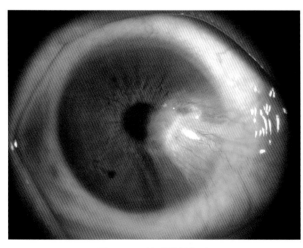

图3-75 结膜翼状胬肉

■ 结膜分层

结膜分为上皮层和固有层，后者又进一步分为腺样层和纤维层。

结膜上皮层

各部分结膜上皮层是互相连续的，但其厚薄并不一致。薄的部分仅由两层细胞组成，厚的部分可达10层细胞左右。细胞形态有扁平形、锥形、多边形、立方形及圆柱形等。正常情况下，大多数的上皮层为复层柱状上皮，其中可分为三层细胞：表层为扁平、立方或圆柱状上皮细胞；中层为多边形上皮细胞；基底层则为立方形上皮细胞。

成人结膜上皮层在睑缘部为五层非角化复层鳞状上皮，其浅表上皮仍保留有细胞核。睑板部由睑板下沟开始，其上皮细胞多由立方形细胞逐渐移行为圆柱形细胞，至穹隆部则成为复层柱状上皮；从球结膜向角膜方向分布的细胞又向扁平上皮细胞转变，直到角膜缘部位完全形成复层鳞状上皮。结膜上皮下乳头及角膜缘栅栏带是角膜缘部结膜的一种特殊类型的组织结构。上皮下乳头及结膜上皮下的纤维结缔组织呈间隔状态，后者如手指状向上皮细胞内突入，构成不平的乳头状突起，内含血管及淋巴管。角膜缘栅栏带即为每个上皮下乳头所形成的嵴，呈管状；栅栏带的一端联结于巩膜浅层，另一端消失于透明角膜部位。在上皮下乳头之间的上皮凹陷处，则由上皮细胞填满充实，因而使乳头所在的结膜上皮表面仍然表现为平整、光滑或轻度凸起状。

用扫描电镜观察结膜上皮细胞，在细胞表面可见到许多复杂排列的微绒毛及微皱襞。微绒毛直径约0.5 μm，高0.5~1.0 μm。微皱襞大小比较一致，宽0.5 μm、长1.0~3.0 μm、高0.5 μm。这种外折叠系统存在于全部结膜表面，即使在杯状细胞开口的部位，仍有连续不断的皱襞。微绒毛及微皱襞可以支持、稳定及锚定泪膜以对抗重力及眼球运动的影响，从而防止不规则泪流，获得清晰视力。根据上皮细胞表面的微绒毛及微皱襞的稀稠、长短不同，在电镜下可将上皮细胞分为亮细胞和暗细胞两类。亮细胞表面的微绒毛密度为 $13/\mu m^2$，长约 $0.6\ \mu m$；暗细胞的微绒毛密度为 $26/\mu m^2$，长约 $0.25\ \mu m$。

结膜上皮细胞彼此间的联结依赖于其间的桥粒，但这种连接缺乏细胞间连接桥，也无张力原纤维的类似结构，实际上是一种接触机制。毗连的细胞浆膜并不完全相互交结，其间往往有较大的间隙。这种间隙允许抗体、血浆成分及炎性细胞等可以从结膜下毛细血管通透到结膜表面；反之，结膜表面的某些物质，如局部用药的成分也能通透入结膜毛细血管腔内。

结膜上皮层内还含有杯状细胞（conjunctival goblet cell）和黑色素细胞（melanin cell）。杯状细胞属于单细胞黏液腺，详见下述。

黑色素细胞多见于有色人种的结膜。白种人也有黑色素细胞，但肉眼观察并不着色，仅在银染色时呈阳性。黑色素细胞多见于角膜缘、穹隆结膜、半月皱襞、泪阜和睫状前血管穿出处。

结膜固有层

结膜固有层（conjunctival lamina propria）为上皮下层的结缔组织，包括浅层的腺样层（adenoid layer）及深层的纤维层（fibrous layer）。

腺样层出现于出生后3个月，由纤细而疏松的结缔组织网所构成，在网眼中含有淋巴细胞、组织细胞和肥大细胞。腺样层厚度为50~70 μm。在正常情况下，该层虽然存在有多数淋巴细胞，但不存在生发中心，也不形成真正的滤泡。腺样层形成的速度与结膜受刺激的程度有密切关系。因此，在临床上，结膜病理状态下往往可伴有腺样层不同程度的增殖。由于腺样层在穹隆部发育最完全而止于睑板下沟，所以结膜的滤泡生成在近穹隆部最为明显，而在睑缘附近则比较平滑。

纤维层位于腺样层下面，由胶原纤维及弹力纤维层交织成厚网状，其间有血管和神经经过，Müller肌和副泪腺也在此层内。球结膜之纤维层由眼球筋膜组成。睑板部结膜之纤维层移行为睑板组织。在睑板部后方，提上睑肌和各直肌的腱膜扩展部彼此融合形成纤维层，前方部分则由眼球筋膜构成。由于纤维层内含有疏松结缔组织及丰富的弹力纤维，使结膜富有弹性及韧性。

■ 结膜的腺组织

结膜的腺体包括黏液分泌腺和副泪腺。黏液分泌腺为杯状细胞及其形成的隐窝。

杯状细胞

杯状细胞为单细胞黏液腺，约占结膜细胞的15%，来源于结膜上皮细胞最底层的圆柱状细胞，结膜各部位均有分布，下穹隆、鼻侧结膜及半月皱襞部位分布最多。杯状细胞形态类似脂肪细胞，形体较大，含有多量黏液，PAS呈染色强阳性（图3-76A）。电镜下，杯状细胞具有下列特点：①丰富的粗面内质网，有的扩大成池；②有大量的线粒体；③有一个大的高尔基体；④大量膜包围的黏液（黏蛋白）小滴，可聚合成为巨大的顶部团块；⑤细胞顶端仅有少许微绒毛。杯状细胞的功能是分泌黏液。黏液对润滑和保护非角化的黏膜表面非常重要。黏液通过眼睑的瞬动而扩散，形成具有高度亲水性的黏液层参与构成泪膜的内层。杯状细胞释放黏液是经过细胞分泌的作用而实现的。当其分泌黏液时，细胞膜开放，黏液小滴破出细胞外，被排至泪水中。当细胞分泌相结束时，细胞膜复原，关闭腺口。排空了的细胞在开始它的分泌循环之前，有一段静息时间，然后再次合成黏液。有一部分细胞在分泌后变为扁平状，并有脱屑，从而被破坏死亡，为其他细胞所取代。

睑结膜上皮细胞间的杯状细胞亦可随上皮细胞一道向上皮下伸入，由杯状细胞排列成内表面，形成黏液腺，称为Henle腺或隐窝，每一腺窝有直径15~30 μm的小管开口于结膜表面。有些腺窝在上皮下形成隐沟，并彼此互相联结成网状隧道，也有小孔通向结膜表面。这种上皮以及上皮下的嵴、沟和隧道系统，可将结膜表面分成大约100 μm直径大小，不规则的乳头状突起。

在眶部的结膜，这种隧道的数量更多，直径更大，有的不规则乳头突起可大到直径300 μm，并可一直连续扩展到穹隆部。穹隆部的乳头状突起，称Stieda裂或Plateau系统。以上结构在上睑结膜较下睑结膜更为明显。

在正常情况下，结膜上皮杯状细胞的数量比较恒定，一般不受外界气候及环境变化的影响。在全部结膜上皮中，杯状细胞的总数约为150万个，密度为3 000~5 000/mm²结膜面积。在青壮年时，杯状细胞的绝对数量达到最高峰，以后随年龄增长逐渐减少。若结膜发生严重疾患，上皮破坏严重，杯状细胞亦会大量丧失，并导致泪液中黏液质量异常（图3-76B）。据Kessing的研究报告，睑裂部球结膜杯状细胞的密度低于350/mm²、下部球结膜杯状细胞的密度低于500/mm²，是眼表疾病的一个判断指标。

副泪腺

副泪腺组织结构与主泪腺相同，亦为分泌泪液的腺体，包括Krause和Wolfring腺。Krause腺是一种浆液性泡管状腺，大小为0.1~1.0mm，位于上穹隆部及下穹隆部结膜固有层的深部，包裹于纤维组织之中。Krause腺的数量在上睑有20~40个以上，在下睑有6~8个，其排泄管汇合成一个大导管，开口于穹隆部结膜。在泪阜也有相似的腺体。Wolfring腺较Krause腺略大，其数量在上睑有2~5个，在下睑约2个，位于睑结膜的眶部，排泄管大而短，直接开口于结膜。

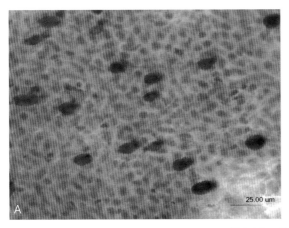
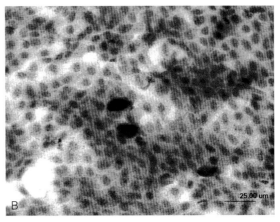

图3-76　结膜杯状细胞
A.正常PAS染色阳性的结膜杯状细胞；B.干眼患者PAS染色阳性的结膜杯状细胞密度减少

眼外肌和眼球运动

■ 概述

眼球位于眼眶内，周围为富有弹性而松软的眶脂肪和复杂的眼球筋膜系统，眼外肌（extraocular muscle）负责眼球向各个方向的眼球运动，即眼球运动是在从双侧大脑运动中枢到双眼眼外肌的精细调节和作用下完成的。眼球运动基本是在原位转动，眼球的转动有一假想的旋转中心，正视眼的旋转中心位于角膜前表面中点后13.5 mm处。然而，由于眼球并非真正的球形且因眼睑的运动、眶内血管搏动和眶内压等的影响，这一旋转中心会有小范围的移动。眼球运动是围绕着通过眼球假想中心的冠状轴、垂直轴和矢状轴进行的：沿冠状轴作上转和下转运动；沿垂直轴作内转和外转运动；沿矢状轴做内旋和外旋运动。眼球作上下转和内外转的转动方向以眼球前极的动向为标准，即前极向内为内转，前极向上转为上转等。而眼球的内旋和外旋是以角膜上缘的动向为标准，即角膜上缘向鼻侧旋转为内旋，角膜上缘向颞侧旋转为外旋。经旋转中心作的冠状轴、垂直轴和矢状轴，临床上称为Fick坐标（图3-77）；经旋转中心的额状面称为Listing平面（图3-78）。

■ 眼外肌

每只眼的眼外肌（extraocular muscle）有6条，都是骨骼肌，它们是上直肌、内直肌、下直肌、外直肌、上斜肌和下斜肌。除下斜肌外，其余5条肌都起自总腱环或与总腱环紧密相连。

总腱环（annulus of Zinn）位于眶尖，由致密结缔组织构成，它附着于视神经管及眶上裂后内侧部周围的骨面，与视神经鞘、眶骨膜、硬脑膜相连。四条直肌均直接起自总腱环。因上直肌和内直肌的起点较接近视神经管，故视神经炎患者常有眼球转动时疼痛感。上斜肌和提上睑肌（属于眼睑的肌）与总腱环紧密相连，严格地说它们位于总腱环之外。视神经、眼动脉、动眼神经上支和下支、展神经、鼻睫神经位于总腱环之内；滑车神经、额神经、泪腺神经位于总腱环之外。眼上静脉和眼下静脉可能在总腱环之外，也可能在总腱环之内（图3-79）。

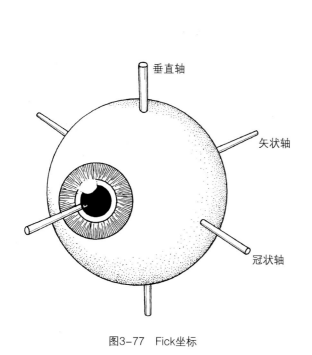

图3-77　Fick坐标

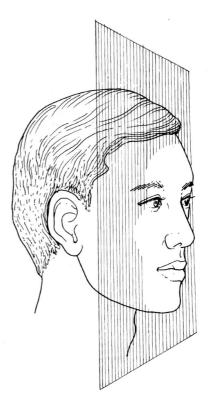

图3-78　Listing平面

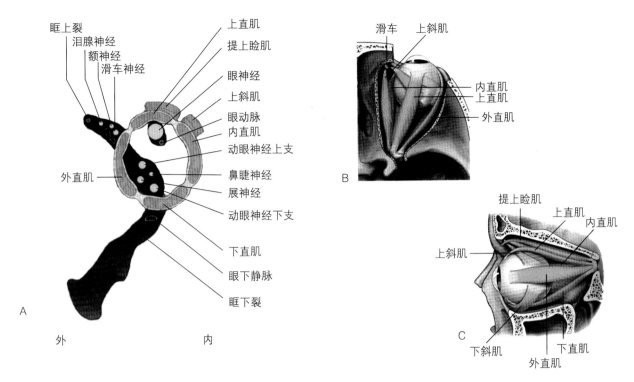

图3-79 总腱环及眶上、下裂结构
A.冠状切面观；B.上面观；C.侧面观

从图3-79可以看出，动眼神经、外展神经、滑车神经以及泪腺神经、额神经、眼上静脉等均通过眶上裂，该部位病变时会出现患眼所有眼外肌麻痹（包括提上睑肌）致上睑下垂、眼球完全不能转动和瞳孔散大、视近物不清（调节麻痹）等表现，临床上称之为眶上裂综合征。如果病变同时累及视神经孔，还伴有视力下降或丧失，临床上称之为眶尖综合征。

上直肌

1. 起止、走行与作用　上直肌（superior rectus muscle）起自眶尖总腱环的上方，与提上睑肌的起始处邻近，在眼球与提上睑肌之间向前、向上、向外走行，在眼球赤道附近，越过上斜肌腱的上方向前，止于角膜缘后方7.7 mm处的巩膜（眼球赤道之前）上，其附着线不与角膜缘平行，而是鼻侧端比颞侧端更靠近角膜缘，整个附着线略偏于眼球垂直轴鼻侧，即上直肌的肌长轴与视轴成约23°的夹角。肌肉长度为41.8 mm，

肌腱长5.8 mm，肌止宽10.6 mm，上直肌与眼球的接触弧长为8.4 mm。第一眼位时，上直肌的作用力有向上和向内两个分力，向上的分力使眼球沿冠状轴向上转动，向内的分力使眼球沿垂直轴内转，并沿矢状轴内旋。所以上直肌的主要功能（primary action）是上转，次要功能（secdonary action）是内转和内旋。当眼球外转23°角时，肌的走向与视轴重合，上直肌则仅有上转作用，即眼球外转时上直肌能发挥最大的上转作用；当眼球内转67°时（实际上由于内侧节制韧带的限制不可能达到），上直肌的走向与视轴呈直角，肌作用力与冠状轴位于同一平面而无上转作用，上直肌收缩只引起内旋及内转（图3-80）。

2. 毗邻关系　上直肌上方为提上睑肌、额神经和眶顶部骨膜；前部与眼球之间有上斜肌的返折腱经过；后下方为眶脂肪、鼻睫神经和眼动脉，并与下面的视神经相隔；上直肌和外直肌之间有泪腺动脉和泪腺神经；内侧和内直肌之间有上斜肌、眼动脉和鼻神经。

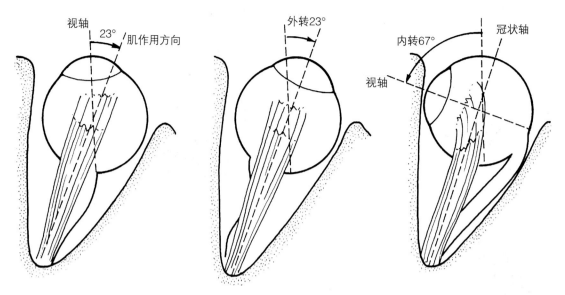

图3-80　上直肌的解剖和作用力的分力

3. 血液供应　眼动脉的外侧肌支（上支）和泪腺动脉供应。

4. 神经支配　动眼神经上支，该神经支从上直肌下面（眼球面）中后1/3交界处进入（距肌止点约26 mm）。

下直肌

1. 起止、走行与作用　下直肌（inferior rectus muscle）起自眶尖总腱环的下方，在眼球与眶下壁之间从后方走向前下外侧。其走行与上直肌大致相同，与视轴亦成23°角。最终附着于下方赤道部前距角膜缘6.5 mm的巩膜面上。下直肌的附着线与上直肌一样，均是鼻侧端比颞侧端更靠近角膜缘，其附着线的中心点略偏眼球垂直径线的鼻侧。肌肉全长40 mm，肌腱长5.5 mm，肌止宽9.8 mm，下直肌与眼球的接触弧长9 mm。第一眼位时其作用为下转、内转和外旋。即下直肌的主要作用为下转，次要作用为内转和外旋。当眼球外转23°时，下直肌走向与视轴一致，下直肌收缩仅有下转作用，即当眼球外转时，下直肌能发挥其最大的下转作用。若眼球内转67°，则下直肌只有内转和外旋作用。

2. 毗邻关系　下直肌的上方前部为眼球，中间为眶脂肪，后部为视神经及动眼神经下支；下直肌的下方为眶底，包括眶下管的眶下神经和眶下血管在下直肌下方通过，下斜肌从下直肌的下面横过，二者之肌鞘互相融合，形成Lockwood韧带；外侧为外直肌和下斜肌，支配下斜肌的神经沿下直肌外缘向前或在下直肌和外直肌之间向前。

3. 血液供应　眼动脉的内侧肌支（下支）供应。

4. 神经支配　动眼神经下支支配，该支从下直肌上面（眼球面）后中1/3交界处进入（距肌止约26 mm）。

内直肌

1. 起止、走行和作用　内直肌（medial rectus muscle）起自眶尖总腱环内侧偏下方，沿眶内壁向正前走行，终止并附着于眼球赤道部前距角膜缘5.5 mm的巩膜上。全长40.8 mm，肌腱长3.7 mm，肌止宽10.3 mm，内直肌与眼球的接触弧长为6 mm。在4条直肌中，内直肌最重、最厚、收缩力最强。第一眼位时，内直肌与冠状轴及矢状轴位于同一平面上，故内直肌收缩只引起眼球内转。

2. 毗邻关系 内直肌上方为上斜肌，二者之间有眼动脉、筛前动脉、筛后动脉和鼻神经；下方为眶底；内侧为内侧眶壁；外侧为眶脂肪。

3. 血液供应 眼动脉的内侧肌支（下支）供应。

4. 神经支配 动眼神经下支支配，该神经支从中后1/3交界处的肌肉外侧面（眼球面）进入（距肌止点约26 mm）。

外直肌

1. 起止、走行和作用 外直肌（lateral rectus muscle）起自眶尖总腱环的外上方，沿眶外侧壁向前外方走行，附着于眼球赤道部前距角膜缘6.9 mm的颞侧巩膜上，其长度为40.6 mm，肌腱长8.8 mm，肌止宽9.2 mm，外直肌与眼球的接触弧长为15 mm，在四条直肌中接触弧最长。与内直肌一样，其作用力与冠状轴及矢状轴位于同一平面上，故外直肌收缩只引起眼球外转。

2. 毗邻关系 外直肌的上方有泪腺动脉和泪腺神经；前上方为泪腺；下方为眶底，下斜肌从下直肌的下方经外直肌下方，再到其内侧达附着部；外直肌内侧为眶脂肪，其间有睫状神经节和眼动脉，再内为视神经；外直肌外侧为眶外壁骨膜。

3. 血液供应 眼动脉的外侧肌支（上支）和泪腺动脉的分支供应。

4. 神经支配 由外展神经支配，该神经亦于中后1/3交界处的肌肉内侧（眼球面）进入（距肌止点约26 mm）。

上斜肌

1. 起止、走行和作用 上斜肌（superior oblique muscle）起于视神经管内上方的骨面，与总腱环紧密联结。上斜肌沿眶上壁与眶内壁交界处前行，将达眶缘处变为肌腱，并穿过滑车后折向

外后下方，在上直肌的下方呈扇形展开，止于眼球赤道之后的后外上象限的巩膜上。滑车是一"U"形的纤维软骨，借结缔组织附于滑车凹。上斜肌全长约60 mm，腱长30 mm，止点线长10.7 mm，其前外侧端与上直肌止点线外端约在同一经线上或略偏内侧，距上直肌止点线外侧端5 mm，距角膜缘13 mm，止点线后内侧端距眼球后极8 mm，与上直肌止点线内侧端大致在同一经线上。从力学角度看，可以认为上斜肌的生理止点在滑车。第一眼位时，此肌止点腱的长轴与视轴呈51°角，该肌收缩使眼球内旋、下转和外转。即主要运动为内旋，次要运动为下转和外转。若眼球内转51°，上斜肌只有使眼球下转的作用，即当眼球内转时，上斜肌能发挥其最大的下转作用。如眼球外转39°，此肌收缩眼球出现内旋和外转。外转的产生是由于作用力位于垂直轴后方所致（图3-81，82）。

2. 毗邻关系 上斜肌肌部内上方为眶壁；下方为内直肌，内直肌与上斜肌之间有眼动脉、筛前动脉、筛后动脉和鼻神经；上斜肌和提上睑肌之间的后部有滑车神经，前部有滑车上神经、额动脉和眼上静脉的分支；上斜肌肌腱的上方有滑车上神经、眶上神经和眶上血管；肌腱的扇形散开和巩膜附着部的上方为上直肌，再上为提上睑肌；肌腱的下方为眼球筋膜和眼球。

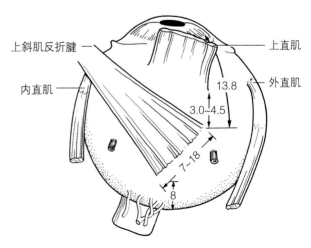

图3-81 上斜肌的终止点（右眼，数据单位为mm）

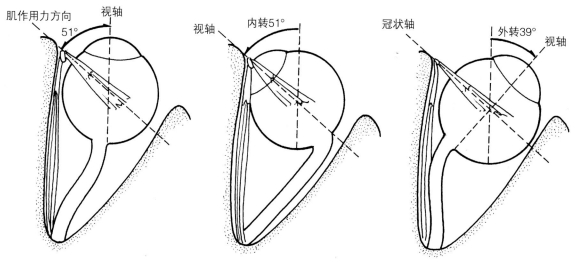

图3-82 上斜肌的起止方向和作用

3. 血液供应　眼动脉的外侧肌支（上支）供应。

4. 神经支配　滑车神经支配。该神经分成3~4支，在肌肉的上方和外侧进入，最前的分支在肌肉中后1/3交界处（距滑车约26 mm），最后的分支距起始部约8 mm。

下斜肌

1. 起止、走行和作用　下斜肌（inferior oblique muscle）是唯一不起自眶尖的眼外肌，它起自泪囊窝外侧的上颌骨眶面，少许肌纤维起自覆盖泪囊的泪筋膜。它经下直肌下面，走向后外侧，止于眼球赤道之后，后外下象限的巩膜（图3-83）。肌长37 mm，肌腱长仅为0~1 mm，附着线长9.4 mm，其后端距视神经长约5 mm，而黄斑位于该附着线后端上方1 mm与后方2 mm交点处。附着线的前端与外直肌止点线下端约平同一经线或略高，两者相距9~10 mm。下斜肌走行方向与上斜肌止点腱的方向大致相同，与视轴呈51°角。于第一眼位时，下斜肌收缩使眼球外旋、上转和外转。即主要运动为外旋，次要作用为上转和外转。如眼球内转51°，下斜肌只有下转的作用，即当眼球处于内转位时，下斜肌能发挥其最

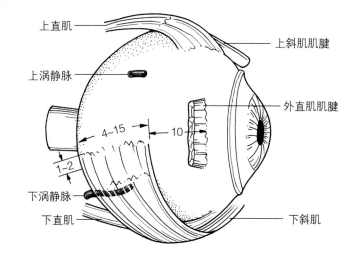

图3-83 下斜肌的终止点（右眼，数据单位为mm）

大的上转作用。如眼球外转39°，此肌收缩出现外转和外旋。

2. 毗邻关系　在起始处，下斜肌的下方为眶底骨膜；向后走行有脂肪与眶底相隔；上方为眶脂肪；外侧为下直肌；眼球附着处之前为外直肌和眼球筋膜覆盖。

3. 血液供应　眶下动脉和眼动脉内侧肌支（下支）供应。

4. 神经支配　动眼神经下支支配，该神经支越过下斜肌后缘的上方，在肌肉中段的后缘即距下直肌止端外侧缘后约12 mm处从上面进入。

6条眼外肌的单独作用（action of individual muscles）可用图3-84表示。

4条直肌中，临床上以内直肌和下直肌为最重要，因为向正前方和下方注视是功能注视方向，在日常生活中最重要，所以保护内直肌和下直肌的功能也很重要，手术时如需施行内直肌或下直肌后退术，则后退量以不超过5 mm为宜。

4条直肌距角膜缘的距离（图3-85），对临床设计斜视手术很重要，可这样记忆：将4条直肌以逆时针排列为内、下、外、上直肌，其距角膜缘距离大体为5 mm、6 mm、7 mm、8 mm。另外，斜视患者有时会出现先天性肌止端位置变化，这时宜手术将肌止点恢复到正常原位。各条眼外肌的实体解剖位置、走行、毗邻和术中所见见图3-86~99。

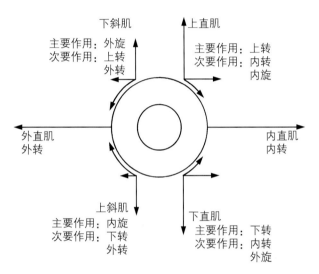

图3-84 各条眼外肌的单独作用（主要作用和次要作用图解）

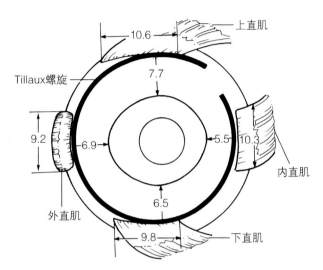

图3-85 4条直肌肌腱的宽度及其止点与角膜缘的距离（数据单位为mm）

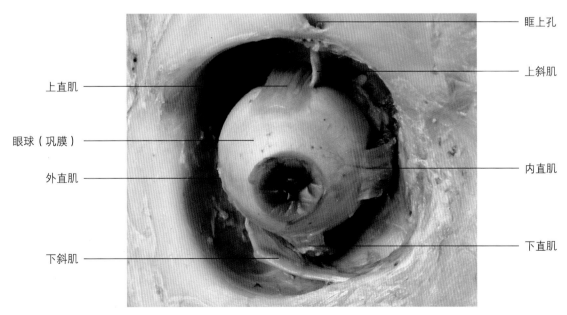

图3-86 眼外肌的附着（前面观）

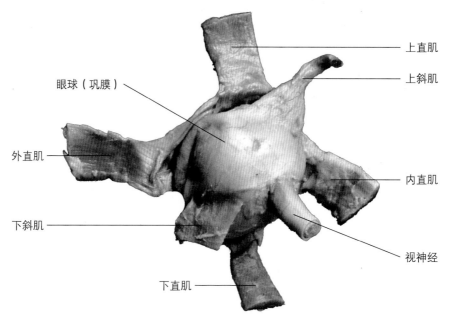

图3-87 眼外肌的附着（后面观）

上直肌
上斜肌
内直肌
视神经
眼球（巩膜）
外直肌
下斜肌
下直肌

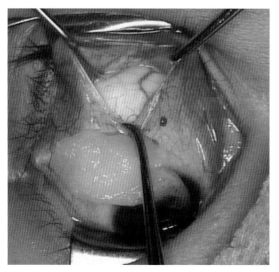

图3-88 上斜肌在鼻上象限原在位（右眼）（王忠浩提供）

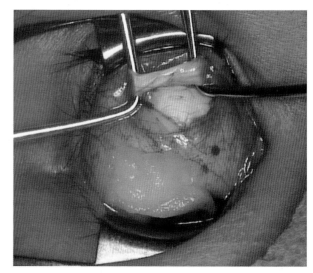

图3-89 上斜肌在鼻上象限牵拉位（右眼）（王忠浩提供）

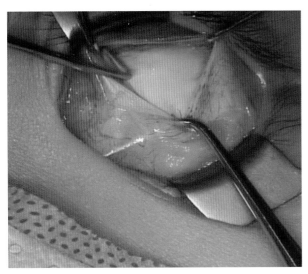

图3-90　上斜肌在颞上象限止端原在位（左眼）（王忠浩提供）

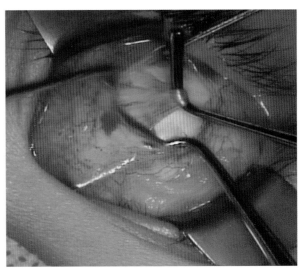

图3-91　上斜肌在颞上象限牵拉位（左眼）（王忠浩提供）

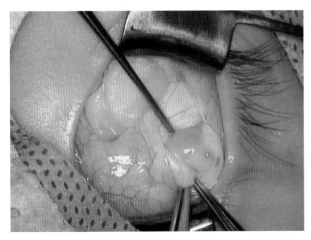

图3-92　下斜肌在颞下象限原在位（左眼）（王忠浩提供）

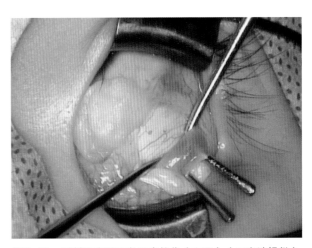

图3-93　下斜肌在颞下象限牵拉位（左眼）（王忠浩提供）

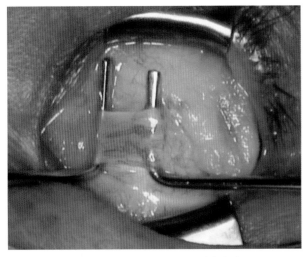

图3-94　左眼内直肌（王忠浩提供）

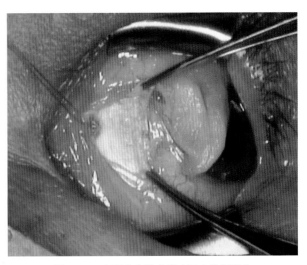

图3-95　左眼内直肌止端（王忠浩提供）

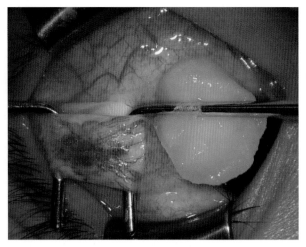

图3-96　右眼外直肌（王忠浩提供）

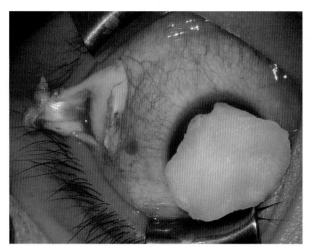

图3-97　右眼外直肌止端（王忠浩提供）

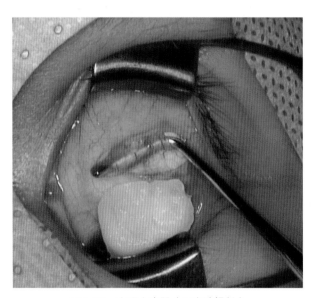

图3-98　左眼上直肌（王忠浩提供）

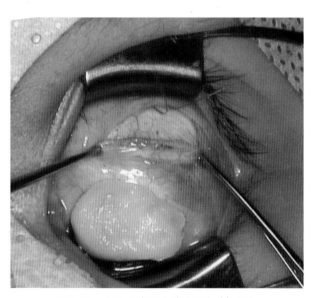

图3-99　左眼上直肌止端（王忠浩提供）

■ 眼位

1. 第一眼位（primary position of eye）　当头部正立，双眼向正前方远处注视时的眼球位置是眼球的原始位置，临床上称为第一眼位（或称为原在位）。

2. 第二眼位（secondary position of eye）　眼球向上方、下方、内侧和外侧运动时所达到的位置称为第二眼位。

3. 第三眼位（tertiary position of eye）　眼球向内上、外上、内下和外下运动所达到的位置称为第三眼位。

斜视（strabismus）是指眼位偏斜，即当一只眼视线落在目标上，而另一只眼视线注视他处的眼位偏离现象。当一眼注视正前方目标，斜视眼呈内转位时称内斜视（esotropia，图3-100），斜视眼呈外转位时称外斜视（exotropia，图3-101），斜视眼呈上转位时称上斜视（hypertropia，图3-102），斜视眼呈下转位时称下斜视（hypotropia，图3-103）。

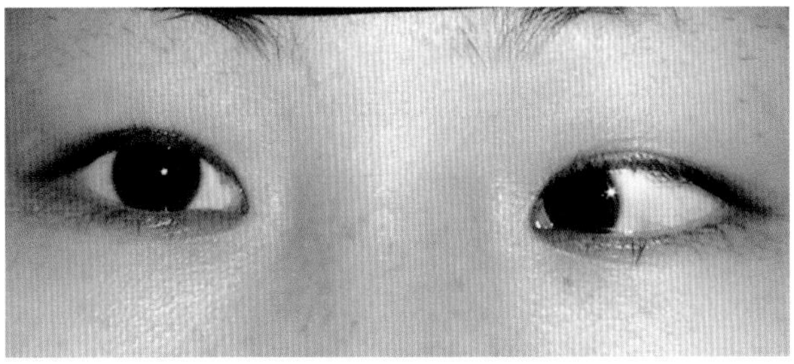

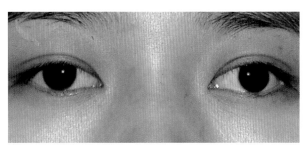

图3-100　左眼内斜视外观

图3-101　左眼外斜视外观

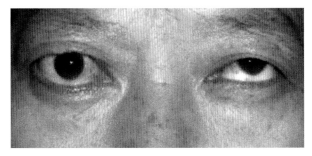

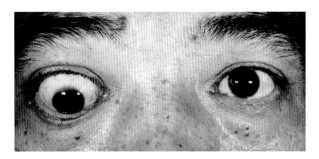

图3-102　左眼上斜视外观

图3-103　右眼下斜视外观

■ 筋膜系统

眼球筋膜系统（fascial system）为眼球周围的眶内纤维结缔组织膜，与眼外肌和眼球运动关系密切，对保持眼球和眼外肌的位置、限制眼球过度转动等有重要作用。

1. 总腱环（annulus of Zinn）　位于眶尖部，又称Zinn韧带，为筋膜增厚形成的椭圆形纤维环，上、下、内、外直肌和上斜肌起源于总腱环。由于该处富含神经和血管，特发性眼外肌炎时，由于眼外肌肥大肿胀，常出现酸痛感，尤其当眼球转动时明显；如病变严重，挤压眶尖结构，则会出现眶尖综合征表现。

2. 眼球筋膜　又称Tenon囊（Tenon's capsule），为一薄层结缔组织，自角膜缘到视神经包绕在眼球周围。以四条直肌穿过处为界，眼球筋膜分为前后两部分。前部较薄，向前达角巩膜缘，且在角巩膜缘处与球结膜及巩膜联结紧密，不易分开；后部较厚，直接覆盖巩膜，将肌锥内的脂肪与巩膜分开。在眼球的不同部位，还有涡

静脉和其他血管及神经穿过，在眼外肌肌腱穿过处向后返折形成眼外肌鞘膜。眼球筋膜与球结膜之间存在结膜下间隙，与巩膜之间存在上巩膜间隙。眼球筋膜具有支持和维持眼球位置的作用，另外，其所形成的筋膜间隙可使眼球和眼眶隔开，可防止眼球和眼眶之间的炎症及出血等相互蔓延。临床上，眼科大部分手术的局部麻醉就是将麻醉剂直接注入筋膜间隙，结膜下注药治疗各种眼病也是将药物注入这一层内。

3. 肌鞘（muscle sheath）　为包绕在眼外肌表面的结缔组织膜，实际上由眼球筋膜增厚返折形成。自眼球赤道部向前的肌鞘膜较厚，眼球后部的肌鞘膜则较薄。临床上做眼外肌手术矫正斜视时，应尽量保持肌鞘的完整，这一方面保持眼外肌结构的完整，另一方面眼外肌富有血管，肌鞘和肌肉的损伤易导致肌间血肿形成。上直肌肌鞘与提上睑肌的肌鞘相连，因此作上直肌手术时应充分分离两者之间的联系，否则上直肌后退术可导致上睑退缩，上直肌缩短术可导致上睑下垂。下直肌的肌鞘分为前后两层，上层形成Tenon

囊的一部分；下层止于下睑板与眼轮匝肌之间的纤维上，形成部分Lockwood韧带，与下睑密切相关，做下直肌手术时，也要充分分离下直肌与下睑的联系，否则下直肌后退术易导致下睑后退。

4. 肌间膜和肌圆锥　4条直肌之间有无血管的薄而透明的纤维组织膜相互连接，即是肌间膜（intermuscular membrane），其中以上直肌与外直肌之间的肌间膜最厚。作眼外肌手术时应分离切断肌间膜，以保证手术效果，尤其是直肌后退术时更要充分分离肌间膜，因为如果只是后退直肌，而肌间膜完整，则直肌受肌间膜的牵拉不会达到相应的后退效果。

各条眼外肌连同肌鞘和肌间膜从眶尖起向前呈圆锥状散开直至眼球赤道后，称为肌圆锥或肌锥。临床上常用的球后麻醉就是将局麻药注入肌锥内。

5. 节制韧带　内、外直肌均有自肌鞘眶面向外延伸止于相应眶壁的纤维结缔组织膜，分别称为内、外直肌节制韧带（check ligament of medial and lateral rectus muscle）。外直肌的节制韧带呈水平三角形，尖端位于肌鞘穿过眼球筋膜处，扩展部向外止于颧骨眶外侧结节、外眦韧带后部和外侧穹隆结膜。内直肌的节制韧带亦呈三角形，从肌鞘发生后向内止于后泪嵴后部的泪骨、眶隔、内眦部结膜和泪阜等。节制韧带的主要功能是：①固定眼球，并对抗4条直肌的作用，使眼球不致内陷；②使眼球的转动圆滑而有节律；③防止内、外直肌的过度收缩牵引和过度松弛。临床上做眼外肌后退手术矫正斜视时，要将节制韧带完全断离才能获得理想的手术效果。

其他眼外肌无节制韧带，但各肌鞘之间、肌鞘与眶壁和眼球筋膜等的联系实际上起了节制韧带同样的作用。

6. Lockwood韧带　下直肌和下斜肌的肌鞘融合在一起，并与下部增厚的眼球筋膜连在一起，并由此向内与内直肌肌鞘、向外与外直肌肌鞘相延续形成一吊床样结构，托在眼球下面，称为

Lockwood韧带（Lockwood ligament）或下支持韧带（图3-104）。这一韧带具有支持眼球在正常位置的作用。临床上行下壁开眶减压治疗甲状腺相关眼病时，术后眼球不一定下沉与这一韧带的作用有关。

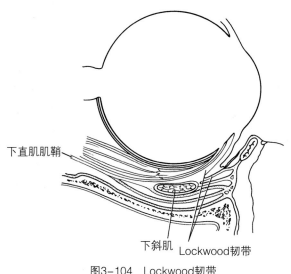

图3-104　Lockwood韧带

■ 眼球运动与运动肌

1. 单眼运动　单眼运动（ductions, monocular rotation）是指一只眼球从一定位置向另一位置的移动状态而言。实际上，一只眼不能单独运动，即使遮盖一只眼，被遮盖眼也会跟随另一只眼进行协调的双眼运动。然而，只有在了解单眼运动的基础上，才能深刻领会到复杂的双眼协调运动和眼外肌之间的配偶及拮抗关系等。

（1）外转（abduction）：外转又称外展，为眼球向外侧（颞侧）方向的移位运动，由外直肌收缩、内直肌松弛引起。正常外转时能使角膜外缘抵达外眦处。

（2）内转（adduction）：内转又称内收，为眼球向内侧（鼻侧）方向的移位运动，由内直肌收缩、外直肌松弛引起，正常内转时能使瞳孔内缘到达上、下泪小点连线处。

（3）上转（supraduction）：上转是指眼球由第一眼位向上移动的状态，正常上转范围能达到角膜下缘与内外眦的连线在同一条线上。上转运动由上转肌（上直肌和下斜肌）收缩、下转肌（下直肌和上斜肌）松弛引起。当眼球上转时，上直肌的作用占80%，下斜肌的作用只占20%。

（4）下转（infraduction）：下转是指眼球由第一眼位向下移动的状态，正常下转范围能达到角膜上缘与内外眦的连线在同一条线上。下转运动由下转肌（下直肌和上斜肌）收缩、上转肌（上直肌和下斜肌）松弛引起。当眼球下转时，下直肌的作用占80%，上斜肌的作用只占20%。

（5）旋转（cycloduction）：眼球旋转是指眼球垂直子午线上端向鼻侧或颞侧的倾斜运动，向鼻侧倾斜者称内旋（incycloduction），向颞侧倾斜者称外旋（excycloduction），旋转运动由垂直肌即上、下直肌和上、下斜肌完成，其中主要由上、下斜肌完成。

了解眼球运动的正常最大幅度对临床上判断眼外肌麻痹的程度及治疗后眼外肌功能的恢复情况具有重要意义，如外直肌麻痹时，我们可以根据眼球外转时的幅度即从正中位到颞侧角膜缘达外眦的距离分为4份，如患眼完全不能向外转动，即外转不足为-4，患眼外转只达正常的1/4，则外转不足为-3，只达正常的1/2时为外转不足-2，达正常的3/4时为外转不足-1。

2. 双眼运动（version）　是指双眼共同运动，双眼眼外肌在大脑中枢的支配下，无时无刻都在保持着双眼运动的平衡和协调一致。

3. 两眼眼外肌的共同作用　生理状况下，人类的眼球运动都是双眼联合运动，一侧眼球不能进行单独的运动。双眼联合运动可分为以下三类。

（1）两眼的平行运动（conjugate ocular movement）：属同向眼球运动，包括水平同向运动（也称侧向运动、侧视、外凝视等），即共同左转和右转；垂直同向运动，即共同上转和下转；还有共同内旋和共同外旋等。即两眼必须转向同一方向，并精确地对准同一目标。如一眼外转（此眼外直肌收缩、内直肌松弛），另一眼则需内转（此眼内直肌收缩、外直肌松弛）。一眼上转、下转或转向任何方向，另一眼必须随同动作，以保持两眼的动作协调，这样才能有良好的双眼视功能。

（2）两眼的集合运动（convergence）：属异向眼球运动，也称辐辏运动、聚辏运动、会聚运动等。当注视近处目标时，两眼的睫状肌调节加强、瞳孔缩小，同时双眼内转（双眼内直肌同时收缩，外直肌同时松弛），以保证外界物像能同时落在两眼的黄斑上。

（3）两眼的外展运动（divergence）：属异向眼球运动，也称分散运动、散开运动、外展运动等。当两眼注视近处目标后，再转向远处目标时，除睫状肌的调节松弛与瞳孔散大外，还需两眼同时外转（双眼外直肌同时收缩，内直肌同时松弛），以保持物像清晰和立体感。

4. 眼外肌的协同作用与最大效益方向

（1）眼外肌的协同作用：眼球运动的法则包括：①Sherrington法则（Sherrington's law）。当某一眼外肌收缩时，其拮抗肌同时出现相应比例的松弛。如右眼外直肌收缩，其右眼内直肌必然放松；②Hering法则（Hering's law）。一眼转向某一方向，其作用肌所接收到的神经冲动，同时也以相应的比例到达该肌的配偶肌。如右眼外直肌接收一定量的神经冲动出现收缩时，其左眼配偶肌即内直肌也得到同量的神经冲动而收缩。临床上麻痹性斜视时的第二斜视角大于第一斜视角即是根据此法则出现的现象。如右眼外直肌麻痹，由于右眼内外直肌肌力不平衡，会出现右眼内斜，此时的斜视角为第一斜视角（用健眼注视时，麻痹眼的斜视角为第一斜视角）（primary deviation）；此时，如患者用麻痹眼注视，则麻痹眼外直肌需用比正常更大的神经冲动才能维持注视，此时，其配偶肌左眼内直肌也用比正常更大的神经冲动进行收缩，从而出现更大度数的内斜（用麻痹眼注视时，健眼的斜视度为第二斜视角）（secondary deviation），所以麻痹性斜视时第二斜视角大于第一斜视角，这是麻痹性斜视的临床特点之一。

（2）主动肌、协同肌、对抗肌和配偶肌：①主动肌（agonistic muscle）。每一眼外肌的收缩会产生一定方向的眼球运动，使眼球向某一特定方向运动的主要肌肉称主动肌；②对抗肌（antagonistic muscle）。同一眼产生与主动肌相反方向运动的肌肉称对抗肌或拮抗肌。对抗肌有三对，即外直肌和内直肌、上直肌和下直肌、上斜肌和下斜肌；③协同肌（synergist）。同一眼使眼球向相同方向运动的肌肉称协同肌。如上斜肌和下直肌都是下转肌，两者即为协同肌；上直肌和下斜肌都是上转肌，它们也是协同肌；④配偶肌（yoke muscle）。两眼产生相同方向运动互相合作的肌肉称为配偶肌。如双眼同时向左侧注视运动时，左眼外直肌和右眼内直肌一起收缩，此二肌为配偶肌。两眼共有六对配偶肌：右眼外直肌与左眼内直肌；左眼外直肌和右眼内直肌；右眼上直肌和左眼下斜肌；左眼上直肌和右眼下斜肌；右眼下直肌和左眼上斜肌；左眼下直肌和右眼上斜肌。

注意：对抗肌和协同肌都是针对单眼的，而配偶肌是指双眼的。

眼球要完成每一个动作，需要两条或两条以上的眼外肌协同完成，不可能靠单一眼外肌的孤立作用。如眼球内转时，主要为内直肌收缩（此时内直肌为主要运动肌），同时需要外直肌的松弛（内、外直肌互为拮抗肌），还需要有上、下直肌内转作用的配合以使之加强（此时上、下直肌为内直肌的合作肌或协同肌）。此时，上、下直肌的上、下转作用与内、外旋动作均互相抵消，才能使内转得以实现；而这也只是单眼运动，一眼内转时，另一眼需要外转（一眼的内直肌与另眼的外直肌互称为配偶肌），眼球外转时，主要由外直肌收缩来完成，同时需要内直肌的松弛，还需要有上、下斜肌外转的协同动作以使之加强，此时上、下斜肌的上、下转动与内、外旋动作互相抵消，这样才能使外转动作得以实现。眼球上转时需上直肌与下斜肌收缩，此两肌的内、外旋与内、外转相互抵消，另需要有下直肌与上斜肌的松弛来与之配合。眼球下转时需下直肌与上斜肌的收缩，此两肌的内、外转与内、外旋相互抵消，另需有上直肌与下斜肌的松弛来与之配合（表3-1）。

表3-1　眼球运动时的主要作用肌、协同肌、拮抗肌和配偶肌

右眼球运动	主要作用肌	协同肌	拮抗肌	配偶肌
内转	右内直肌	右上直肌 右下直肌	右外直肌 右下斜肌	左外直肌 右上斜肌
外转	右外直肌	右上斜肌 右下斜肌	右内直肌 右上直肌	左内直肌 右下直肌
内上转	右上直肌	右下斜肌 右内直肌	右下直肌 右上斜肌	左下斜肌
内下转	右下直肌	右上斜肌 右内直肌	右上直肌 右下斜肌	左上斜肌
外下转	右上斜肌	右下直肌 右外直肌	右下斜肌 右上直肌	左下直肌
外上转	右下斜肌	右上直肌 右外直肌	右上斜肌 右下直肌	左上直肌

（3）眼外肌的最大效益方向：眼外肌的单独作用是我们理解眼外肌运动的基础，实际情况是每一次眼球运动均是在双眼与多条眼外肌共同参与下完成的，每一条眼外肌都有其最大效益（或作用）方向（field of action of a muscle），只有按眼外肌的最大效益方向理解才能正确诊治眼外肌的病变，如分析受累的肌肉等。如前所述，当眼球外转23°时，上直肌的方向与冠状轴垂直，其作用力不产生其他方向上的分力，全部作用于使眼球上转的运动，这使上直肌能发挥出它的最大上转效能、最有效的运动方向，其先决条件是使眼球向外转23°。上直肌本身不能使眼球外转，要靠外直肌的配合。在外直肌的配合下，上直肌发挥了它的最大效能，使眼球转向外上方。这是其他肌不能完全代偿的。如果上直肌麻痹，该侧眼球向外上方的运动会出现障碍，转动幅度比正常时减少。患者向这个方向看时，双眼位置不对称，即斜视，这是一种体征。这时由于双眼视轴不能对准同一目标，患者会看到两个物像，这是一种症状，称复视（diplopia）。

根据上述原理，我们可以归纳如下。

1）每条眼球运动肌都有它们各自的最大效益作用方向：上直肌是外上方；下直肌是外下方；上斜肌是内下方；下斜肌是内上方；内直肌是内侧；外直肌是外侧。由于每只眼的6个运动方向都有一条相应的眼外肌，便于临床上判断是哪一条或几条肌肉麻痹，我们称之为6个诊断眼位。值得注意的是上下直肌和上下斜肌的最大效益方向刚好与单一肌肉作用方向相反，如上直肌最大效益方向为外上方，而单一肌肉的作用方向为内上方（图3-105）。

2）每条眼外肌麻痹时都会有临床表现，其他眼外肌不能完全代偿。患者双眼向麻痹肌作用的最大效益方向转动时，患侧眼球转动幅度减少，该处易出现复视，且复视时两物像的距离为最大。在麻痹肌的最大作用方向其复像距离最大也是麻痹性斜视的临床特点，有利于分析受累的

麻痹肌。

■ 眼外肌的解剖与眼外肌手术

1. 眼外肌手术与眼前段缺血　4条直肌的血液供应来源于眼动脉的肌支，这些动脉向前穿过肌腱形成睫状前动脉。睫状前动脉共7条，外直肌为1条，其他直肌都有2条。睫状前动脉在肌止缘附近角膜缘后3~4 mm处穿入巩膜，有的睫状前动脉与直肌肌纤维关系密切，较难分离；有的在肌纤维表面，易于分离。手术时若同时切断3条直肌，可能引起眼前段缺血，在老年或心血管病患者更容易发生。所以，每次做眼外肌手术时每只眼不应切断2条以上直肌（不含2条）。在复杂斜视手术时，可行直肌睫状前血管分离和保留，以避免发生眼前段缺血这一严重并发症。

2. 巩膜厚度与缝合　在直肌附着点处的巩膜较薄，在做直肌后退或缩短术时进行缝合有可能割破巩膜甚至穿破眼球的危险。手术时最好用带线的铲形针，以能透见巩膜下的针体为适当深度，用手腕的力量慢慢进针较安全。另外，肌肉附着点前巩膜较厚，而附着点后较薄，缝合时应从附着点后部进针，经过附着点前的巩膜出针，则缝线较为牢固。

3. 筋膜与眼外肌手术　在每条肌肉的两面各有一层结缔组织膜包裹，并在直肌间相互联系，形成肌间膜，在前端还连续到角膜四周的巩膜表面。由于肌肉四周与巩膜、其他肌肉及附近眶组织都有结缔组织相连，在行眼外肌肌腱切断术后不会全部退入眶内，只能向后退缩3~5 mm。行直肌后退术时，一般在分离肌肉周围筋膜直到肌止后8~10 mm，如果分离不好，则会影响手术矫正效果。相反，如果向后分离过多，则破坏了Tenon囊的完整性，球后脂肪可能由此脱出，形成术后医源性眼外肌粘连，影响眼外肌运动功能。另外，在行眼外肌手术时，尽量保护肌鞘的完整性，避免术后眼外肌与周围组织的粘连。

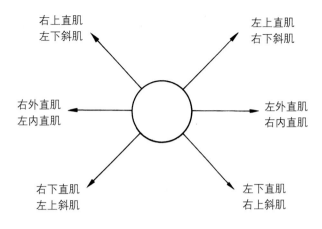

右上直肌
左下斜肌

左上直肌
右下斜肌

右外直肌
左内直肌

左外直肌
右内直肌

右下直肌
左上斜肌

左下直肌
右上斜肌

图3-105　六对配偶肌的最大作用方向及六个诊断眼位

4. 神经进入点位置与手术　支配4条直肌的神经在肌肉起始点至附着点（上斜肌的起始点是指滑车）的中后1/3交界处进入肌肉，该处离肌止点约26 mm，通常的眼前段手术不会伤及这些神经纤维，但如果手术器械过分向后伸入，超过肌止后26 mm，则可能伤及支配眼球运动的神经纤维，造成眼外肌麻痹。支配下斜肌的动眼神经下支在该肌横过下直肌的颞侧，下直肌附着点后12 mm处进入肌肉，该处的手术可能伤及这一神经。另外，伴随支配下斜肌走行的还有支配瞳孔括约肌和睫状肌的副交感神经，该处的手术可能同时会伤及该神经造成瞳孔异常。

5. 上下直肌手术与睑裂大小关系　上直肌与提上睑肌均受动眼神经上支支配，二者通过疏松的结缔组织联系在一起，生理上有协同作用。眼球向上转时，上直肌收缩，提上睑肌也相应收缩，使睑裂开大；当下直肌收缩（上直肌松弛）时，睑裂则变小。当做上直肌手术时要将二肌间的鞘膜联系仔细分离，否则，上直肌后退术后会出现上睑退缩，睑裂开大；上直肌缩短术后则会引起轻度上睑下垂，睑裂缩小。当一眼处于下斜位时，常常会表现为该眼"上睑下垂"，但当患者用该眼注视时，"上睑下垂"即消失，此为下斜视引起的假性"上睑下垂"。

同理，下直肌鞘延伸的筋膜组织在下直肌和下斜肌之间向前进入下穹隆结膜和下睑结膜的深层，附着到睑板和眼轮匝肌之间，构成与下睑的密切联系。所以，下直肌后退术后可引起睑裂开大，下睑退缩；下直肌缩短术后可引起睑裂缩小。手术中要仔细分离下直肌与下睑之间的联系，以减少术后引起的睑裂变化。

6. 直肌的接触弧与手术后退量　各条直肌在直肌附着线和赤道之间的部分与巩膜相接触，称直肌的接触弧。一般认为一条直肌手术后退的最大量取决于该肌肉与眼球的接触弧，当肌肉后退到眼球赤道后时，其功能会明显不足或丧失，所以内外直肌的后退量通常为3~5 mm和5~7 mm；上下直肌的后退量为2.5~5.0 mm。近来有学者提出"功能赤道"的概念，即眼球有一条垂直于眼眶轴的功能赤道，一条直肌可以手术后退到解剖赤道以后，只要不超过功能赤道，将不会引起该肌肉的功能障碍。所以，只有手术需要，目前，上直肌可后退最大量8~10 mm，外直肌后退最大量可达10~14 mm，但内下直肌还是要严格控制在5~6 mm，以免影响患者向前方和向下方视野的功能需要。当斜视患者已做过直肌后退或直肌缩短术，仍然有斜视（欠矫或过矫）需要再手术矫正时，可通过眼前段OCT对眼前段巩膜和眼外肌肌止结构的成像来评估首次斜视术后肌止的位置，有利于设计第2次斜视手术（图3-106）。

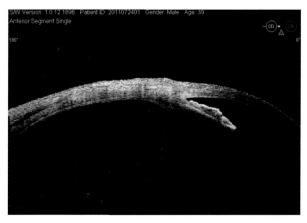

图3-106　眼前段OCT检查眼外肌肌止位置（王忠浩提供）

靠近涡静脉的手术操作可能会意外损伤涡静脉，应特别注意，尤其是上、下直肌的后退缩短术和上、下斜肌的手术。

■ 斜视

前已述及，斜视是指眼位偏斜，即当一眼视线落在目标上，而另一眼视线注视他处的眼位偏离现象。临床上根据是否有眼球运动障碍分为共同性斜视和麻痹性斜视，前者无眼球运动障碍，后者有眼球运动障碍。麻痹性斜视中如眼球运动障碍是由于眼球运动障碍方向对侧（同一眼）的眼外肌因纤维化等限制所引起，又可称为限制性斜视。

1. 共同性斜视　共同性斜视（concomitant strabismus）多为水平性，分为共同性内斜视和共同性外斜视。这种斜视的眼外肌以及支配眼外肌的神经和中枢均无器质性病变，眼球运动功能正常，多发生于2~5岁的小儿，早期可为间歇性，以后逐渐成为永久性。共同性斜视具有以下特征：①眼球运动无障碍；②向任何方向注视时，其斜视角无变化；③左、右眼分别注视时，其斜视角相等，即第一斜视角等于第二斜视角。第一斜视角是指健眼注视时，斜眼的斜视度；第二斜视角是指斜眼注视时，健眼的斜视度；④由于常发生在小儿，其斜视眼的影像已被大脑皮质抑制，患者一般不感觉有复视；⑤因为没有复视，患者无需采用代偿头位来消除或减轻复视（图3-107）。

2. 麻痹性斜视　麻痹性斜视（paralytic stra-bismus）可为水平性，也可为垂直性斜视，是指由于中枢神经核、运动神经和肌肉本身等的病变，引起一条或多条肌肉的功能减弱或消失，失去了双眼运动的共同性的一种斜视。如果此时双眼视觉已形成，患者会出现复视，如果双眼视觉尚未形成，则患者不会出现复视。当患者向麻痹肌作用方向注视时，斜视程度会加重。常见的麻痹性斜视的病因有外伤、肿瘤、炎症、缺血、动脉瘤和变性等。麻痹性斜视具有以下特点：①有明确的眼球运动障碍；②麻痹肌作用方向的斜视度最大；③第二斜视角大于第一斜视角；④患者多有复视和因复视造成的眩晕等症状；⑤可伴有代偿头位（图3-108）。

3. 限制性斜视（restrictive strabismus）　不同于一般的因眼球运动神经和肌肉麻痹引起眼球运动障碍的麻痹性斜视，它是由于眼球运动障碍方向（如右眼内斜，右眼向右侧运动方向障碍）对侧的眼外肌（即右眼内侧的内直肌）痉挛、纤维化或嵌顿于骨折口处等限制了眼球向另一方向的运动（右眼右侧方向运动）而引起的斜视。此时眼球运动障碍方向的眼外肌功能其实无异常（即右眼外直肌功能正常）。区别一般的麻痹性斜视与限制性斜视的方法是做一个被动转动试验（forced duction test）：如上述的右眼内斜，右眼向右侧运动方向障碍，行右眼结膜表面麻醉后，用有齿镊夹住右眼颞侧九点钟角膜缘处的结膜被动牵拉眼球向右侧转动，如转动无抗力，表明无限制因素，是因外直肌麻痹所致，属一般的麻痹性斜视。如向右侧牵拉有抗力，则表明内直肌有

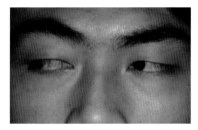
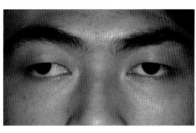
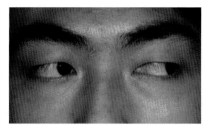

图3-107　右眼共同性外斜视，眼球运动正常

限制因素，是因内直肌纤维化等引起的限制性斜视。如果是因限制因素引起的限制性斜视，手术矫正时一定要先解除限制性因素，否则达不到良好的手术效果。很多特殊类型的斜视属于限制性斜视，如眼球后退综合征、甲状腺相关眼病眼外肌病变（图3-109）、Brown上斜肌肌鞘综合征和爆裂性骨折引起的斜视等。

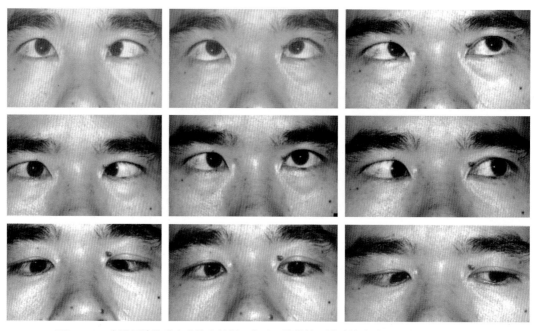

图3-108　右眼因外伤致麻痹性内斜视，右眼不能外转，被动转动试验示右眼外转无抗力

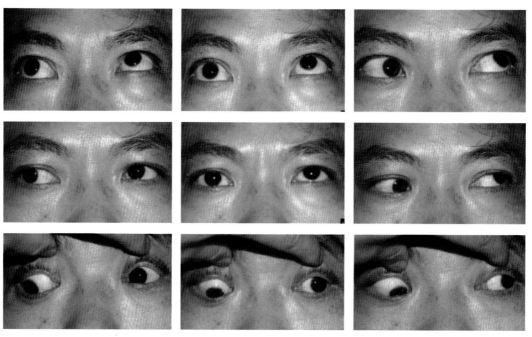

图3-109　甲状腺相关眼病左眼限制性上斜视，左眼下转不能，被动转动试验示左眼被动下转有抗力，是因左眼上直肌纤维化所致

（张明昌　陈　宏　张　洁　肖满意
梁凌毅　刘祖国　颜建华）

主要参考文献

1. 王海林. 眼科解剖学图谱. 沈阳: 辽宁科学技术出版社, 2002.

2. 刘家琦, 李凤鸣. 实用眼科学. 第2版. 北京: 人民卫生出版社, 2003.

3. 李凤鸣. 中华眼科学. 北京: 人民卫生出版社, 2005.

4. Seiff S, Seiff BD. Anatomy of the Asian eyelid. Facial Plast Surg Cliin North Am, 2007, 15(3):327−335.

5. Palakuru JR, Wang J, Aquavella JV. Effect of blinkinf on tear dynamics. IOVS, 2007, 48(7):3032−3037.

6. Helmchen C, Rambold H. The eyelid and its contribution to eye movements. Dev Ophthalmol, 2007, 40:110−131.

7. 李凤鸣主编. 眼科全书. 北京: 人民卫生出版社, 1996.

8. Tasman W, Jaeger EA. Duan's Foundations of Clinical Ophthalmology. Vol 1. Philadelphia: Lippincott Williams & Wilkins, 1999: 1−30.

9. 刘祖国主编. 眼表疾病学. 北京: 人民卫生出版社, 2004.

10. 李秋英, 阎磐石, 罗小玲. 眼外肌. 见: 李秋英, 郑广瑛. 眼科应用解剖学. 郑州: 郑州大学出版社, 2002.

11. 丁小燕. 眼球运动和眼外肌. 见: 李美玉, 王宁利. 眼解剖与临床. 北京: 北京大学医学出版社, 2003.

12. Demer JL, Oh SY, Poukens V. Evidence for active control of rectus extraocular muscle pulleys. Invest Ophthalmol Vis Sci, 2000, 41(6):1280−1290.

13. Ettl A, Koornneef L, Daxer A, Kramer J. High−resolution magnetic resonance imaging of the orbital connective tissue system.Ophthal Plast Reconstr Surg, 1998, 14(5): 323−327.

14. Büttner−Ennever JA. Anatomy of the oculomotor system. Dev Ophthalmol, 2007, 40:1−14.

15. Ruskell GL, Kjellevold Haugen IB, Bruenech JR, van der Werf F. Double insertions of extraocular rectus muscles in humans and the pulley theory. J Anat, 2005,206(3):295−306.

16. Albert & Jakobiec. Principles and Practice of Ophthalmology. 2nd Edition. Philadelphia: W.B.Saunders Company, 2000.

17. 张鹏, 周国民译. 眶及其附属视器. 见: 丁自海, 刘树伟主译. 格氏解剖学−临床实践的解剖学基础. 第41版. 济南: 山东科学技术出版社, 2017.

4

眼表的结构、生理功能与临床

眼表是近十年来逐渐被我国学者认识和重视的领域，事实上，在眼科临床工作中相当多的眼科患者会主诉因眼表病变而引起的眼部不适如眼干燥感、畏光、酸痛等。因此，我们特设一章介绍眼表的结构及其与临床的关系。

眼表的概念

眼表面的概念首先由Thoft和Friend在1979年提出，描述为上下眼睑与皮肤交界处之间的所有黏膜上皮。现在，广义的眼表面包括角膜、结膜与泪腺、副泪腺、睑板腺等附属腺体，以及相关的眼睑结构（图4-1）。眼表面是维持视觉和眼球健康的非常重要且完整的功能单位。

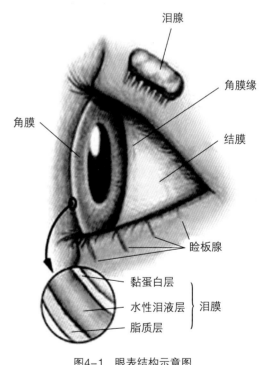

图4-1 眼表结构示意图

眼表的结构与生理功能

眼表面主要由三种不同的上皮组成，即角膜、角膜缘以及结膜，它们都是复层鳞状非角质化的上皮，由体表外胚层发育而来，它们的特征与功能各有不同。

■ 角膜上皮的来源、分布、生理功能与临床

角膜上皮的来源与分布

在胚胎发育期间，角膜上皮由头部体表外胚层发育而来。成熟的角膜上皮为非角质化的复层鳞状上皮，厚度约50 μm，约占整个角膜厚度的10%。人类角膜上皮在出生时有4层，出生后半年左右发育至6层，基底层为矮柱状，中间2~3层为多角形的翼状细胞，最表层的2~3层细胞为扁平形。

基底层细胞的直径为8~10 μm，是角膜上皮中唯一一种具有增殖能力的细胞，分裂后向表层移动并逐渐分化为翼状细胞及表层细胞。相邻的基底层细胞之间通过桥粒和缝隙连接，以及黏着小带进行联系，基底细胞通过半桥粒与基底膜联系。基底细胞在角膜中央区的密度为（6 000~9 000）个/mm²，周边区约10 000个/mm²。

翼状细胞的直径约20 μm，形状规则，细胞之间存在大量桥粒和缝隙连接，但没有紧密连接。中央角膜翼状细胞的密度约为5 000个/mm²，周边区约5 500个/mm²。

角膜表层上皮细胞为终末分化细胞，这些细胞呈扁平多角形，直径40~60 μm，厚度2~6 μm，表面覆盖着微绒毛。微绒毛结构增加了细胞表面积，有利于从泪液吸收氧气和营养物质。表层上皮细胞之间通过紧密连接和桥粒联系在一起。中央角膜表层细胞的密度约为850个/mm²，周边区约1 200个/mm²。

组织化学染色显示基底层细胞间连接有connexin 43，翼状细胞之间高表达E-cadherin，而表层细胞之间则高表达occludin。中央和周边角膜上皮全层细胞都表达角膜特异性的角质蛋白K3和K12，说明它们都已经高度分化。

角膜上皮的生理功能

角膜上皮的一个重要特征就是对水溶性物质的不渗透性，这是角膜上皮屏障功能的生理基础，发挥这一功能的微观解剖基础是角膜上皮的紧密连接和表层细胞的细胞膜结构。角膜上皮屏障功能异常时，泪液成分即可进入角膜基质层而导致角膜水肿。相对于角膜上皮，结膜上皮细胞的屏障功能要弱得多。根据角膜荧光染色表现的不同，临床上将角膜上皮屏障功能异常分为两种。一种称为表层点状上皮病变，是由于表层上皮细胞脱落加速导致荧光素在上皮细胞缺损区的聚集，如水性泪液缺乏性干眼症导致的角膜上皮病变。另外一种表现为更强的荧光素染色，主要由于细胞膜相关的屏障功能破坏，如药物引起的角膜上皮病变。

角膜上皮的另外一个重要的生理功能就是对抗外界生物和化学损伤。角膜上皮与位于其上的泪膜对维持光滑的角膜光学表面发挥重要作用。

角膜缘结构

角膜缘是处于透明角膜与不透明的巩膜之间的移形区域，该区域高度血管化，有丰富的神经末梢，并被黑色素保护以避免紫外线损伤。角膜缘的特征性结构包括：

1. Vogt 栅栏（palisades of Vogt） Vogt栅栏是位于角膜缘处的长约0.31 mm的乳突状结构，每一个象限约有36个，在下方角膜缘较密集，在上方角膜缘变得稀疏而细长，而在角膜缘水平位几乎消失。它是人类及其他灵长类动物特有的眼部解剖结构，局部可见大量色素沉着。Vogt栅栏是角膜缘干细胞存在的区域，通过对不同眼表面疾病的研究发现，这一特征性结构的消失与角膜缘干细胞缺乏有关。如化学伤、Stevens Johnson综合征等引起的急性干细胞缺乏；药物毒性、放射损伤性角膜炎、眼瘢痕性类天疱疮等疾病引起的慢

性上皮损伤；以及先天性无虹膜等遗传性疾病均可导致Vogt 栅栏结构的消失。

2. 角膜缘隐窝（limbal crypt） 活体共聚焦显微镜以及扫描电镜观察显示，在Vogt 栅栏所在的角膜缘区域，上皮细胞被角膜缘区域的基质所包绕，形成类似于表皮的网格样（rete pegs）结构。在该区域，角膜缘上皮向下突入基质层内，与小肠上皮的凹陷样结构非常相似，故称为角膜缘隐窝。这些上皮凹陷与周围组织有明显的界线，其长度比表皮的网格样结构要短，具有明显的极性，开口朝向角膜而不是结膜。围绕这些上皮凹陷的基质内含有大量基质细胞，并有丰富的血管供应，这一结构可能构成角膜缘干细胞独特的微环境。

3. 基质指状突起（focal stromal projections） 在角膜缘基质近角膜侧分布着一些基质指状突起，突入角膜缘上皮内，它们包含一个中央血管，周围包绕细小的紧密排列的上皮基底细胞。

角膜缘隐窝和基质指状突起结构在角膜缘的分布并不均匀，它们主要位于上方及下方角膜缘，鼻侧及颞侧则较少，3点钟及9点钟水平方位则缺失。这种分布与角膜上皮干细胞在角膜缘的分布相吻合。在角膜缘干细胞缺乏患者，角膜缘隐窝和基质指状突起结构均会消失。

4. 上皮基底膜的异质性（heterogeneity） 上皮细胞的基底膜与上皮细胞的分化有关。角膜、角膜缘以及结膜上皮虽然同为眼表面上皮组织，它们的基底膜却具有很强的异质性。Ⅳ型胶原是上皮基底膜的重要成分，由6种支链组成（α1～α6），角膜上皮基底膜含有α3和α5支链，角膜缘上皮基底膜含有α1，α2和α5支链，结膜上皮基底膜则含有α1和α2支链。另外一种重要的基底膜成分Laminin在眼表面不同上皮基底膜也具有不同的支链成分，除了Laminin-1和Laminin-5，角膜缘基底膜还表达Laminin α2、β2支链。进一步的研究将有助于揭示基底膜对角膜上皮干细胞分化与增殖的调控机制（图4-2）。

角膜上皮干细胞

角膜上皮是一个自我更新的组织，角膜上皮动态平衡的维持可以用 "X，Y，Z理论" 来解释，即 "X" 表示细胞增殖的速度，"Y" 表示细胞向角膜中央移行的速度，"Z" 表示细胞脱落的速度。当X+Y=Z时，角膜上皮细胞维持动态平衡状态，而维持这一平衡的关键就是角膜上皮干细胞的存在。大量的基础研究已经证实角膜上皮细胞的干细胞位于角膜缘部位。具体的证据包括：角膜缘基底层以上细胞表达角膜上皮特异性的标志物角蛋白K3和K12，而基底层细胞表达大量未分化细胞的标志物如ABCG-2，p63，Integrin α9等；慢周期细胞仅位于角膜缘部位；角膜缘上皮较中央角膜上皮明显强大的增殖能力；角膜缘上皮体外培养时的克隆形成能力等。

角膜上皮干细胞位置的确定对我们认识和处理角膜疾病具有非常重要的实际意义。临床上发现角膜鳞状上皮细胞癌绝大多数发生于角膜缘，而鲜有发生于中央角膜者。由于大部分肿瘤起源于干细胞，所以现在不难理解为什么角膜肿瘤大多发生于角膜缘部位。

通过对干细胞的认识，我们能够解释角膜上皮细胞向角膜中央向心性移动的机制。角膜缘干细胞分裂产生较为年轻的短暂扩充细胞（Transient amplifying cells，TACs），TACs位于角膜周边区，具有很强的增殖潜能，这些细胞进一步向角膜中央移动，并逐渐失去它们的增殖潜能，分化为成熟的角膜上皮细胞。

角膜上皮干细胞状态的维持需要局部微环境的支持。在解剖学上，干细胞微环境位于Vogt栅栏区，局部有黑色素细胞、间质细胞、基底膜、血管和神经末梢等。在功能学上，干细胞微环境还包括多种分泌于细胞外间质的细胞因子，以及这些细胞因子与干细胞之间的相互作用（图4-3）。先天性无虹膜患者后期出现角膜缘干细胞缺乏就有可能是因为干细胞微环境异常所致。

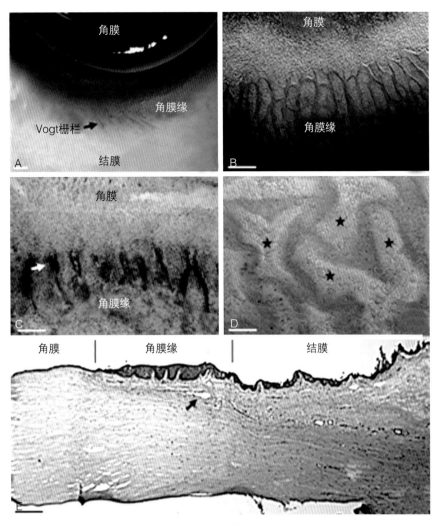

图4-2 角膜缘组织结构

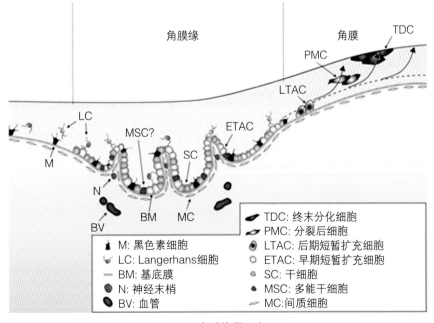

图4-3 角膜缘微环境

角膜上皮干细胞缺乏与干细胞移植术

角膜上皮干细胞理论已经成为临床上诊断和鉴别诊断以角膜上皮干细胞缺乏（limbal stem cell deficiency）为特征的一大类疾病的理论基础，并在此基础上发展了多种角膜上皮干细胞移植的手术方式。

眼表面化学伤或热烧伤、Stevens Johnson综合征、眼瘢痕性类天疱疮、先天性无虹膜等可造成角膜缘上皮或角膜缘基质的破坏，最终导致角膜上皮干细胞缺乏。表现为持续性角膜上皮缺损（persistent epithelial defect）或复发性角膜上皮侵蚀（recurrent corneal erosion），慢性基质炎症，角膜新生血管，以及结膜上皮侵入角膜表面等。

角膜上皮干细胞移植根据供体来源的不同有以下几种手术方式：自体结膜及角膜缘移植（conjunctival limbal autograft），异体角膜缘移植（keratolimbal allograft），体外培养于羊膜等载体的角膜缘干细胞移植等。手术的基本方法都是先钝性剥离结膜化的角膜血管翳，结膜下的瘢痕组织予以切除，结膜边缘从角膜缘处后退3~5 mm。然后取自体或异体角膜缘组织或体外扩增的上皮细胞植片缝合于受体眼相应位置。

■ 结膜上皮的来源、分布、生理功能与临床

结膜的组织结构在第三章第三节"结膜的解剖"部分已有详细介绍，不再赘述。

结膜上皮细胞

胚胎发育期间，结膜上皮由体表外胚层发育而来。成人的结膜上皮细胞有6~9层。结膜上皮干细胞的分布至今仍有争论。有人认为均匀分布于球结膜及穹隆部结膜，有人认为位于眼睑黏膜与皮肤交界处，还有人认为分布于角结膜交界及黏膜皮肤交界处。

杯状细胞

杯状细胞是一种能分泌黏液的单细胞腺体，散在分布于结膜上皮，约占结膜上皮基底细胞的5%~10%，其分布密度在1 000~56 000/mm²之间，在睑结膜和鼻下方球结膜密度高，而颞侧及近角膜缘处密度低。杯状细胞的密度受多种眼表面疾病如干燥性结角膜炎、维生素A缺乏症、眼瘢痕性类天疱疮、Stevens Johnson综合征以及化学伤等影响，外界环境如温度、湿度等也会对其造成影响。如在严重干眼及眼瘢痕性类天疱疮时其密度下降，而在过敏性结膜炎时密度增加。现在认为杯状细胞与结膜上皮细胞由共同的干细胞分化而来。它的细胞核和细胞质成分位于细胞的底部，而黏蛋白颗粒位于顶部，形成杯状外观。它与相邻的上皮细胞间形成紧密连接。

杯状细胞受类胆碱能神经和交感神经支配，传出的交感神经和副交感神经兴奋可刺激杯状细胞的分泌活动。杯状细胞分泌的黏蛋白为MUC5AC，是正常泪液的重要组成部分。

结膜的生理功能

结膜的生理功能主要为囊样结构保护眼球，提供眼球灵活运动的空间，贮存泪液，分泌黏蛋白构成泪液的黏液层。

当角膜缘上皮缺乏时，结膜上皮可以移行进入角膜区，同时伴随新生血管和杯状细胞出现于角膜表面，这种现象称为"角膜结膜化"。以前认为当结膜上皮移行进入角膜表面时，结膜上皮细胞可以转化分化为角膜上皮样细胞，然而大量的研究已经证实这种转化分化在体内不能发生。进入角膜表面的结膜上皮细胞不能稳定附着，临床上表现为持续性角膜上皮缺损。

■ 泪膜的来源、组分、生理功能与临床

维持一个健康、让人感觉舒适的眼表面需要稳定并不断更新的泪膜。而多种眼部疾病可以通过影响泪液的量、成分以及水溶性因子而影响泪膜的稳定性（图4-4）。

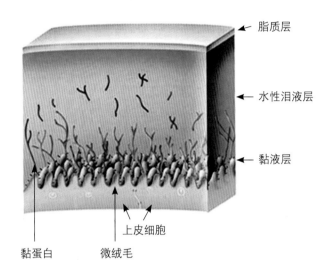

图4-4　泪膜结构示意图

泪膜的来源

1. 泪膜的概念　泪液呈膜状覆盖于眼表上皮细胞表面，故称为泪膜。泪膜是一个动态平衡的系统，它既包括泪液的产生并分布于结膜和角膜上皮细胞表面，也包括泪液通过泪道系统排出，通过结膜和角膜上皮进行液体的吸收和交换，以及水分在眼表面的蒸发过程。当眼睛睁开时，泪膜持续变薄，而眨眼时泪膜得以恢复。

2. 泪液的来源　泪液的来源主要包括泪腺、睑板腺、杯状细胞以及副泪腺。另外，眼表面的其他腺体如Krause腺、Moll腺以及Wolfring腺的分泌物也参与构成泪膜。眼表面正常泪液量约6 μL，分泌速度约1.2 μL/min，更新速度约每分钟16%。

3. 泪膜的厚度　泪膜厚度的测量可以因采用方法的不同而存在巨大的差异。如角膜表面泪膜厚度用OCT（optical coherence tomography）测量为3.3 μm，而用共聚焦显微镜测量的结果为41~46 μm。泪膜的厚度也存在年龄上的差异，婴幼儿泪膜脂质层的厚度要比成人的厚。

4. 泪液分泌的控制　传统观念认为只有反射性泪液分泌受神经支配，基础性泪液分泌是泪腺的自主活动。现在认为，泪液分泌是一直受神经活动调控的。角膜、结膜的传入神经，中枢神经系统的中继核，以及传出神经共同构成支配泪液分泌的神经环路，精确支配泪腺、睑板腺以及杯状细胞的分泌活动。准分子激光角膜切削术（LASIK）后发生的干眼症就与角膜传入神经被切断有关。

泪膜的组分

泪膜可分为三层，包括最表面的脂质层、中间的水性泪液层以及最内层的黏液层。泪液层的底部是表层上皮细胞的微绒毛，这些微绒毛上覆盖着一层富含糖类的多糖—蛋白质复合物，将上皮细胞与其上方的水性泪液层分开。

1. 脂质层　脂质层由睑板腺和副泪腺分泌，主要包含蜡酯、胆固醇以及脂肪酸酯。脂质层结构的维持依赖于三种化学键，即极性脂质之间的离子键、极性脂质之间及其与水分子之间形成的氢键以及长链脂肪酸与其他脂质成分之间的范德华力。脂质层可分为下方的极性相和上方的非极性相，后者位于液气界面以阻止水分蒸发。睁眼状态时上下睑之间泪膜脂质的量约0.01 μL，厚度为40~100 nm。

2. 水性泪液层　主要包含泪腺及副泪腺分泌的水、蛋白质和电解质成分。其中水的含量占泪液总量的98%以上。泪液的蛋白质和电解质与血清均有差异，泪液中氯离子和钾离子浓度要高于血清，但葡萄糖浓度要低于血清。正常泪液渗透压为300~305 mOsm/L。正常泪液的蛋白质含量为6~10 mg/mL，已经报道的有80多种，这些蛋白质按照功能可以分为六大类。

（1）生长因子类：如表皮生长因子（EGF），转化生长因子α、β1、β2（TGF-α，β1，β2），肝细胞生长因子（HGF），碱性成纤维细胞生长因子（bFGF），血管内皮生长因子（VEGF），神经生长因子（NGF），脑源性神经营养因子，以及血小板衍生的生长因子（PDGF）等，这些生长因子可能由泪腺、角膜上皮及基质细胞、结膜上皮细胞、炎症细胞以及损伤愈合过程中结膜血管渗漏而来。它们参与正常眼表面上皮细胞的代谢与更新以及损伤愈合反应过程。

（2）神经肽类：如P物质、降钙素基因相关肽类等，参与眼表面损伤愈合反应。

（3）白细胞介素类：如IL-1α、IL-1β在干眼症患者分泌增加，IL-4在过敏性结膜炎时分泌增加，IL-2、IL-6、IL-8、IL-10等在佩戴接触镜时分泌增加。

（4）免疫球蛋白类：如IgA、IgE、IgG等，在眼表过敏性炎症时分泌增加。

（5）蛋白酶类：如MMP-1，MMP-3，MMP-9，TIMP-1，β2-微球蛋白，capthepsin等在过敏性结膜炎时分泌增加。

（6）抗微生物肽类：如溶解酶，乳铁蛋白，磷脂酶A2，defensin α、β等，在眼表面感染以及损伤愈合反应时增加。

3. 黏液层　黏液层由结膜杯状细胞以及结膜、角膜上皮细胞分泌，主要成分为黏蛋白、硫黏蛋白、cyalomucin等，现在发现的眼表面黏蛋白有7种，包括分泌型的MUC2、MUC5AC、MUC5B、MUC7，以及膜结合型的MUC1、MUC4、MUC16。结膜、角膜上皮细胞产生MUC1、MUC2，结膜上皮和角膜缘上皮还表达MUC4，杯状细胞产生MUC5AC，泪腺则产生MUC7。MUC2、MUC5AC及MUC5B为成胶型黏蛋白，它们通过半胱氨酸之间的二硫键形成低聚体，以此形成黏液胶。

泪膜的生理功能

泪膜对维持健康的眼表面发挥关键的作用。

脂质层主要发挥润滑、减少泪液蒸发及稳定泪液成分等功能。睑板腺功能障碍时所有脂质成分分泌减少，脂质层在眼表面的分布不均匀，导致泪膜破裂时间缩短，增加水性泪液的蒸发，从而导致蒸发过强性干眼症。

水性泪液层的功能包括润滑眼表面，供给角膜氧气及营养成分，调节眼表面上皮细胞功能，对抗微生物的入侵，同时清除角膜上皮脱落的细胞碎片及其他异物等。

在眼表面疾病时，泪液蛋白质的成分和含量往往发生改变。如β2-微球蛋白，cystatins，P物质，上皮生长因子，转化生长因子β1、β2，血纤维蛋白溶酶，类胰蛋白酶，α1-antitrypsin等。在过敏性疾病时，泪液IgE和IgA水平的改变与血清一致，同时泪液中类胰蛋白酶的含量升高。泪液中的生长因子可以促进角膜损伤的愈合。

黏液层的生理功能为减轻表面张力，维持水性泪液层的稳定，并最大限度地降低表层上皮脱落所造成的损伤。MUC1可以阻止病原体在眼表面的附着，MUC2的含量很低，还没有发现其在眼表面上皮发挥重要功能，MUC5AC则形成胶样黏液层。孟加拉玫瑰红染色可以间接反应黏蛋白在眼表面的分布，当眼表面的跨膜黏蛋白和成胶黏蛋白都存在时，孟加拉玫瑰红在眼表面的染色为阴性。

（刘祖国　李　炜）

主要参考文献

1. Richard A Thoft, Judith Friend. The ocular surface. International Ophthalmology Clinics. vol.19(2).Little, Brown and Company, Boston, 1979.

2. Yokoi K, Yokoi N, Kinoshita S. Impairment of ocular surface epithelium barrier function in patients with atopic dermatitis. Br J Ophthalmol, 1998, 82:797-800.

3. Wellings FM, Lewis AL, Mountain CW. Demonstration of solids−associated virus in wastewater and sludge. Appl Environ Microbiol, 1976, 31:354−358.

4. Shortt AJ, Secker GA, Munro PM, et al. Characterization of the limbal epithelial stem cell niche: novel imaging techniques permit in vivo observation and targeted biopsy of limbal epithelial stem cells. Stem Cells, 2007, 25:1402−1409.

5. Dua HS, Shanmuganathan VA, Powell−Richards AO, et al. Limbal epithelial crypts: a novel anatomical structure and a putative limbal stem cell niche. Br J Ophthalmol, 2005, 89:529−532.

6. Ljubimov AV, Burgeson RE, Butkowski RJ, et al. Human corneal basement membrane heterogeneitiy: topographical differences in the expression of type IV collagen and laminin isoforms. Lab Invest, 1995, 72:461−473.

7. Li W, Hayashida Y, Chen YT, Tseng SC. Niche regulation of corneal epithelial stem cells at the limbus. Cell Res, 2007, 17:26−36.

8. Thoft RA, Friend J. The X, Y, Z hypothesis of corneal epithelial maintenance. Invest Ophthalmol Vis Sci, 1983, 24:1442−1443.

9. King−Smith PE, Fink BA, Hill RM, et al. The thickness of the tear film. Curr Eye Res, 2004, 29:357−368.

10. Isenberg SJ, Del SM, Chen A, et al. The lipid layer and stability of the preocular tear film in newborns and infants. Ophthalmology, 2003, 110:1408−1411.

11. McCulley JP, Shine WE. The lipid layer of tears: dependent on meibomian gland function. Exp Eye Res, 2004, 78:361−365.

12. Watanabe H. Significance of mucin on the ocular surface. Cornea, 2002, 21:S17−S22.

13. Hollingsworth MA, Swanson BJ. Mucins in cancer: protection and control of the cell surface. Nat Rev Cancer, 2004,4:45−60.

14. Kardon R, Price RE, Julian J, et al. Bacterial conjunctivitis in Muc1 null mice. Invest Ophthalmol Vis Sci, 1999, 40:1328−1335.

15. Feenstra RPG, Tseng SCG. Comparison of fluorescein and rose bengal staining. Ophthalmology, 1992, 99:605−617.

16. Albert & Jakobiec. Principles and Practice of Ophthalmology. 2nd Edition. Philadelphia: W. B. Saunders Company, 2000.

5

眼眶的解剖

眼眶（orbit）为容纳眼球和眼附属器的骨性眶腔，对视器起十分重要的保护作用，且通过一些孔、裂隙等与颅脑、颌面部及鼻窦相互联系，这些部位发生的病变也会相互影响。因此，认识眼眶与眶周结构对全面认识眼眶与眼部病变十分重要。

概　述

眼眶是位于颅顶骨和颅面骨之间的两个骨腔，在颅面中央垂直正中线两侧，左右各一，两侧对称，包括骨性空腔和眼眶内容物两部分。眶内容包括眼球、眼外肌、眶脂肪、泪腺以及血管、神经和筋膜等。周围有四个含气的空腔形成的鼻窦，眶尖部有眶上裂和视神经孔与颅内相通，眼眶对眼球起着相当重要的保护作用。但由于眶腔直接开口于颌面部，极易受到外力的作用而被损伤（包括眼眶外伤和眼球外伤）。眼眶的位置、形状、大小等不仅直接影响颅面外貌，而且可导致眼睑、眼球位置等的变化。因此，如果患者因眼眶的外伤骨折、眼眶炎症、眼眶肿瘤或先天畸形等需要眼眶整形手术时，一定要先行眼眶成形术，待眼眶形状和位置等固定后，才宜考虑作眼位矫正术（即斜视矫正术）和眼睑位置异常（如上睑下垂等）的矫正。

眼眶为两个四棱锥状骨腔，眶口向前向外朝向面部，眶尖向后而微偏内侧，通过视神经孔和颅腔相通。眼眶深度（从眶下缘中点到视神经孔下缘之间的距离）为4.7~4.9 cm，因此行球后注射时，进针的深度不宜超过4 cm，否则会损伤视神经和颅内组织。两眼眶轴相交于后方，交角大小有个体差异，成人一般为45°，而小儿的交角较小，随年龄增大而逐渐增大。因此，小儿患者的内斜视可能随着年龄的增大而减小，外斜视则可能随着年龄的增大而增大，这也是斜视手术时为什么内斜宜欠矫，而外斜宜过矫的原因之一。两眶的内壁基本平行，每个眼眶的内壁与外壁的夹角约为45°，两眶外壁的夹角为90°。眼眶分为上、下、内、外四个壁，上壁、下壁又称眶顶和眶底。眼眶由7块头骨组成，为额骨（frontal bone）、蝶骨（sphenoid bone）、颧骨（zygomatic bone）、上颌骨（maxilla）、腭骨（palatine bone）、筛骨（ethmoid bone）和泪骨（lacramal bone）（图5-1）。

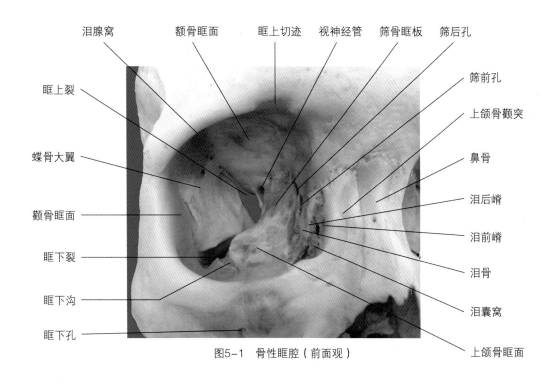

泪腺窝　额骨眶面　眶上切迹　视神经管　筛骨眶板　筛后孔

眶上裂

蝶骨大翼

颧骨眶面

眶下裂

眶下沟

眶下孔

筛前孔

上颌骨颧突

鼻骨

泪后嵴

泪前嵴

泪骨

泪囊窝

上颌骨眶面

图5-1 骨性眶腔（前面观）

骨性眼眶

眼眶上、下、内、外四个壁的骨质厚薄不一，眶缘处骨质较厚，有利于保护眼球。眶内侧壁骨质最薄，仅有筛骨纸样板与筛窦相邻，其次为眶下壁。因此，当眼眶受到外伤作用时，即使是拳头或网球等较小力量的钝性外伤，也可通过骨壁的传导作用于眼眶四个壁中较薄的眶内壁和下壁，造成眼眶内壁和/或下壁的骨折，我们称为眼眶爆裂性骨折（blow-out fracture of orbit）。

上壁与内壁以细小骨缝分界，即上壁的额骨和内侧壁的筛骨、泪骨与上颌骨额突之间的骨缝。上壁与内壁交界处有筛前孔和筛后孔，分别有筛前动脉和筛后动脉通过。

上壁与外壁的分界线其后部为眶上裂，前部为颧额缝，即颧骨的额突与额骨的颧突相连的骨缝。

下壁与内壁以小骨缝为分界即下壁的上颌骨和腭骨眶突与内壁筛骨之间的骨缝。

下壁与外壁的分界线为眶下裂及其向前的延长线。

■ 眼眶上壁

眶上壁（superior orbital wall）或称眶顶，类似三角形，由额骨的眶板形成前方的大部分，后面的小部分由蝶骨小翼构成。眶上壁前部光滑凹陷，后部较平坦，前方凹陷较明显处距眶缘约15 mm，相当于眼球赤道部。眶顶骨面光滑，骨质菲薄，呈半透明状，将上方的前颅窝与眼眶隔开，部分老年人的眶上骨板可部分吸收，致眶骨膜与前颅窝的硬脑膜相贴，手术操作进入眶上部时，要格外小心，以免伤及眶上壁与脑组织；如为上眶的皮样囊肿等病变，很容易致眶上壁骨质吸收，甚至病变上方即为暴露的硬脑膜，手术取出肿物时一定要小心操作。由于除眶上缘外，眶上壁较薄，通过眶上壁可进行经颅开眶，也可通过开放眶上壁进行上壁开眶减压术。较薄的眶上壁局部用力容易造成骨折（即直接外伤骨折），但爆裂性眼眶骨折累及眶上壁的发生率较少，小儿的发生率高于成人，因为小儿的额窦没有完全发育。眶上壁的拱形结构和大脑、脑膜及额窦的缓冲作用，使眶上壁有较大的外力耐受性。颅底骨折累及眶顶时常可见到眶周皮下有明显的淤血圈，这是临床判断额骨眶板骨折的一个可靠指征。

眶上壁有几个重要的特殊结构，由前向后分别是：

1. 眶上切迹（superaorbital notch） 眶上缘由额骨形成，其内1/3与外2/3交界处，有一眶上切迹，表面有膜性韧带封闭，随年龄增大此韧带可发生骨化而形成眶上管，眶上血管和眶上神经由此通过。临床上眶上神经疼痛的患者常可在触摸该处时有明显的疼痛。

2. 泪腺窝（lacrimal fossa） 位于额骨颧突后方，眶上壁前外方一个较浅的骨性凹陷，在眶上壁与眶外壁的交界处，眶部泪腺位于其中。这个凹陷通常很光滑，但当泪腺悬韧带特别发达时，其表面可粗糙不平。泪腺是炎症和良、恶性肿瘤容易累及的组织，泪腺的恶性肿瘤常侵犯泪腺窝处的骨膜和骨质，前者可引起该部位明显的疼痛，后者在影像学上会显示有骨质破坏，这两点是鉴别泪腺肿瘤良恶性的重要特点。

3. 滑车凹（trochlear fovea） 位于内眦突附近，为眶上壁与眶内壁交界处的一个较小的骨性圆形小凹陷，距眶缘约4 mm，其上的滑车软骨有时可骨化，此时可见在滑车凹处为一小棘，上斜肌肌腱附着在该处。手术或外伤时可伤及滑车凹或软骨环，引起上斜肌麻痹，导致明显的垂直旋转性复视，严重干扰患者的工作和生活，因此行开眶手术时尽量避开该结构，以免损伤。

4. 视神经孔（optic foramen） 位于眶上壁尖端，卵圆形，由蝶骨小翼的两根合抱而成。自孔向内向后达颅中窝的骨性管道为视神经管（optic canal），视神经由视神孔进入视神经管到颅中窝。管的方向朝向前外，并略向下，与冠状面呈36°角，X线或CT检查视神经管病变时要按此角度做断层扫描。两侧视神经管开口在眶内端

相距30 mm，在颅内端相距25 mm。眶内开口呈竖椭圆形，管的中央呈圆形，颅内开口呈横椭圆形。视神经管长4~9 mm，宽4~6 mm，视神经管内肿瘤或视网膜母细胞瘤经视神经向颅内发展时常可使视神经孔和视神经管扩大。视神经管内除视神经外，还有眼动脉通过，眼动脉被包在视神经的硬脑膜鞘内，先位于视神经的下方，然后转到其外侧，眼动脉有交感神经细支伴行，眼动脉与视神经之间有一层纤维组织相隔，有时这层纤维隔发生骨化，形成临床上的双视神经孔。视神经管的内侧为蝶窦，部分与后组筛窦相邻，视神经管与这些鼻窦之间仅有一层菲薄的骨板相隔，且视神经管越长，其内壁越薄，有时甚至蝶窦和后组筛窦深入蝶骨小翼，将视神经管完全包围，如有管壁骨质部分吸收，则视神经及其鞘膜会完全置于窦腔内。因此，鼻窦炎患者常会引起球后视神经炎，球后视神经炎寻找病因时要注意是否患有鼻窦炎。视神经的管内段也是脑膜瘤的好发部位之一，由于该处部位隐蔽，患者常首先表现为不明原因的视力下降与向心性视野缩小，临床上容易误诊，因此，对原因不明的视力下降做CT和/或MRI检查有利于明确诊断。另外，视神经孔前端是四条眼外肌和上斜肌的起点，其肌腱形成的Zinn环和视神经的硬脑膜相融合，当视神经发炎时，眼球转动会牵拉该处脑膜导致球后疼痛。

5. 眶上裂（superior orbital fissure） 为位于眶上壁和眶外壁之间的狭窄裂缝，其上缘为蝶骨小翼，下缘为蝶骨大翼，内端在视神经孔的下方，前外端由额骨封闭。该裂呈逗号形，后内段较宽，前外段较窄且被硬脑膜封闭，长22 mm，最宽处约6.4 mm，最窄处约2.8 mm，是眼眶与颅中窝之间最大的通道，眶上裂外段由硬脑膜封闭，内段从Zinn环内自上而下通过的血管和神经依次为：动眼神经上支、鼻睫神经、睫状神经节的交感根、动眼神经下支、展神经和眼下静脉。从眶上裂的Zinn环之上通过的血管和神经有滑车神经、额神经、泪腺神经、眼上静脉和泪腺动脉

的返支。各种致病因素包括肿瘤、外伤、炎症等会损伤经过该处的血管和神经而出现眶上裂综合征，表现为眼痛（影响到感觉神经）、眼球运动麻痹即眼球固定和上睑下垂（因动眼神经、滑车神经和展神经受累）、瞳孔散大以及眼眶血液回流障碍。由于眶上裂后端与视神孔之间只有一层薄的骨板相隔，眶上裂病变可发展而影响视神经的功能，则患者还可表现为视功能受损，这时称为眶尖综合征。眶上裂的病变如各种良、恶性肿瘤与血管畸形等影像学上可表现为眶上裂扩大或骨质破坏等。

■ 眼眶内壁

眶内壁（medial orbital wall）大致呈长方形，前宽后窄，平坦或稍向眶内突出，与正中面平行，骨质菲薄，仅0.2~0.4 mm，因此，筛窦炎症时易蔓延入眶，眶内侧肿瘤也易由此侵犯筛窦，反之，筛窦病变也由此侵犯眶内。眶内壁自前向后由四块骨构成：上颌骨额突（构成内侧壁的前上部）、泪骨（构成内侧壁的前下部）、筛骨纸板（构成眶内壁的中心部分）、蝶骨体（形成眶内壁后部一小部分）（图5-2，3）。眶内壁的前方，有上颌骨额突与泪骨形成的卵圆形的泪囊窝（fossa of lacramal sac），泪囊位于其中。泪囊窝的前后界为泪前嵴（anterior lacrimal crest）和泪后嵴（posterior lacrimal crest），其下方接鼻泪管（nasolacrimal canal）。泪囊窝的上半部分与筛窦为邻，下半部与中鼻道为邻。成人泪囊窝长17.9 mm，宽8.1 mm，鼻泪管长12.4 mm。行泪囊鼻腔吻合术时即打开泪囊窝下半部的骨质，使泪囊与鼻腔直接相通，以解决泪囊炎或严重鼻泪管阻塞引起的流泪症状。手术凿骨时有时容易，因泪囊窝由较薄的泪骨构成为主，有时凿骨很难，因泪囊窝由坚硬的上颌骨额突构成。长期的泪囊炎有时致泪囊很小，且与周围组织粘连紧密，难以正确辨认泪囊，因此，行鼻腔泪囊吻合术时首先要认出泪前嵴这个重要的解剖标志，再紧贴泪前嵴向后剥离，这样易于找到泪囊，不至于破坏眶隔，误入眶内组织，眶内脂肪由此脱出，影响手术顺利进行。

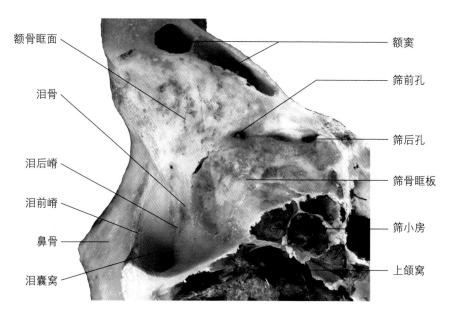

图5-2　骨性眶腔内侧壁

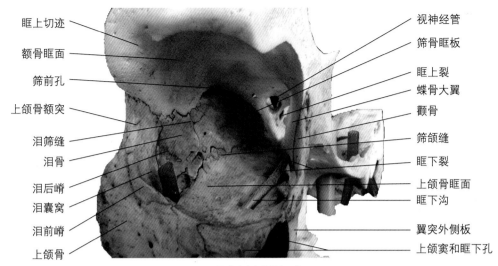

图5-3　眶腔内侧壁的组成

左侧标注（从上到下）：眶上切迹、额骨眶面、筛前孔、上颌骨额突、泪筛缝、泪骨、泪后嵴、泪囊窝、泪前嵴、上颌骨

右侧标注（从上到下）：视神经管、筛骨眶板、眶上裂、蝶骨大翼、颧骨、筛颌缝、眶下裂、上颌骨眶面、眶下沟、翼突外侧板、上颌窦和眶下孔

由于眶内壁相当薄，尤其是筛骨纸板薄如纸片，因此眼眶外伤时眶内壁容易发生爆裂性骨折。筛骨的后缘标志着眼眶内侧壁的中后部交界处，这部位也是眶手术的警戒线，这个交界处较稳定，不易受外伤影响，因此可以作为修复眼眶的关键性标记。

眶内壁有几个重要结构给开眶手术或手术修复骨折带来一定困难。①内眦韧带：内眦韧带大部分附着于由上颌骨额突构成的前泪嵴上，小部分附着于由泪骨组成的后泪嵴上，眶内壁骨折移位造成内眦韧带断裂移位，临床表现为外伤性眶距增宽症。开眶手术时如未对内眦韧带复位缝合，则易造成内眦畸形，影响患者容貌；②泪道系统：由泪小点、泪小管、泪总管、骨道中鼻泪管、位于前后泪嵴间泪囊窝内的泪囊组成。眶内侧开眶手术或外伤骨折极易累及泪道系统，造成泪道阻塞、流泪、流脓。因此，眼眶病变需要行开眶手术时，常为保护以上结构使术野太小，操作困难，应尽量避开使用内侧开眶术。

内侧壁与上壁交界处即额筛缝的前段有筛前孔（anterior ethmoidal foramen），距眶缘约20 mm，筛前动脉和鼻神经由此通过，行鼻腔泪囊吻合术时常在此处行筛前神经的阻滞麻醉。后段有筛后孔（posterior ethmoidal foramen），筛后孔距其前的筛前孔12 mm，距其后的视神经5~8 mm，筛后孔有筛后动脉通过。筛后孔常作为视神经管减压术入路的解剖标志。由于筛前后孔的上方即为颅前窝，行开眶减压术时不要超越这一水平线，否则会伤及脑组织，引起脑膜损伤，脑脊液外漏。

眼眶下壁

眼眶下壁（inferior orbital wall）又称眶底，形状类似于眶上壁，近于三角形，是眼眶四个壁中最短的一个壁，长约47.6 mm，由内向外稍向下倾斜，外侧的前部最低。眶底由三块骨构成：①上颌骨的眶面，形成其内侧和中心区的大部分；②颧骨的眶面，形成外侧前部；③腭骨的眶突，组成后方的一个小三角区。眶下缘由上颌骨与颧骨构成，各占一半（图5-4）。眶下壁有眶下沟（infraorbital groove）经过，此沟在上颌骨内，起自于眶下裂（inferior orbital fissure），在眶下裂的下内侧向前行进，约在下壁中部变成眶下管（infraorbital canal），约在眶下缘中点偏内下方4 mm处开口，成为眶下孔（infraorbital foramen），眶下神经和眶下动脉通过此孔。作眼

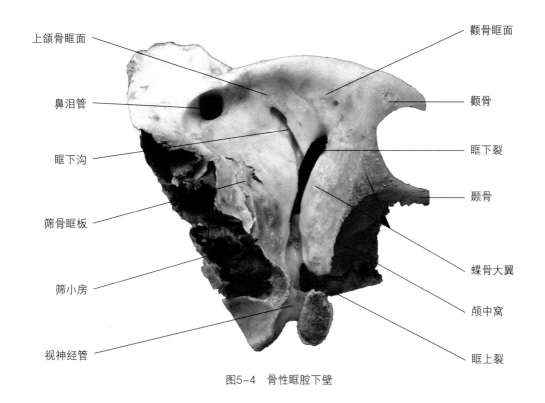

上颌骨眶面

鼻泪管

眶下沟

筛骨眶板

筛小房

视神经管

颧骨眶面

颧骨

眶下裂

颞骨

蝶骨大翼

颅中窝

眶上裂

图5-4　骨性眶腔下壁

眶下壁开眶减压手术时，要保护好眶下管及其同名眶下血管和神经，否则会发生明显的术中出血和眶下神经的损伤。通过眶下裂的血管和神经为上颌神经、颧神经、蝶腭节到眶骨膜的分支和眼下静脉与翼静脉丛的交通支。

眶下壁的下方为上颌窦，两者间的骨壁仅厚0.5~1.0 mm，加之有眶下管通过，以及眶下壁本身弧形不能承受压力，是眼眶骨折最常见的部位。通过尸体解剖发现，眶下壁近眶缘处相对凹陷，但眼球轴线后眶下壁相对凸出，两者之间相差多达3 mm，前后倾斜30°，外内倾斜45°。眶下壁的后内部分相对突出，与眶内壁相连，这部分的突出结构，对于维持眼球突出位置十分重要，然而这部分也是眶下壁中最脆弱的部位，极易受外力的冲击，导致突出结构消失，引起眼球移位。同时，该部位的眼眶结构不易矫正，许多眼眶骨折手术的成败关键就在于此。由于眶下壁与上颌窦关系密切，所以上颌窦的炎症容易引起眶内炎症，眶下壁和上颌窦的肿瘤也容易相互侵犯，通常上颌窦的肿瘤侵犯眼眶会引起眼球向上方移位。

在眶下壁鼻泪管开口处的外侧能见到一个骨面粗糙或微小凹陷，是下斜肌起始处的附着点，开眶手术或外伤时如伤及此处会导致下斜肌麻痹，患者常主诉旋转垂直性复视。

■ 眼眶外壁

眶外壁（external orbital wall）略呈三角形，由前向后向内倾斜，与正中矢状面成45°角。眶外壁由两块骨组成，颧骨的眶面形成其前1/3部分，蝶骨大翼形成其后2/3部分。蝶骨的后部与眶上壁和眶下壁分界清楚，分别由眶上裂与眶下裂分隔开。眶外侧缘的下方为颧骨的额突，上方为额骨。外侧眶壁是四个壁中最坚硬厚实的一个壁，额骨在上部较突出，保护眼球，使来自上方的外伤不易损伤眼球。然而，外侧缘位于眼球赤道部之后，尽管这有利于扩大颞侧视野，具有重要的生理意义，但从侧方来的外力容易伤及眼球。眶外壁在前方隔开眼眶与颞窝，在后方隔开眼眶与颅中窝及大脑颞叶。外直肌在眶内走行中均与眶外壁接触，其上方为泪腺神经和泪腺动脉。

由于眶外侧壁较短，眼球后部的结构易于暴露，又没有鼻窦相邻，临床上常采用外侧眶缘入路行眼眶肿瘤摘除术，手术时可将外侧眶缘上下锯开，使之移向外侧，从而扩大术野，术毕再复位外侧缘骨块，必要时甚至可去除部分眶外侧骨壁，以充分暴露球后组织，临床上称之为侧壁开眶术。

正因为眶外壁的前部较坚固，故单纯眶外壁前部骨折发生率不高，往往由于颧骨骨折移位导致眶外壁骨折。眶外壁后部由蝶骨大翼构成，较薄，也可发生爆裂性骨折。眶外壁位于颅面中央最外侧，在颅颌面外伤时，眶外壁易受累而发生骨折。

眶外侧壁前外侧的颞窝内有较肥大的颞肌，当患者因眼眶恶性肿瘤行眶内容剜除术后，可利用这相邻的颞肌转位入眶内以填补眼窝凹陷。眼

眶外侧壁后部的外后面为颅中窝，神经纤维瘤病患者常因有蝶骨大翼的缺失，大脑颞叶前极可由此膨入眶内。

外侧眶缘中点之后约3.4 mm，即颧骨眶面上有一小隆起，称为眶外侧结节（lateral orbital tukercle），也称为Whitnall结节。外眦韧带、外直肌节制韧带、眼球悬韧带和提上睑肌腱膜的外角都附着于此处，合称Hesser外侧眼支持韧带。外侧开眶手术结束时要将眶外侧结节复位，以免引起眼睑等外观畸形愈合。

眶外侧壁上还有两个小孔。一个在眶外侧结节之后，为颧骨孔，颧神经和同名血管经过这个孔。另一个在眶上裂上端的蝶额缝附近，通向颅中窝，有一支脑膜中动脉和一支细小静脉经过。

泪腺窝内的泪腺也可向下延伸到眶外侧壁，眼眶手术时要清楚这些解剖关系，避免不必要的损伤。眶外侧壁也是许多疾病的好发部位，如脑膜瘤、骨纤维结构不良、嗜酸性细胞肉芽肿和皮样囊肿等（图5-5）。

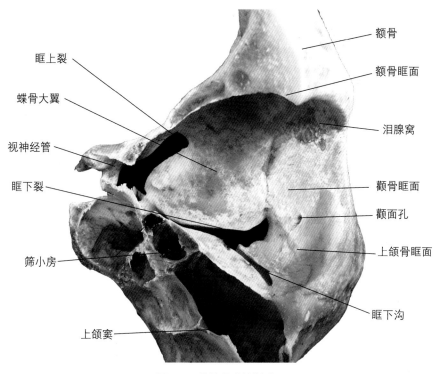

图5-5　骨性眶腔外侧壁

眶骨膜

眶骨膜（periorbita）为覆盖在构成眼眶诸骨表面的一层致密的有韧性的结缔组织，骨膜与骨面之间是一个潜在的间隙，在眶缘、骨缝、泪囊窝、滑车窝以及眼眶骨面的孔和裂等处两者联系紧密，不易分离，手术时应予以注意；在其他眶内部位则两者容易分开。因此，行开眶手术剥离骨膜时，应仔细分离眶缘处的骨膜，肿瘤摘除后，骨膜仔细复位对合缝好。由于在眶内骨膜与眼眶骨面联系疏松，病理情况下很容易形成骨膜下血肿、脓肿等。粒细胞性白血病患者容易侵犯眼眶诸骨，在骨膜下形成局限性肿块，导致眼球突出，临床上常称为绿色瘤。眶骨膜较坚韧，在一定程度上能阻止鼻窦和眼眶诸骨本身病变包括血液、脓液和肿瘤细胞等进入眶内。

在视神经管内口附近，眼眶内骨膜增厚部分为眼外肌起点附着处，称为Zinn环。Zinn环实际上是由眼眶骨面骨膜和四条直肌肌腱形成的漏斗状环行腱膜，位于视神经孔和眶上裂内侧之前，于上下两个方向明显肥厚增大，形成上、下两腱，上腱为Lockwood腱，起于蝶骨体，为上直肌的全部和内外直肌各一部分的起始处，下腱称为Zinn腱，附在蝶骨小翼上，为下直肌的全部和内外直肌各一部分的起始处。

眶骨膜在眶上裂和视神经孔等处与硬脑膜相延续，因此，眶内脑膜瘤常发生于两个部位：眶上裂附近的蝶骨嵴脑膜瘤和视神经鞘脑膜瘤，其他眶内部位发生的脑膜瘤则称为异位脑膜瘤。

眶骨膜在眶缘与眶隔相连，并与面部骨膜相延续；眶骨膜在眶下裂处延续为颞下窝处的骨膜。在后泪嵴处眶骨膜分为两层，一层在泪囊窝骨面上并向下与鼻泪管及下鼻道的骨膜相延续，另一层覆盖在泪囊表面，又称为泪筋膜，这两层骨膜将泪囊包绕，使之与眶内其他组织分隔。眶骨膜还向眶内发出细小板状突起将眶内脂肪分成小叶状，并形成血管和神经的外被。

眶内容物和眶内间隙

■ 眶内筋膜组织

眼球筋膜（fascia bulbi）即Tenon囊，为一层结构疏松的包绕眼球的纤维结缔组织，前方起于角膜缘，后方止于视神经周围（图5-6）。临床上球结膜下药物注射即是注入该筋膜内，眼球前后段大部分手术都要分离这层筋膜才能暴露巩膜进行手术操作。

1. 肌间膜（intermuscle septum） 为4条直肌的肌鞘膜向两侧扩展的筋膜组织，4条直肌和肌间膜形成一个圆锥状结构，又称为肌漏斗，它从总腱环处起源，向前呈漏斗状扩展，将球后组织分为肌锥外和肌锥内两部分。眶内重要的结构大部分位于肌锥内。

2. 眼球悬韧带（suspensory ligament, lockwood ligament） 为眼球筋膜的增厚部分，位于眼球下方，与下直肌和下斜肌的肌鞘膜相互融合，两端连于内直肌和外直肌的节制韧带。眼球悬韧带有支持眼球、防止眼球向下移位的作用。眼外伤眶底骨折时，该韧带可保持眼球仍在正常位置。眼科手术时尽量不要破坏此韧带，以保持眼球位置稳定。

3. 眶隔（orbital septum） 为一层纤维结缔组织膜，形成眼眶的前界，周围起自眶缘骨膜，

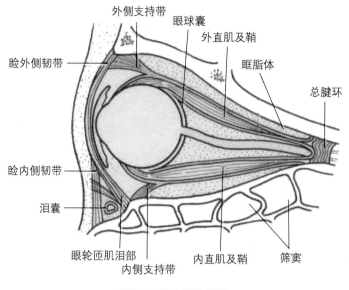

图5-6　眶内筋膜组织

上睑眶隔向下与上睑板上缘及提上睑肌腱膜融合，下睑眶隔向上与下睑板下缘及Tenon囊融合，在两侧即内外侧，上下眶隔相连。眶隔将眼眶分为前眶和后眶，以防止病变相互影响，如前眶蜂窝织炎就是指眼眶炎症局限在眶隔前，临床治疗效果较好。开眶手术或眼睑手术时，切开的眶隔要复位缝合，否则容易使眶脂肪向前脱出，影响外观。

4. 眼外肌滑车（Pulley）　眼外肌滑车是近年提出的一种眶内滑车样结构，所有眼外直肌都有滑车，它是位于眼球赤道附近与眼眶壁相连的一种弹性结构，直肌穿过这种结构到达巩膜附着点，滑车限制眼外肌在眶内的滑动，起到直肌功能性止点的作用。滑车的机械性限制作用使眼外肌径路与眼眶保持相对稳定：从眼外肌巩膜上附着点到滑车的肌腱及部分肌肉会随着附着点的运动而运动，而滑车后的眼外肌径路仅能在滑车的弹性范围内发生轻微的变化。采用MRI可直接观察到眼外肌滑车，并通过眼眶组织学研究证实，在眼球赤道部附近直肌眶侧有一高密度影，对应于相同位置眼眶组织切片的一块致密组织，由近眼球赤道部眼球筋膜囊内一个完整的包绕直肌的

胶原环组成，组织学上含有胶原基质、弹性蛋白纤维和平滑肌。它通过这种含胶原、弹性蛋白和平滑肌的悬索与眶壁、相邻眼外肌和眼球筋膜囊相连。眼外肌分球层和眶层，球层为Zinn总腱环到肌腱在球壁上的附着点，眶层起源于总腱环（占眼外肌总纤维的37%~49%），并呈C形包围球层眼外肌，终止于滑车，球层收缩使眼球运动，眶层收缩则调节着滑车的位置。眼外肌滑车位置异常可能是某些不明原因非共同性斜视的解剖学基础。

■ 眶脂肪

眶脂肪（orbital fat）充填在眼眶各结构的间隙中，是眶内容物的主要部分之一，眶内血管、神经和眼外肌埋藏于脂肪组织中，对减轻和缓解外力对眼球和视神经的压力起重要作用，是眶内各结构的重要保护装置。按眼外肌间隙为界可将眶脂肪分为中央部（肌锥内部）和周围部（肌锥外部）。

中央部的眶脂肪由结合疏松的脂肪小叶构成，疏松而质软。这有利于眼球运动时，肌锥内的血管、神经和一些重要组织不会受到影响。麻

醉时药物易于注入和扩散，但病理情况下的出血和渗出等亦易侵入该部。

周围部位于肌锥外间隙，即4条直肌和眶骨膜之间，前部分到眶隔，后部分到4条直肌的起始处。以4条直肌为界可将周围部分为外上、外下、内上和内下4个小叶，因后部无肌间膜，4个小叶的后部均与中央部相延续。由于眶脂肪是以脂肪小叶形式构成的，开眶手术暴露和寻找肿瘤时，不要破坏太多的小叶结构，否则，眶内脂肪无间隔阻碍，暴露术野困难，宜认准肿瘤位置，一层一层进入，直到找到肿瘤为止。

许多病变可以影响眶脂肪，眼眶炎性假瘤时，脂肪内容易发生炎症细胞浸润，炎症浸润后，脂肪细胞发生变性，变性后释放脂质，可进一步加重炎症反应，甚至形成眶内脂肪肉芽肿。甲状腺相关眼病时，容易发生眶内脂肪容积增加和脂肪细胞增多等，造成眼球突出。

随着年龄增加，前方的眶隔变薄萎缩，结构松弛，眶脂肪可由薄弱处脱入眼睑皮下或结膜下，称为眶脂肪脱垂或眶脂肪疝。最常发生眶脂肪脱垂的部位如下。

1. 下睑眼袋　由于下方眶隔变薄，眶脂肪脱出于下睑皮下所致。

2. 上睑内侧局限性眶脂肪脱垂　由于上睑内侧眶隔萎缩变薄引起，形成上睑内侧皮下花生米样突起。

3. 外眦结膜下眶脂肪脱垂　由于外侧眶隔薄弱引起，多见于60岁以上的老年患者，类似于结膜肿瘤，临床上容易误诊。

■ 眶内间隙

眼眶内的筋膜、眼外肌和骨膜等将眶内结构分为四个眶内间隙，从中央到周边依次为巩膜表面间隙、肌锥内间隙、肌锥外周边间隙和骨膜下间隙。了解眼眶内四个间隙对眶内肿瘤的定位、病变发展规律的认识和手术入路的选择有很大的帮助。

1. 巩膜表面间隙（episcleral space）　位于眼球筋膜和巩膜之间的潜在间隙。眼球筋膜炎时常出现此间隙积液及炎性浸润，CT表现为眼环增厚，超声波表现为球周薄层积液。化脓性眼内炎病变发展到眶内时，常在此间隙出现积脓，切开排脓时切开此间隙即可。临床上结膜下浸润麻醉就是将麻醉药注入该间隙。巩膜表面间隙把眼球和眼眶隔开，有利于防止眼内病变和眶内病变的相互蔓延。

2. 肌锥内间隙（central space）　由4条眼外直肌和肌间膜围成，前面以眼球筋膜和眶隔为界。该间隙前宽后窄，其内含有视神经、眶脂肪组织、支配眼球运动、感觉、交感和副交感神经以及血管。

肌锥内发生的眶内肿瘤常见的有海绵状血管瘤、脑膜瘤、神经鞘瘤、视神经胶质瘤和血管外皮细胞瘤等。该部位发生的肿瘤以良性多见，典型症状为轴性（正前方）眼球突出，早期即有视功能损害，眼底检查常有视乳头充血、水肿或萎缩、脉络膜皱褶等眼球和球壁受压表现，但眼球运动障碍较小。而肌锥外肿瘤以恶性偏多，如眼眶转移癌、绿色瘤、淋巴瘤和横纹肌肉瘤等，眼球突出常偏向病变对侧，伴眼球移位和斜视，眼球向病变方向运动受限，而较少有视功能和眼底改变。

眼科手术行球后麻醉时即将局麻药注入此间隙。因肌锥内间隙中央组织疏松，周边部组织紧密，药物容易注入及扩散，且较长时间保留在间隙内，可阻滞位于该间隙内的动眼神经、鼻睫神经、展神经和睫状神经节，临床麻醉效果较好，完全麻醉后患眼瞳孔散大，眼球相对固定。但肌锥外的泪腺神经、滑车神经、额神经和眶上神经等均不能被麻醉。

肌锥内间隙的前部与眼球筋膜和眶隔连接较紧密，因此，其出血和炎性病变等不容易扩散到眼球和结膜，但易于向眶尖发展。

3. 肌锥外周围间隙（peripheral space）　位

于4条直肌、肌间膜与眼眶骨膜之间，内含眶脂肪、血管和神经等，前为眶隔和眼外肌扩展部，该间隙的出血和渗液等容易渗透到眼睑和结膜下。除横纹肌肉瘤、转移癌、绿色瘤和淋巴瘤等外，泪腺混合瘤和泪腺腺癌也是此间隙内常见的肿瘤。

4. 骨膜下间隙（subperiosteal space） 位于眼眶骨膜与构成眼眶诸骨之间潜在的间隙。该间隙常见的肿瘤有皮样囊肿、骨瘤和鼻窦肿瘤侵犯眶内等。在眶缘、内眦部、泪囊窝和眶上裂、眶下裂等孔裂处骨膜与骨连接紧密，其他部位则较疏松，骨膜下间隙出现出血（如颅底外伤性骨折时）时也易向前渗到眼睑皮下。

眼眶的测量正常值

眼眶宽度38.9 mm，高度35.2 mm，深度47.8 mm。眶内侧间距20.6 mm，眶外侧间距95.0 mm。

眶角（鼻颧角）：自鼻根至两侧眶外缘平面所形成的夹角，约145°（图5-7）。

眶内外壁角：即每侧眶内、外壁之间的夹角，约45°。眶外壁角：左右两侧眶外壁向后所成夹角，约90°。两眶内侧壁基本平行。

两侧眼球的长轴所成夹角约45.5°，眶轴与视轴不平行，两者之间成角约22.5°。

眶上裂长20.21~20.26 mm，宽3.56~3.72 mm。眶上裂与眶缘的距离（取眶上裂外端与眶缘额颧缝之间的距离）为35.62 mm。眶下裂与眶缘的距离（取眶下裂外端与外眶缘和下眶缘交界处的距离）为17.50 mm。

眼眶指数或眶率：可用以下公式计算。眶率=眶高×100/眶宽。

根据眶率可将眼眶分为大、中、小三种类型。

大型：眶率大于89，眶呈圆形，为黄种人的特征，中国人的眶率为92.05~93.00。

中型：眶率为89~84，为白种人的特征。

小型：眶率小于84者，眶呈长方形，为黑种人的特征。

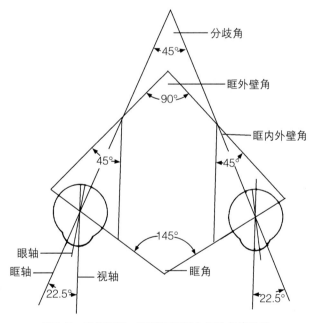

图5-7 双侧眶壁、眶轴和眼轴之间的角度关系

眼眶有关的横断面解剖及影像

医学影像学是以解剖学为基础的临床实用检查诊断方法。近年影像学技术迅猛发展，眼科影像学大大提高了对眼科疾病的诊断，在对眼眶解剖结构了解的基础上，为更直观地理解眼科影像学知识，特以眼眶CT检查为例，按眼眶水平面和冠状面的几个典型层面了解眶内各结构的位置和

相互关系，同时介绍典型的眶内病例，直接体会到解剖知识的实际应用价值。

水平断面及影像

水平断面为基本的层面，常规的CT检查等都需行眼眶水平面扫描。水平层面的影像学检查对于内、外直肌和眼眶内、外壁的显示优于冠状层面的检查。

1. 眼球顶部层面（经滑车凹水平） 这一部分眶骨腔呈三角形，最前面可见眼睑，其皮下脂肪CT显示为低密度区，内段有眶隔线状影，为上睑隔前间隙和隔后间隙的分界，其后为眼球顶部，呈团块状，眼球内侧可见沿眶内侧壁走行的上斜肌，自眶尖向前伸展的长方形软组织为上直肌-提上睑肌复合体，视神经与上直肌之间可见眼上静脉，直径2.0~3.5 mm，它由前向后、向外，至眶中部折向内侧，经眶上裂入海绵窦。眼球顶部外侧与眶外侧壁之间可见泪腺，为长椭圆形的软组织。眼眶以上为大脑额叶（图5-8~14）。

2. 经眼球中部（视神经管水平） 眶腔略呈三角形，显示出眼眶最大前后径，外壁前厚后薄，由颧骨和蝶骨大翼构成，其后端之开口为眶上裂，内壁为泪骨和筛骨纸样板，眶腔前端为圆形眼环，眼环厚度均一，为2~4 mm，眼球亦显示为最大，眼环前部的角膜轮廓也可显示，厚度约1 mm，密度均匀，晶状体位于眼环前部中央，直径约10 mm，中央厚约5 mm，其前与角膜之间为前房，其后为玻璃体，眼环两侧软组织

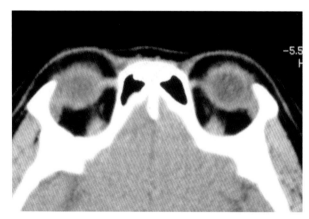

图5-8 经眼球顶部层面的影像

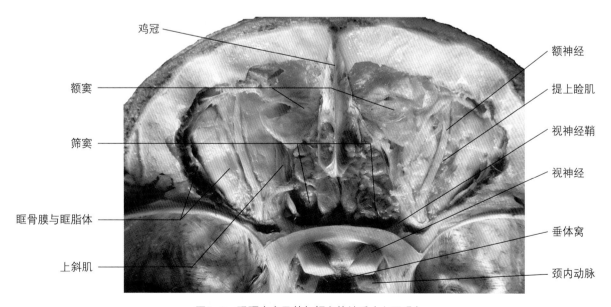

图5-9 眼眶内容及其与额窦的关系（上面观）

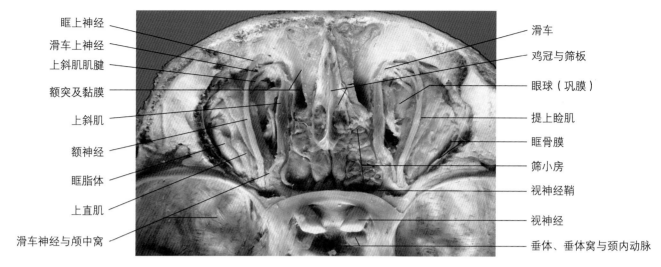

眶上神经
滑车上神经
上斜肌肌腱
额突及黏膜
上斜肌
额神经
眶脂体
上直肌
滑车神经与颅中窝

滑车
鸡冠与筛板
眼球（巩膜）
提上睑肌
眶骨膜
筛小房
视神经鞘
视神经
垂体、垂体窝与颈内动脉

图5-10　眶内结构（上面观）

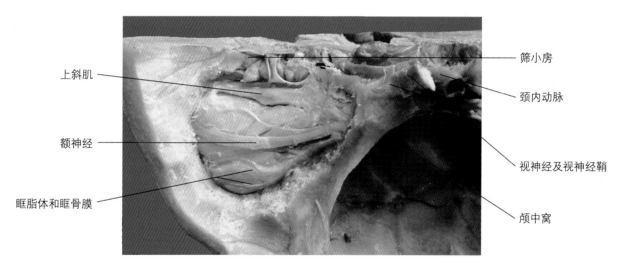

上斜肌
额神经
眶脂体和眶骨膜

筛小房
颈内动脉
视神经及视神经鞘
颅中窝

图5-11　眶内眶脂体（上面观）

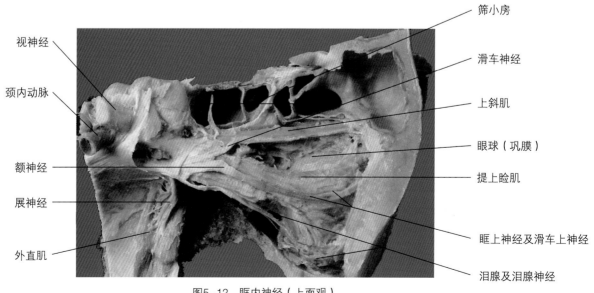

视神经
颈内动脉
额神经
展神经
外直肌

筛小房
滑车神经
上斜肌
眼球（巩膜）
提上睑肌
眶上神经及滑车上神经
泪腺及泪腺神经

图5-12　眶内神经（上面观）

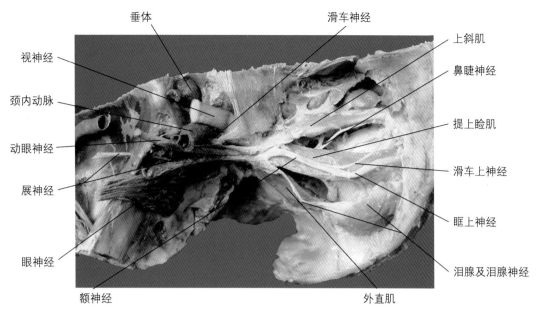

垂体　滑车神经

视神经　上斜肌

颈内动脉　鼻睫神经

动眼神经　提上睑肌

展神经　滑车上神经

眶上神经

眼神经

泪腺及泪腺神经

额神经　外直肌

图5-13　眶内肌肉和神经（上面观）

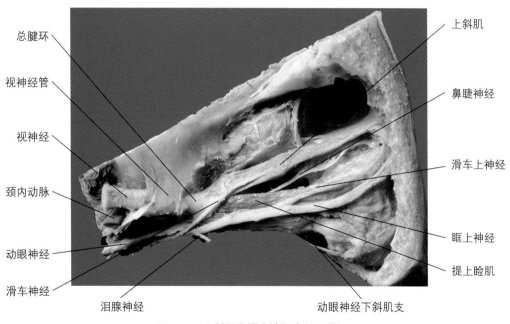

总腱环　上斜肌

视神经管

视神经　鼻睫神经

颈内动脉　滑车上神经

眶上神经

动眼神经　提上睑肌

滑车神经

泪腺神经　动眼神经下斜肌支

图5-14　上斜肌和眶上神经（上面观）

为内、外眦韧带和内、外直肌节制韧带。自眼环向后内方伸展的管状结构为视神经。邻近眶内、外侧壁的长梭形结构为内直肌和外直肌，一般宽2~3 mm，肌腹稍粗。部分泪腺仍可见在眼球前外方。在眶尖尚可见眼动脉绕过视神经。眼环、视神经、眼外肌之间充满眶脂肪结构。眶内侧内邻筛窦，眶外壁之外侧，前部为颞窝及其内的软组织，后部为颅中窝内的大脑颞叶（图5-15、16）。

3. 经眼球下部　眶腔呈杯状，较上一层面减小，外壁为颧骨额突，较厚，内壁为泪骨和筛骨纸板，较薄，杯底为上颌窦上壁，其后的上颌窦，眶内前端可见环形软组织即眼球下部水平断面，眶尖向后伸出的骨管为眶下裂，眼球居眶腔前部，仍可见晶状体下部影以及部分视神经、内外直肌影，眼环与上颌窦顶间有下直肌的水平断面，如下直肌肿大，在此层面上呈类圆形，可被误诊为眶内肿物（图5-17）。

4. 经眼球底部层面　眶腔进一步缩小，仍呈锥形，眶底后内部分常见上颌窦顶部腔影，上颌窦顶后方与眶外侧壁后段间的管状影为眶下裂。眼球只显示呈团块状的下壁影，其后方中央显示下直肌影（图5-18）。

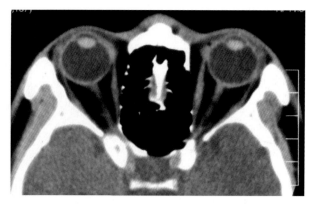

图5-15　经眼球中部层面的影像

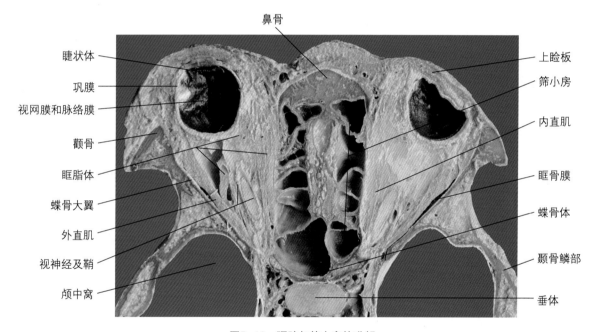

图5-16　眶腔与筛小房的毗邻

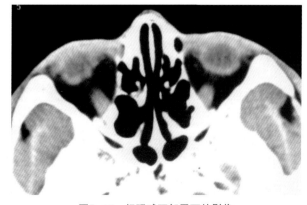

图5-17　经眼球下部层面的影像

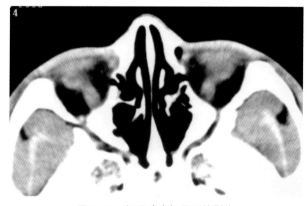

图5-18　经眼球底部层面的影像

■ 冠状断面及影像

在常规水平面影像检查的基础上，必要时应作冠状面扫描检查，以了解眼球和眼眶的病变性质与解剖关系改变。冠状面检查对于显示眶上壁、眶下壁、上下直肌、上下斜肌和眼直肌与视神经的横断面直径及其关系方向优于横断面检查。

1. 经眶前部　可显示眼眶四壁断面。眼球位于眶腔中央，可见眼环，眼环内为玻璃体，如位置稍前，则可见晶状体，在眼环周围分别有四条眼外肌肌腱断面，呈扁平状。上直肌上、眶顶下有提上睑肌；上直肌、内直肌和眶内上壁之间为上斜肌，紧贴眶壁，其稍外上方为圆点状的眼上静脉；下直肌下方有时可见下斜肌呈由眶内下方的眶底斜向外上的薄条状影；眼眶外上方扁平状泪腺介于眼球和眶壁之间，各结构之间为眶内脂肪充填（图5-19，20）。

2. 经眶中部　眶中部的眶腔呈类圆形或椭圆形，腔内四方位上、下、内、外分别可见上直肌、下直肌、内直肌和外直肌的肌腹横断面，内上角有上斜肌的肌腹横断面，中央偏内近圆形的视神经，视神经直径为3~5 mm，视神经与内、上直肌之间可见眼上静脉断面影，有时可见眼动脉、眼静脉的分支和眶顶之下的额神经，呈点状或线状影，散布于球后脂肪中。眼眶的内侧、上侧分别为筛窦、额窦和颅前窝（图5-21）。

3. 经眶尖　眶尖冠状面的眶腔略呈三角形，上边为蝶骨小翼，外边为蝶骨大翼，内下边为后组筛窦外侧壁，眶腔的外上角通眶上裂，外下角通眶下裂，肌锥变小，眶腔内的上、下、内、外直肌和视神经逐渐接近，视神经断面位于肌环内上区，相互之间仍有低密度的脂肪间隔。还可见运动、感觉神经和眼动脉、眼静脉等（图5-22）。

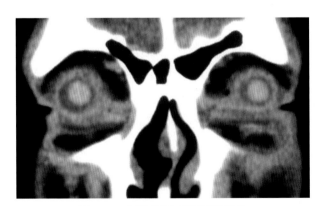

图5-19　经眶前部冠状断面的影像

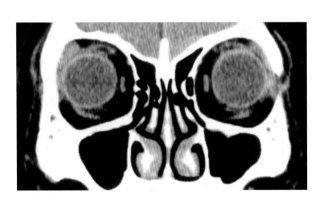

图5-20　经眶前部冠状断面的影像

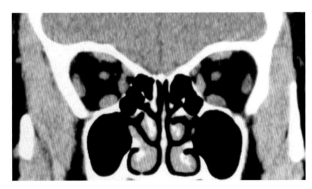

图5-21　经眶中部冠状断面的影像

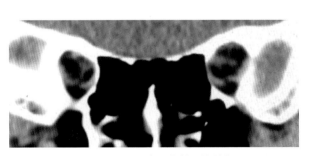

图5-22　经眶尖冠状断面的影像

■临床病例介绍

在了解正常眼部水平断面和冠状断面的解剖及CT影像特点后，对眼球和眼眶的异常病变具有十分重要的帮助。这不仅有利于病变在眼球和眼眶内的定位，而且可了解病变与眼部结构的相互关系。如果掌握了各种病变的特点，还可利于分析病变的性质，从而提供正确的诊断。

1. 眼内或眶内高密度病变影　如小儿眼球内高密度影伴钙化是视网膜母细胞瘤的CT特征性改变（图5-23）。成人眼内蘑菇状肿物多为脉络膜恶性黑色素瘤（图5-24）。眶内良性肿瘤多为圆形或类圆形，边界清楚，均质的高密度影如肌锥内的海绵状血管瘤（图5-25）；恶性肿瘤则多为不规则形，边界不清，不均质，常伴有骨破坏。

2. 眼外肌肥大　眼外肌肥大常见于甲状腺相关眼病和肌炎型炎性假瘤。前者肌肉肥厚不累及肌腱，为梭形肥厚，多为双眼与多条眼外肌受累（图5-26）；后者肌肉肥厚累及肌腱，以一侧单条眼外肌多见，但也可为多条眼外肌肥大（图5-27）。

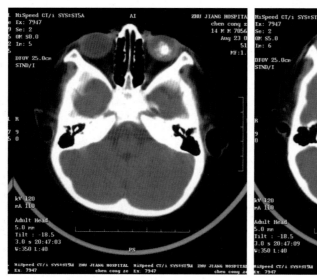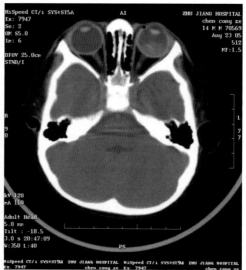

图5-23　视网膜母细胞瘤的CT特征

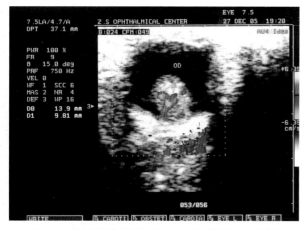

图5-24　眼内脉络膜恶性黑色素瘤的彩色超声波影像

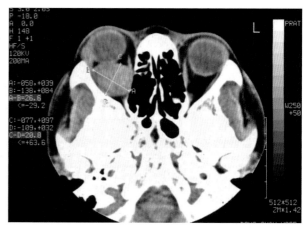

图5-25　肌锥内海绵状血管瘤的CT特点

3. 视神经肿大　成人的视神经肿大多见于脑膜瘤（图5-28）；小儿的视神经肿大多见于视神经胶质瘤；其他如炎性假瘤、视神经炎及视神经挫伤等也可有视神经肿大。

4. 眼上静脉扩张　正常眼上静脉在CT片上约1/3的个体可见到，为屈膝状的条状影。眼上静脉扩张多见于颈动脉-海绵窦漏（图5-29）。

5. 泪腺肿大　见于泪腺上皮瘤和炎性假瘤等。良性上皮瘤呈球形肿大（图5-30）；恶性上皮瘤形状不规则，常伴有骨质破坏（图5-31）；炎性假瘤则多为浸润性病变，边界不清（图5-32）。

6. 眼外伤　包括眼眶软组织损伤、眼眶骨折和眼球内或眶内异物等均可显示（图5-33）。

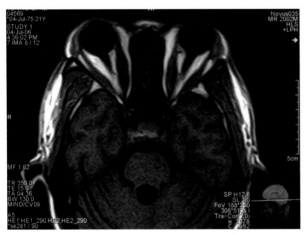

图5-26　甲状腺相关眼病的眼外肌肥厚

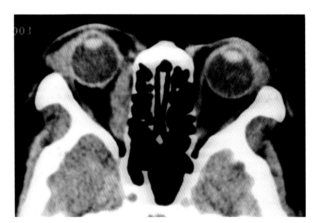

图5-27　肌炎型炎性假瘤的眼外肌肥厚

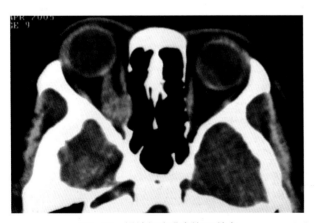

图5-28　视神经脑膜瘤的CT特点

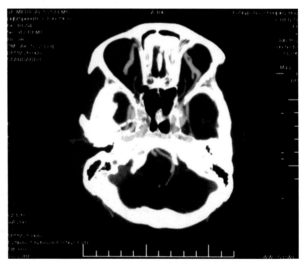

图5-29　颈动脉-海绵窦漏患者的眼上静脉扩张

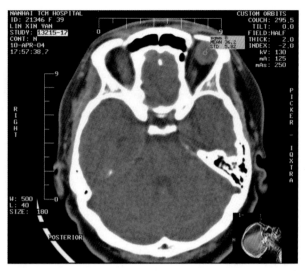

图5-30　泪腺良性上皮性肿瘤的CT特点

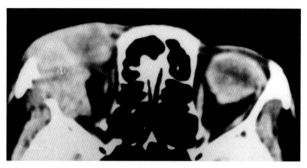

图5-31　泪腺恶性上皮瘤的CT特点

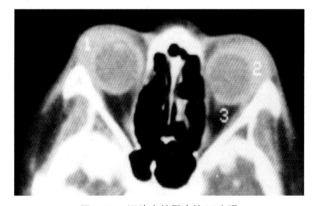

图5-32　泪腺炎性假瘤的CT表现

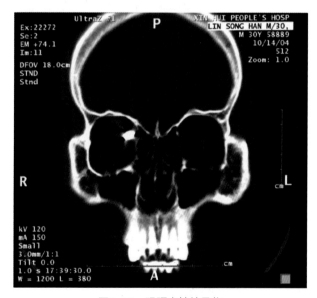

图5-33　眼眶内铁性异物

（颜建华）

主要参考文献

1. 李秋英, 李进凯, 张爱武. 眼眶. 见: 李秋英, 郑广瑛. 眼科应用解剖学. 郑州: 郑州大学出版社, 2002.

2. 才瑜. 眼眶. 见: 李美玉, 王宁利. 眼解剖与临床. 北京: 北京大学医学出版社, 2003.

3. Ettl A, Kramer J, Daxer A, Koornneef L. High resolution magnetic resonance imaging of neurovascular orbital anatomy. Ophthalmology, 1997, 104(5): 869-877.

4. Natori Y, Rhoton AL Jr. Transcranial approach to the orbit: microsurgical anatomy. J Neurosurg, 1994, 81(1):78-86.

5. René C. Update on orbital anatomy. Eye, 2006, 20(10): 1119-1129.

6. Albert & Jakobiec. Principles and Practice of Ophthalmology. 2nd Edition. Philadelphia: W. B. Saunders Company, 2000.

6

眼部的血液循环

眼部的血供大部分来自颈内动脉的分支——眼动脉（ophthalmic artery），小部分由颈外动脉的分支面动脉、颞浅动脉、眶下动脉供应。

眼部动脉系统

眼动脉在视神经下方通过视神经管进入眼眶内，在眶隔后方分为两个相对独立的系统：视网膜中央动脉系统和睫状动脉系统。

■ 视网膜中央动脉系统及其血液供应

视网膜中央动脉（central retinal artery）为一小动脉，是眼动脉在视神经管眶口附近发出的第1分支（图6-1）。该动脉自眼动脉发出后，沿视神经下方前行，在距眼球7~14 mm处垂直上转穿入视神经的硬脑膜和蛛网膜，到达蛛网膜下腔后又继续前行一段距离，再向上穿过软脑膜，到达视神经中轴，其后又转向前行，穿过筛板出现于视神经乳头面。视网膜中央动脉在视盘中部附近首先分为上、下两支，随即每一支再各分鼻侧支和颞侧支，即形成视网膜鼻侧上、鼻侧下、颞侧上、颞侧下小动脉，分布于视网膜内（图6-2）。这4支动脉走行一段距离后呈对等分叉，分支角度约为60°，并如此逐级分支直到赤道前部形成毛细血管前微动脉，最后形成毛细血管到达锯齿缘。其中视网膜颞侧上、下小动脉又分别发出黄斑上、下小动脉，包围黄斑，在黄斑区周围血管呈弧形包绕，并向黄斑发出细小分支，但在黄斑中央凹周围0.4~0.5 mm范围内是一个无血管区（图6-3）。视网膜中央动脉属于终末血管，各分支间互不吻合，因此其各自受到损害（如缺血）都会引起相应部位的功能减退或丧失。

视网膜中央动脉的解剖结构在筛板前与筛板后有很大的不同：视网膜中央动脉管壁在视神经内具有完整的内膜、弹力纤维和肌层发育完好的中膜及外膜三层结构，但当其穿过巩膜筛板后，动脉壁中层的弹力纤维即减为单层并逐渐消失，其肌层也明显变薄。故组织学上将视网膜动脉视为小动脉。视网膜动脉硬化主要由中层的肌细胞增生并逐渐退变及肌纤维玻璃样变发展而成。

视网膜中央动脉从眼动脉发出时管径约为200 μm，在视盘处4条视网膜中央动脉的管径各约100 μm，其从视盘到周边部走行的管径逐渐变细，一般认为周边部以前的动脉属于小动脉，而到了周边部就成为微动脉。视网膜动脉是少数能直接观察到的动脉之一，且能间接反映脑血管的情况，该动脉的痉挛、栓塞和断裂均可引起视力丧失。

视网膜中央动脉较大的分支分布于视网膜内界膜下神经纤维层，并分支深入至内颗粒层，形

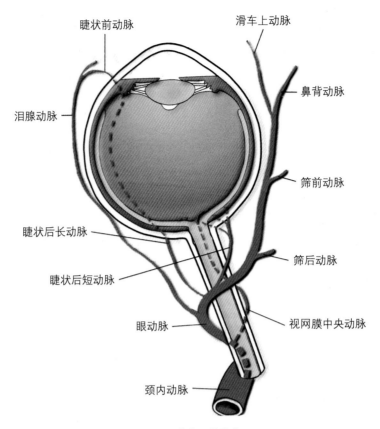

睫状前动脉

滑车上动脉

鼻背动脉

泪腺动脉

筛前动脉

睫状后长动脉

筛后动脉

睫状后短动脉

视网膜中央动脉

眼动脉

颈内动脉

图6-1　眼动脉及其分支

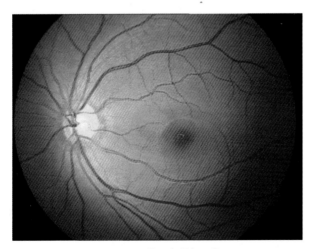

图6-2　正常眼底彩色图像

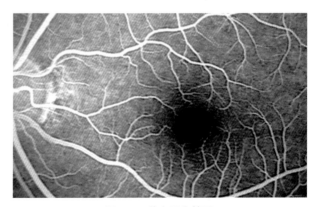

图6-3　黄斑无血管区

成深浅两层毛细血管网（图6-4）。浅层毛细血管网分布于神经纤维层内，由毛细血管前微动脉直接供应，与动脉系统的血液循环联系较密切，因此，动脉性损害容易累及浅层毛细血管网。眼底检查所见的呈线状、条状的浅层毛细血管出血就多见于动脉性损害，如高血压性视网膜病变等。深层毛细血管网较为致密，位于内颗粒层内，其内含有许多毛细血管后小静脉，浅、深层的毛细血管网均回流于深层毛细血管网内的微小静脉中。因此，深层毛细血管网与静脉系统的血

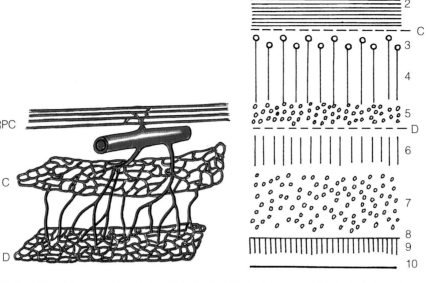

RPC.放射状视乳头周围毛细血管；C.浅层毛细血管；D.深层毛细血管；1.内境界膜；2.神经纤维层；3.神经节细胞层；4.内丛细胞层；5.内颗粒层；6.外丛状层；7.外颗粒层；8.外境界膜；9.视细胞层；10.色素上皮层。

图6-4　视网膜各层毛细血管的位置

液循环联系较广泛，静脉性损害多累及深层毛细血管网。眼底检查所见的呈圆点状的深层毛细血管出血就多见于静脉性损害的疾病，如糖尿病视网膜病变等。在后极部的视网膜毛细血管的层数要远多于周边部视网膜，往往在周边部仅存在一层极薄的毛细血管网。此外由于高氧浓度，在视网膜动脉及小动脉周围为无毛细血管区。这种结构可产生持续的氧分压，因为随着至动脉距离的增加，毛细血管的密度也相应增加。

视网膜毛细血管主要由内皮细胞、壁内周细胞（intramural pericyte）及基底膜组成。内皮细胞位于毛细血管的管壁内侧，内皮细胞之间连接得很紧密，存在完整的封闭小带，或称紧密联结，构成视网膜的内屏障，或称血-视网膜屏障（blood-retina barrier）。当内皮细胞受损时毛细血管渗透性增强，管腔内的液体外渗形成视网膜水肿，脂质成分外渗呈现渗出改变，或血细胞外渗表现为出血。壁内周细胞位于管壁外侧，与毛细血管紧张性相关。当壁内周细胞受损时毛细血管扩张，微动脉瘤形成。

视网膜中央动脉系统供应内核层以内的五层视网膜，视盘最表层的神经纤维层以及筛板后视神经。

■ 睫状动脉系统及其血液供应

睫状动脉系统按部位和走行分为睫状前动脉（anterior ciliary artery）和睫状后动脉（posterior ciliary artery）。后者又分为睫状后长动脉（long posterior ciliary artery）和睫状后短动脉（short posterior ciliary artery）（图6-5）。睫状前动脉与睫状后动脉系统之间有广泛的吻合支。此三者供应角膜缘及其邻近的球结膜、巩膜、脉络膜及视网膜外五层。

睫状后动脉由眼动脉发出，一般有两支。位于视神经鼻侧的称为鼻侧睫状后动脉，它供应脉络膜鼻侧部分的血液；位于视神经颞侧的为颞侧睫状后动脉，供应脉络膜颞侧半的血液。因此，

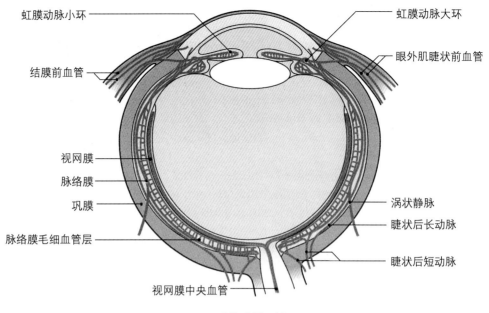

图6-5 脉络膜循环剖面图

由于鼻侧与颞侧睫状后动脉各自供应鼻侧或颞侧脉络膜部分的血液，导致在视神经或其周围出现一垂直的带状生理性脉络膜灌注不良区，称为分水带（watershed zone）（图6-6）。少数人可从眼动脉发出3~4支睫状后动脉，这种情形下可出现不同形状的分水带。睫状后动脉与视网膜中央动脉在眼动脉的起源位置十分接近。据Hayreh统计，人群中44%的视网膜中央动脉和颞侧睫状后动脉由同一支主干发出，12%的人则与鼻侧睫状后动脉发自同一主干。因此，临床上有时仅有一处血管阻塞即可造成一只眼的脉络膜梗塞，前部缺血性视神经病变及视网膜中央动脉阻塞同时发生。睫状后动脉沿视神经前行，到达眼球后部于视神经周围分出10~20支睫状后短动脉和2支睫状后长动脉。

睫状后长动脉

由眼动脉发出，一般分为鼻侧和颞侧两支主干，在视神经两侧斜行穿入巩膜，进入巩膜的位置比睫状后短动脉稍靠前。进入巩膜前有细小分支分布于巩膜外层。在巩膜中前行5~7 mm后进入

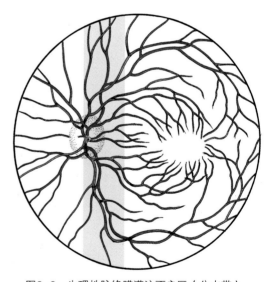

图6-6 生理性脉络膜灌注不良区（分水带）

脉络膜上腔内，此处不发出分支，水平前行至锯状缘附近发出睫状体支与返支。

睫状体支分布于睫状体，返支分布于赤道以前的脉络膜，并在赤道附近与睫状后短动脉的末支吻合（图6-7）。睫状后长动脉在睫状体内接近虹膜根部的位置发出末端分支，这些分支相互连接并与睫状前动脉的分支吻合，组成虹膜动脉大环（major iridis arterial circle），并由此环发出

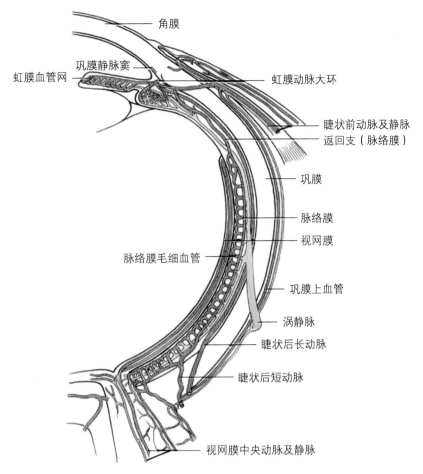

图6-7　脉络膜的动脉分布

分支至睫状体、虹膜。可见，睫状后长动脉主要供应虹膜、睫状体及脉络膜前部。

　　此外，可通过观察两支睫状后长动脉在进入眼球附近的位置和走行判断所摘眼球的眼别和方向。在外科手术中也应考虑到这两支血管的位置，避免造成意外的损伤。

睫状后短动脉

　　睫状后短动脉在眶内视神经下方分为鼻侧和颞侧两个主干，每个主干再分为2~5个小支，在视神经周围垂直穿越巩膜进入脉络膜，并逐级分支，在脉络膜后半部形成脉络膜血管网，供应脉络膜、视网膜外4层及黄斑部。

　　在睫状后短动脉穿入巩膜时，分出2~4支或更多的分支，鼻侧和颞侧睫状后短动脉小分支在巩膜内互相吻合，形成环绕视神经的血管环，称为视神经动脉环（Haller-Zinn环）（图6-8）。该动脉环并不是完整的圆环。从Haller-Zinn环发出的分支供应的区域有：①前部视神经周围的软膜；②视神经筛板区；③视乳头周围的脉络膜，与来自脉络膜睫状后短动脉的小分支汇合；④睫状视网膜动脉（cilioretinal artery）（图6-9）。睫状视网膜动脉较少见，据国内统计，出现率为15%，起自视乳头颞侧缘，向颞侧延伸至黄斑。眼底荧光血管造影时可在视网膜动脉前期与脉络膜血管同时充盈。其重要临床意义在于发生视网膜中央动脉阻塞时可保证黄斑部的血供。

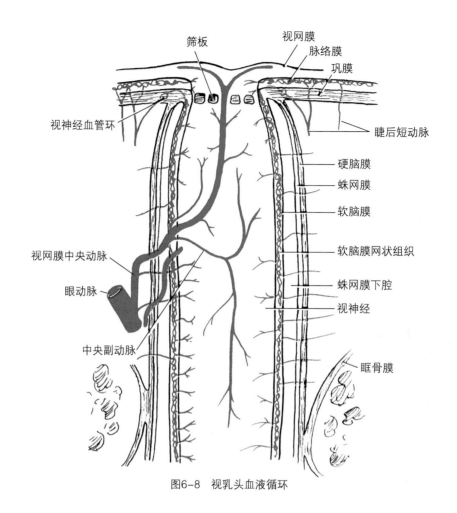

图6-8 视乳头血液循环

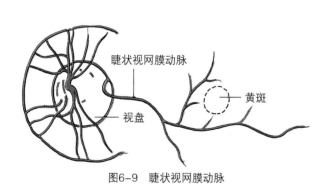

图6-9 睫状视网膜动脉

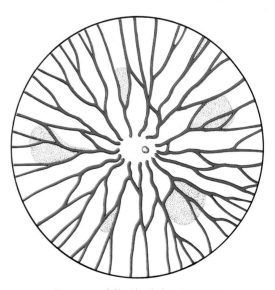

图6-10 睫状后短动脉三角形供血

睫状后短动脉在视神经周围的后部巩膜进入脉络膜上腔后再分出7~10支小分支。这些小分支呈放射状向赤道部伸展，呈现尖朝向后极部，底朝向赤道部的三角形供血区域（图6-10）。这种血流动力学特点是临床上发生"三角形缺血综合征"的解剖学基础。

最后小分支连于脉络膜毛细血管，供应赤道以后的脉络膜和视网膜的外层。

睫状前动脉

睫状前动脉是由上、下、内、外四支直肌动脉穿出各条直肌肌腱前端形成的，除外直肌动脉为1~2支睫状前动脉外，其余每支直肌动脉均分为2支睫状前动脉，因此睫状前动脉总数为7~8支。这些动脉沿巩膜表面前行，沿途向角巩膜缘分出细支并相互吻合形成深浅两层血管网。浅层为表层巩膜血管，为角膜前部提供营养；深层血管则为角膜后部提供营养。角膜缘和邻近的结膜及巩膜外层的这些小血管充血即"睫状充血"。睫状前动脉在距角巩膜缘3~4 mm的位置穿入巩膜，睫状前动脉进入眼球后发出睫状体支与返支（图6-11）。睫状体支分布于睫状肌、睫状突。返支经睫状体周隙、脉络膜周隙分布于赤道以前的脉络膜，并与睫状后短动脉末支吻合。睫状前动脉的末端分支，与睫状后长动脉的分支吻合，形成虹膜动脉大环（major iridis arterial circle）。虹膜动脉大环位于睫状肌环形肌束的前方，由睫状后长动脉和睫状前动脉分支吻合形成。此动脉大

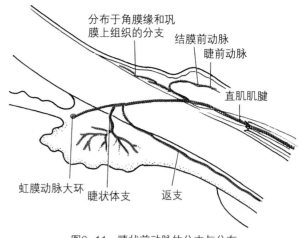

图6-11　睫状前动脉的分支与分布

环一般是完整的环形，虹膜动脉大环发出很多细小的分支向瞳孔方向集中。它们在虹膜的瞳孔缘附近互相吻合，形成虹膜动脉小环（minor iridis arterial circle）。此动脉小环常不连贯，不呈完整的环形。这两个动脉环营养睫状体和虹膜。此外睫状前动脉向球结膜发出结膜前动脉，与结膜后动脉吻合，营养靠近角巩膜缘部的结膜。

眼部静脉系统

眼部的静脉系统包括三个回流途径：视网膜中央静脉系统、涡静脉及睫状前静脉。主要依靠眼上静脉（superior ophthalmic vein）和眼下静脉（inferior ophthalmic vein）收集全部眶内组织和眼球的静脉血，最后通过眶上裂汇入海绵窦（cavernous sinus）。

■ 视网膜中央静脉系统及其血液回流

视网膜静脉基本与动脉并行，于视网膜4个象限内集成鼻侧上、下和颞侧上、下4条较大的静脉，在巩膜筛板处汇集形成视网膜中央静脉（central retinal vein）。部分先天异常者在巩膜筛板后一段距离才合成总干，当其中一支发生阻塞

时则形成半侧中央静脉阻塞。视网膜中央静脉位于同名动脉颞侧，行程与同名动脉大致相同，但它在视神经鞘内蛛网膜下腔中的一段比同名动脉相应部分略长（颅内高压时此段静脉受压是形成视盘水肿的可能原因之一），常在距同名动脉入视神经的眼球侧较远处穿出硬脑膜，其末端汇入眼上静脉或海绵窦（图6-12）。视网膜中央静脉在近视盘处直径约为175 μm，其属支与同名动脉均可在活体上经检眼镜观察到。

尽管视网膜静脉与同名动脉伴行，但静脉与动脉分支的先后却并不一致。常见的情况可能是动脉主干在离视盘不远处就分出第1支，随后又分出第2支，而静脉主干在离视盘走行一段较长的距

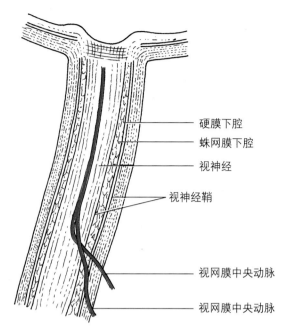

图6-12 视网膜中央动脉与视神经鞘

图中标注：
硬膜下腔
蛛网膜下腔
视神经
视神经鞘
视网膜中央动脉
视网膜中央动脉

离后才分出第1支。因此，眼底检查判断动静脉比例是否正常时，应寻找动脉第1分支与静脉第1分支进行比较。如果就近将动脉管径与静脉管径做比较，很有可能错误地将动脉的第1分支或第2分支与相邻的静脉主干相比，从而得出动脉狭窄的诊断。

视网膜上的动静脉在两者交叉处有一共同的外膜包裹，当动脉壁发生病理改变时（如动脉硬化），因受共同外膜的限制，使得血管交叉处的静脉管腔在硬化动脉的压迫下形态改变明显。当栓子在血液中流动时易停留在血管交叉处管腔变窄的静脉内而发生静脉阻塞。因此血管交叉处共同外膜的存在是视网膜分支静脉发生的解剖基础。

在视盘周围，可见从视盘发出的沿上下血管及神经纤维呈辐射状平直走行的表层毛细血管丛，称为视盘周围辐射状毛细血管。视盘周围辐射状毛细血管在颞上方和颞下方走行路径较长，而在鼻上及鼻下方较短，各平直走行的视盘周围辐射状毛细血管之间彼此很少吻合。视盘周围辐

射状毛细血管位于视网膜的最表层，属于静脉性质，回流于视网膜或视盘的小静脉内。

筛板前部视神经可同时通过视网膜中央静脉和视盘周围脉络膜回流，因此发生于筛板后的视网膜中央静脉阻塞常常可发现这种潜在的连接血管扩张显现，称为"视网膜睫状静脉"（retinal-ciliary vein）。

视网膜内5层及视神经乳头通过视网膜中央静脉回流。

涡静脉及其血液回流

涡静脉（vortex vein）（图6-13）有大涡静脉和小涡静脉。大涡静脉一般有4支，上下各2支，分别在上、下直肌的两侧，收集部分虹膜、睫状体及脉络膜的静脉，于赤道部后斜行穿出巩膜，其在巩膜内的行程可长达4~5 mm。在巩膜表面，可以看见暗紫色线连于涡静脉，即涡静脉在巩膜内的行程。各涡静脉穿出巩膜的位置至眼球赤道部的距离并不一致：颞上支、鼻上支、鼻下支和颞下支分别为8 mm、7 mm、6 mm和5.5 mm处。近视眼者可更靠后。颞上支紧接于上斜肌止点，颞下支靠近下斜肌止点，颞上、下支涡静脉比鼻上、下支涡静脉更接近眼球的正中矢状经线。手术时涡静脉可作为眼球表面的解剖标志，

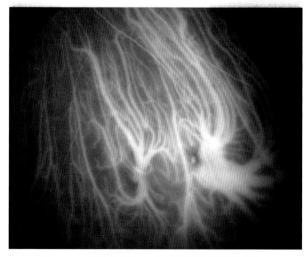

图6-13 吲哚青绿眼底血管造影显示涡静脉结构

损伤涡静脉容易引起大出血。涡静脉穿出时与4条直肌并不接触，但颞侧两条涡静脉易被两条斜肌压迫导致静脉淤滞，眼球向下、向内看时尤为明显，故长时间阅读或近距离工作后感觉眼胀可能与此有关。涡静脉的属支呈丛状，位于脉络膜周隙内。它收集眼球葡萄膜和视网膜外5层的静脉血。

2支上涡静脉直接汇入眼上静脉，或经过肌静脉或泪腺静脉后入眼上静脉；2支下涡静脉汇入眼下静脉或眼下静脉至眼上静脉之间的吻合支。

小涡静脉的数目、位置不定，它们收集脉络膜的静脉血，末端注入邻近的静脉。

■ 睫状前静脉及其血液回流

睫状前静脉（anterior ciliary vein）比伴行的同名动脉略粗。它收集角膜缘和它周围的浅深血管网，以及睫状肌静脉网的一部分静脉血，接受巩膜内静脉丛、巩膜深静脉丛及房水静脉（睫状前静脉在角膜缘后与Schlemm管的外壁连接）汇入，于角膜缘附近穿出巩膜，经眼上及眼下静脉汇入海绵窦。眼球血管分布见模式图6-14。

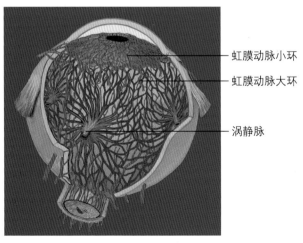

图6-14　眼球血管分布

——虹膜动脉小环
——虹膜动脉大环
——涡静脉

（文　峰　陈　卉）

主要参考文献

1. 赵光喜. 眼的组织解剖学. 见: 李凤鸣. 眼科全书. 北京: 人民卫生出版社, 1996.

2. Tsutsumi S, Rhoton AL Jr. Microsurgical anatomy of the central retinal artery. Neurosurgery, 2006, 59(4):870-878.

3. Roff EJ, Harris A, Chung HS, Hosking SL, Morrison AM, Halter PJ, Kagemann L. Comprehensive assessment of retinal, choroidal and retrobulbar haemodynamics during blood gas perturbation. Graefes Arch Clin Exp Ophthalmol, 1999, 237(12):984-990.

4. Albert & Jakobiec. Principles and Practice of Ophthalmology. 2nd Edition. Philadelphia: W. B. Saunders Company, 2000.

7

眼部的神经

眼部的神经分布十分密集而复杂，12对脑神经中有6对支配眼部组织，了解视神经、视路及其他眼部的感觉、运动和交感、副交感神经对理解眼部病变及其规律很有帮助。

视神经与视路

■ 视神经的分段解剖、生理功能与临床

视神经（optic nerve）是指从视神经乳头至视交叉的一段。视神经及视网膜在发生上属于脑发生的一部分。视神经内几乎全为传入纤维，但少数属于传出纤维，传出纤维的来源和功能都不确定。其传入纤维由视网膜神经节细胞的轴突汇集而成，从视盘汇聚后穿过脉络膜及巩膜筛板出眼球，经视神经管进入颅内至视交叉前角止，全长42~50 mm。可分为球内段、眶内段、管内段和颅内段4部分。

球内段

球内段（intraocular part）由视盘起至穿出巩膜筛板为止，包括视盘和筛板部分，长约1 mm。绝大多数人此段神经无髓鞘，是整个视路中唯一可用眼看到的部分，略呈灰色，穿过筛板后有髓鞘包裹。由于视神经纤维通过筛板时高度拥挤而筛板组织缺乏弹性，临床上容易出现视盘淤血、水肿。

眶内段

眶内段（orbital part）系从巩膜筛板后至视神经管眶口的部分，全长25~35 mm。此段在眼球后极鼻侧3 mm稍上方发出后，神经纤维被三层脑膜延续而来的视神经鞘膜包裹，直径增至3 mm（图7-1）。鞘膜间隙通向颅内同名间隙，并有脑脊液充填。此段视神经在眶内呈"S"状弯曲，前段向下内弯行，后段向颞侧弯。其在眶内段的长度比眼球后极到视神经孔的直线距离长，这种解剖特点使眼球转动或病理眼球凸出时，保证眼球转动自如不受牵制从而保证视神经纤维不受损害。

在眶内段视神经的毗邻关系是：其上有上直肌覆盖，在此肌和视神经之间，大约于视神经后1/3处，有动眼神经、鼻睫神经、眼动脉及眼上静脉，从后外斜跨视神经至其上方或前内；视神经下方为下直肌，在此肌和神经之间有动眼神经下支傍行；外侧于外直肌之间有睫状神经节、滑车神经、眼动脉；其内下方，在距球后10~15 mm处，有视网膜中央动脉及傍行静脉穿入视神经内。

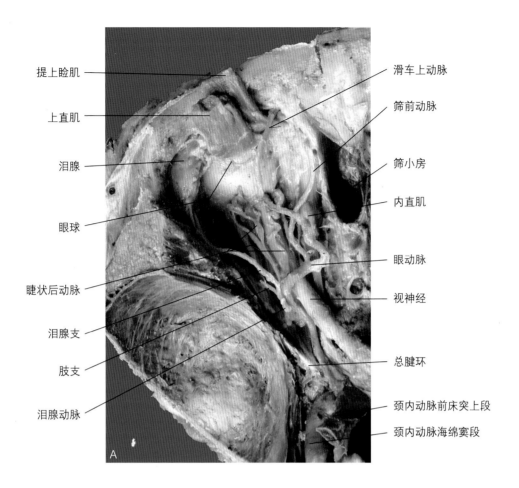

提上睑肌 —
上直肌 —
泪腺 —
眼球 —
睫状后动脉 —
泪腺支 —
肢支 —
泪腺动脉 —

— 滑车上动脉
— 筛前动脉
— 筛小房
— 内直肌
— 眼动脉
— 视神经
— 总腱环
— 颈内动脉前床突上段
— 颈内动脉海绵窦段

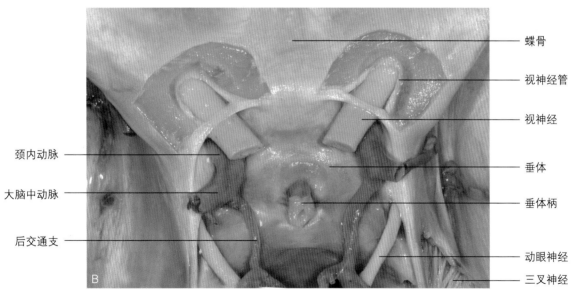

颈内动脉 —
大脑中动脉 —
后交通支 —

— 蝶骨
— 视神经管
— 视神经
— 垂体
— 垂体柄
— 动眼神经
— 三叉神经

图7-1 视神经
A.眶内段；B.管内段

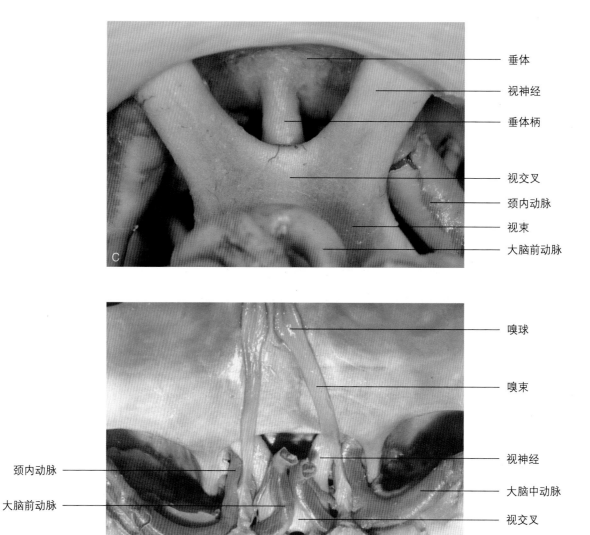

垂体

视神经

垂体柄

视交叉

颈内动脉

视束

大脑前动脉

嗅球

嗅束

视神经

大脑中动脉

视交叉

颈内动脉

大脑前动脉

图7-1　视神经（续）
C.颅内段；D.颅内段的毗邻

管内段

管内段（intracanalicular part）为视神经通过视神经管部分，长6~10 mm。在眶尖部，神经管被上、下、内直肌腱起始构成的Zinn环围绕。本段视神经管内侧以薄骨片与蝶窦、后组筛窦等毗邻，因此鼻旁窦炎可经薄骨片引起球后视神经炎。在管内视神经鞘膜与骨膜紧密结合，以固定视神经，但头部外伤、骨折等可导致此段严重损伤，称为管内段视神经损伤。

颅内段

颅内段（intracranial part）指颅腔入口（视神经管后孔）到视交叉前角之间的部分，长10~12 mm。位于蝶鞍之上，与颅内的神经和血管关系密切。它沿眼动脉及颈内动脉内侧，向后内行，经鞍膈上侧，最后进入视交叉前部的左右两侧角。此段上侧为嗅束后部、前穿质、大脑前动脉；其下外是颈内动脉；而眼动脉在眼神经的下方穿入视神经管。

视神经的外面有神经鞘膜（sheath of nerve）包裹，由3层脑膜延续而来。外层来自硬脑膜，是较厚的纤维膜，向前移行于巩膜。中层是蛛网膜的延续，是一层很薄的膜，由胶原组织形成中心轴，其内外均衬有内皮细胞。该层与外层之间有硬脑膜下间隙，与内层之间有蛛网膜下间隙，此两腔与颅内相同腔隙相通。蛛网膜向前行，外层也与巩膜融合，内层与脉络膜融合，因此两间隙在筛板部位呈盲端。内层来自软脑膜，富含血管；紧密包裹神经，自此层发出很多小隔，伸入神经，把神经分成很多小束。

由于视神经是脑的直接延续，中枢神经系统与视神经常相互影响。如蛛网膜下腔前端是盲端，止于眼球后面，其中充有脑脊液，与脑蛛网膜下腔直接相通。临床上颅内压增高时，视神经也可因脑脊液压力增高而受压迫，阻碍视网膜静脉回流而引起视盘充血水肿。再如视网膜中央动脉穿入视神经，中枢神经系统的炎症易因结构相连而诱发视神经炎，眶深部感染也能累及视神经周围的间隙而扩散到颅内。视神经髓鞘上富有感觉神经纤维，故当炎症时球后常有疼痛感。但当病变局限于视神经纤维时，疼痛反而不明显。

视神经的眼内段和视盘表面的神经纤维层，由视网膜中央动脉来的毛细血管供应，而视盘筛板及筛板前的血供，则由来自睫状后动脉的分支供应。二者之间有沟通。Zinn-Haller环，为视盘周围巩膜内睫状后动脉小分支吻合所成。眶内、管内、颅内段则由视神经中的动脉及颅内动脉、软脑膜血管供应。

■ 视路的分段解剖、生理功能与临床

视路（visual pathway）即视觉传导通路，是指从视网膜到大脑枕叶视中枢的有关视觉神经冲动传导的全部径路。它包括视网膜、视神经、视交叉、视束、外侧膝状体、视放射和视皮质。

视网膜神经节细胞发出的纤维（轴突）汇集成视神经，入颅后在蝶鞍处形成视交叉。来自双眼视网膜鼻侧半的纤维在此处互相交叉到对侧，与同侧未交叉的视网膜颞侧半的纤维合成视束。视束终止到外侧膝状体，换神经元后发出的纤维进入视放射，再经过内囊到达大脑枕叶视中枢纹状区（图7-2）。

视路的分段解剖和视觉纤维在视路分布情况如下。

1. 视网膜（retina）　高度特化的神经组织，从组织学角度观察，视网膜虽然可以分为10层，但从视觉传导径路的角度分析，它主要由3层细胞构成。最外为视细胞层（视锥、视杆细胞），是光感受器；最内为节细胞层；中间为中间细胞层（双极细胞、水平细胞、无长突细胞、网间细胞）。人类视细胞包括视锥、视杆细胞。视锥细

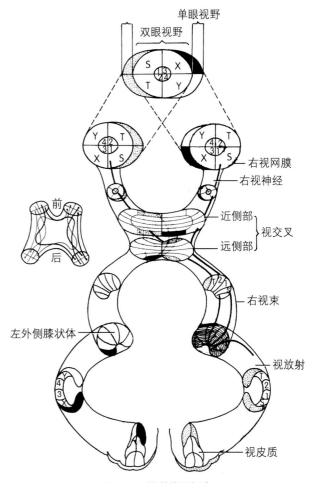

图7-2　视觉传导径路

胞感受强光和色觉，可分为三种，分别含有红敏色素、绿敏色素、蓝敏色素，其细胞总数在650万~700万之间。黄斑中央凹处密度最高，中央凹之外，向四周密度迅速降低。视杆细胞感受暗视觉与周边视觉有关，总数在1.1亿~1.2亿之间，中央凹处无此类细胞，向外200~300 μm处才可见到。

中间细胞层包括双极细胞、水平细胞、无长突细胞、网间细胞。双极细胞是连接视细胞和节细胞的纵向中间神经元，分为侏儒双极细胞、扁平双极细胞、视杆双极细胞。前两者与视锥细胞相突触，后者与视杆细胞相突触。侏儒双极细胞多位于中央凹处，只与一个视锥细胞相突触；扁平双极细胞可以与6~7个视锥细胞相突触；视杆双极细胞可与多达45个视杆细胞相突触。

水平细胞、无长突细胞、网间细胞司横向和反馈联系，与其他细胞存在广泛突触联系，构成局部环路，参与视觉信号的传导和调控。如视细胞引起双极细胞兴奋的同时，抑制水平细胞。这种抑制性的信息经水平细胞传至兴奋的视细胞之外的周围部的双极细胞，从而增强视象的反差。视网膜神经节细胞是视觉系统的起点，是典型的多极神经元。分为侏儒节细胞、弥散型节细胞，前者多见于视网膜中心区，其树突与一个侏儒双极细胞相突触，并借此与一个视锥细胞相连，由此形成1：1：1的单线联系。后者其树突与多个、多种双极细胞相突触。节细胞轴突汇聚于视神经盘，穿眼球后壁，覆于脑的被膜，称为视神经，后进入脑。

视觉信息在视细胞层形成后，经过各神经细胞之间复杂的联系进行传递，在传递的过程中，视网膜神经元网络对其进行了某种程度的加工处理，此时视神经纤维内传入的信号已优于最初视细胞层产生的信号。

视网膜的神经纤维排布规律：为了有利于中心视觉，黄斑区神经节细胞发出的乳斑束纤维直接由中心凹行至视盘颞侧形成乳斑束。鼻侧周边部神经节细胞发出的纤维则直接向视盘鼻侧汇集。颞侧周边部纤维以水平线为界，分别由上、下方绕过黄斑纤维到达视盘颞侧乳斑束的上、下极。起源于水平径或附近的颞侧视网膜神经纤维直接走向视盘，而中心凹颞侧约4 mm以外的神经纤维则绕过乳斑束，分成上、下弓形纤维束（图7-3）。

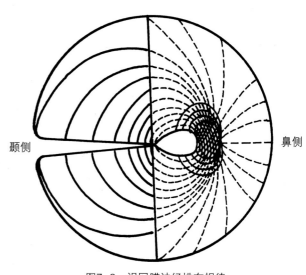

图7-3　视网膜神经排布规律

颞侧　　　　　鼻侧

2. 视神经　分段解剖见上节。上述排列情况在视神经中一直保持到球后10~15 mm处。此后乳斑束纤维转入视神经中央部，颞侧周边部纤维则位于视神经颞侧，鼻侧纤维仍在鼻侧（图7-2）。

3. 视交叉（optic chiasma）　前方连接两侧视神经，后方连于两侧视束，位于蝶鞍及鞍膈之上，蝶骨视神经沟后上方，第三脑室前壁和底壁交界处与颅前窝相邻。因视神经颅内端长度有个体差异，多数位于蝶鞍后部和鞍背称正常位，占79%；少数人在交叉沟或蝶鞍正上方称前置位，占17%；或者鞍背后部称后置位，占4%（图7-4）。其形状略方稍扁，前后径8（4~13）mm，横径13（10~20）mm，上下径厚度为3~5 mm。

视交叉为两侧视神经交叉接合膨大部，外被软脑膜包围。视交叉的毗邻关系（图7-5）：前上方是大脑前动脉和前交通动脉，外上方为嗅束

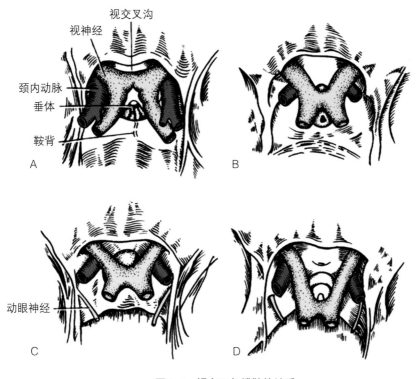

图7-4 视交叉与蝶鞍的关系
A, B.前置位；C.正常位；D.后置位

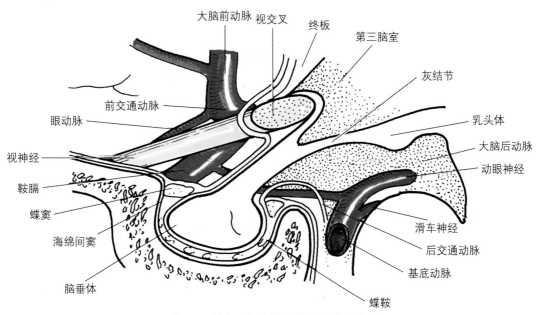

图7-5 视交叉与其邻近重要组织的结构

内根；上方是第三脑室的前壁和底，后有乳头体和灰结节及灰结节发出的漏斗，漏斗向前下成为脑垂体柄穿鞍膈附着脑垂体；下方是鞍膈和脑垂体；外下方是海绵窦，两侧为颈内动脉和后交通

支。毗邻部位的病变将影响视交叉。如发生垂体瘤时将出现视交叉压迫的临床症状，但又因视交叉与鞍膈一般非直接接触，其间有视交叉池和脚间池相隔5~10 mm，故垂体肿瘤向上破坏鞍膈压

迫视交叉，需要一定的时间；且因视交叉有前置位、正常位和后置位不同，压迫的临床症状也有不同。如前置位时，可能先压迫视交叉后部，黄斑纤维先受损，中心视力早期受损。这种位置的变异性有助于解释某些肿瘤患者出现的不同类型的视野缺损。

视交叉的纤维排列：从两条视神经来的纤维在视交叉处汇合。视网膜鼻侧纤维交叉到对侧，而颞侧纤维不交叉，因此视交叉的纤维包括交叉和不交叉的两组纤维（图7-6）。

视网膜鼻半部的纤维并非简单的对角线交叉而是交错复杂的排列。鼻侧视网膜上半部除黄斑外的交叉纤维居视交叉的上层，在同侧向后弓形弯曲后形成后膝，然后走向对侧视束。下半部除黄斑部外的交叉纤维居视交叉的下层，在对侧弓状向前伸入3 mm形成wilbrand前膝，然后进入对侧视束。视网膜颞半部的纤维不交叉。颞侧视网膜上半部的不交叉纤维居视交叉同侧的内上方；下半部的不交叉纤维居同侧的外下方，然后进入同侧视束。

乳斑束纤维也分为交叉与不交叉两部分，黄斑鼻侧纤维在视交叉的后上方交叉至对侧；黄斑颞侧半纤维不交叉纤维进入同侧视束（图7-5）。

4.视束（optic tract）　为视交叉向后到外侧膝状体间的视路纤维，长4~5 cm。在灰结节外侧及前穿质下，在视交叉后角发出，呈圆柱状束，于中脑腹面靠近大脑脚，渐变成扁圆柱状，在大脑脚腹面绕至外上缘，视束此时向外旋转，变得更扁平，其外缘也由外转向内，向内旋转90°。在绕行大脑过程中，因被颞叶掩盖，因而脑底部不能见到视束。视束中部位于内囊下侧，椎体束外侧，颞叶海马回上方。当到达丘脑后，入外侧膝状体前，每一视束分为内外两根，外根较大，包括全部的视觉纤维，但在入外侧膝状体前有20%离开视束，经四叠体上丘臂终止于中脑顶盖前核，是瞳孔对光反射传入纤维。其内根小，止于内侧膝状体，但不与内侧膝状体连接，具体功能不清楚（图7-7）。

视束的纤维排列：每一视束包括来自同侧

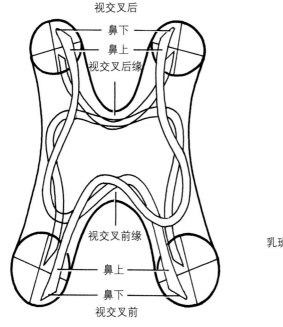

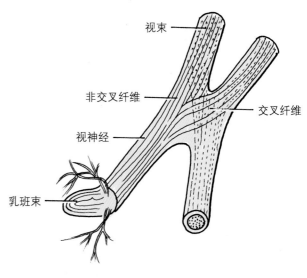

图7-6　视交叉部纤维走行

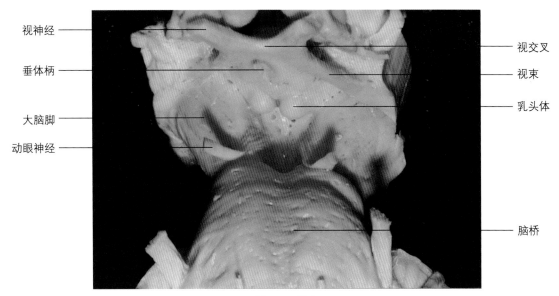

视神经

垂体柄

大脑脚

动眼神经

视交叉

视束

乳头体

脑桥

图7-7　视束

视网膜的不交叉纤维和对侧视网膜鼻侧的交叉纤维，即来自双眼右半侧的纤维构成右侧视束，来自双眼左半侧的纤维构成左侧视束。不交叉纤维居视束的背外侧，交叉纤维居腹内侧，乳斑束纤维居中央，后渐移至背侧。当一侧视束完全损害后会出现患侧眼鼻侧偏盲及对侧眼颞侧偏盲，即对侧同向性偏盲。

5. 外侧膝状体（lateral geniculate body）　为间脑一部分，左右各一。位于大脑脚外侧，丘脑枕外下方，豆状核后面的内囊纤维内侧，通过上丘臂与四叠体相连，其背侧有一神经纤维进入Wernicke区。其形如马鞍，分上、下、内、外、背、腹六面，其腹面因内凹外凸形成外侧膝状体的门。从腹内侧向背外侧可分为六层，大致呈同心圆（图7-8）。

视束止于其前端。外侧膝状体收容大部分由视束而来的纤维，在此更换神经元后发出视放射纤维，为视分析器的低级视中枢。外侧膝状体由白质和灰质相间构成。白质是视束的有髓纤维，灰质为细胞核（神经元细胞构成），形成层次分明的细胞层面，从腹侧向背侧可分为六层，第1、2层较薄，其细胞巨大，排列较稀疏，3~6层所含

为较小型的细胞。

细胞核分为腹核和背核，腹核与视觉传导无关，背核是前视路传入纤维终止处，接受视束前根并发出新的纤维到视放射。

视束纤维在外侧膝状体有严格定位。这种定位既有交叉与不交叉的区别，又有黄斑、非黄斑和象限的区别。视束内的交叉纤维终于外侧膝状体的第1、4、6层细胞，不交叉的纤维终于第2、3、5层细胞。双眼视网膜同侧相应部位的纤维止于相互交替的两层内。来自黄斑区的纤维终止于外侧膝状体的后2/3包括背侧、中央部和腹部，在最后部占据了外侧膝状体的全宽。在膝状体靠前方的部分，视网膜外周区的纤维止于外侧膝状体的两侧，上象限的纤维止于腹内侧部，下象限的纤维止于腹外侧部。来自视网膜鼻侧半最内侧的纤维，即代表单眼颞侧半月视野，止于外侧膝状体的最前部。这种终止的方式与视束内纤维的排列方式是一致的（图7-9）。

从视束的纤维来源可知外侧膝状体接受双眼对侧半视野引起的冲动，发出纤维投射到同侧纹状区。从外侧膝状体的细胞构筑和视束纤维的终止方式来看，现在已知双眼视网膜对称点传来的

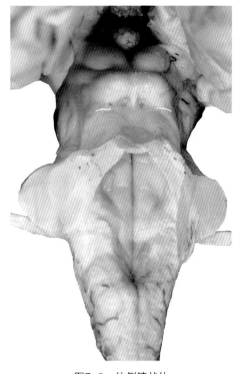

图7-8　外侧膝状体

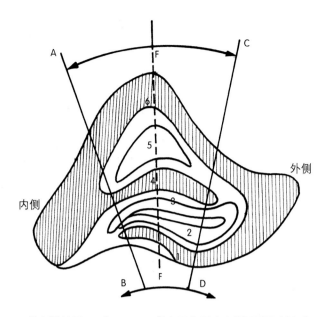

1.黄斑投射区；2.门；A，B.黄斑区和周边半视网膜同侧上方象限纤维投射区之间的界线；C，D.黄斑区和周边半视网膜同侧下方象限纤维投射区之间的界线；E，F.轴线与视网膜水平子午线一致；1，4，6层：交叉纤维投射；2，3，5层：非交叉纤维投射。

图7-9　视网膜纤维在外侧膝状体的投射

冲动集聚在外侧膝状体的贯穿六层的一个细胞柱内。但是冲动在此并未相遇，一个细胞柱的感受野是相同的，它们发出纤维投射到纹状区的同一部位，冲动在此相遇，视像得以融合。

外侧膝状体除含中继神经元外，还有许多Golgi Ⅱ型的中间神经元。该神经元突触又与中继神经元形成复杂的突触组合，其外包裹神经胶质膜后形成突触小球。虽然这种结构的真实功能并不清楚，但设想外侧膝状体对神经冲动的中继，可能是一种再加工和某种程度的整合。

6. 视放射（optic radiation）　为视路最长的一段，起自外侧膝状体终止于大脑枕叶皮质。为外侧膝状体发出的视觉纤维向上、下作扇形分散形成视放射。视放射的行程复杂并与毗邻结构关系密切，从外侧膝状体向前（图7-10），穿过Wernicke区，在侧脑室前方形成纤维束，称为视脚。经过内囊和豆状核下，在侧脑室外前壁向上方、下方呈扇形散开。分为三束（图7-11）：背侧束来自视网膜上方纤维，从外侧膝状体腹内侧发出；外侧束为黄斑束，自外侧膝状体背侧发出，此两束经颞叶、顶叶，终止于枕叶；腹侧束来自视网膜下方纤维，从外侧膝状体腹外侧发出，向前在视交叉平面，绕侧脑室下角前端至外壁，形成环形称Meyer环，终止于枕叶。下方纤维同时也非常靠近内囊的感觉和运动纤维，此处的一个小梗塞即可引起对侧上方偏盲性视野缺损及对侧的轻偏瘫。Meyer环最前方的纤维距颞叶的颞极为5 cm，颞叶深部肿瘤以及外伤或感染行颞叶减压术的患者可能产生同侧视野缺损并以上方视野损害更为严重。

其纤维排列：视束纤维到外侧膝状体过程中向内旋转90°，到视辐射又外转90°，即来自视网膜下方纤维居腹部，上方纤维居背部，乳斑束纤维居视放射中部，为垂直排列。此后在接近纹

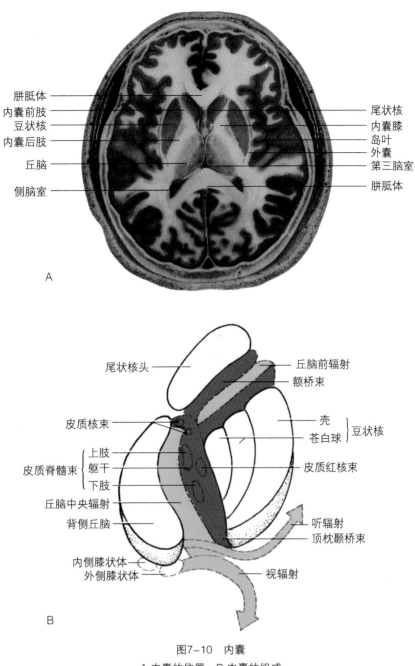

A

尾状核头 ——————— 丘脑前辐射
额桥束

皮质核束 ————————

壳 〕
苍白球 〕豆状核

上肢 〕
皮质脊髓束 { 躯干
下肢 〕
皮质红核束

丘脑中央辐射

背侧丘脑 —————————

听辐射
顶枕颞桥束

内侧膝状体 ————
外侧膝状体 ————

视辐射

B

图7-10　内囊
A.内囊的位置；B.内囊的组成

状区时又转为水平排布。交叉与不交叉的纤维混合在一起。

7. 纹状区（striate area）　位于枕叶后部，主要在内侧面，外侧面也有所分布，为大脑皮质的Brodmann第17区。系人类视觉的最高中枢。该区因来自视放射的有髓纤维和皮质内的联络纤维在该区皮质内第五层形成明显的白色条纹而得名纹

状区。距状裂的后2/3段，将之分为上下唇。此沟中部与顶枕沟相连，与顶枕沟之间为楔叶，距状沟下方为舌回。此外，还有紧靠纹状区的纹状旁区（Brodmann第18区）以及纹状区周围的纹状周围区（Brodmann第19区）。这两区不直接接受视觉纤维投射，但对视觉信息的感知和整合以及双眼的联合运动起着非常重要的作用。

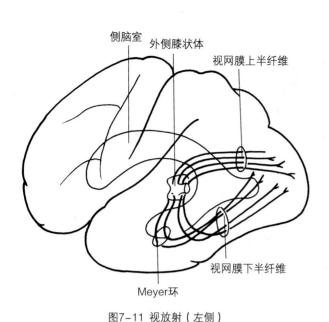

图7-11 视放射（左侧）

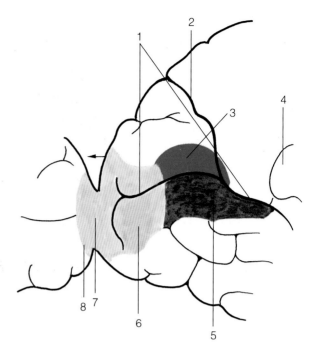

1.距状裂；2.顶枕裂；3.两眼同侧视网膜上象限传入纤维终止部位；4.胼胝体压部；5.两眼同侧视网膜下象限传入纤维部位；6.黄斑部传入纤维终止部位；7.枕后极；8.枕极展平示意图，纹状区在枕极外表面扩延范围是不恒定的。

图7-12 枕叶皮质与视网膜传入神经投射

其纤维排列为：每侧的纹状区与双眼同侧一半的视网膜相关联，如左侧的纹状区与左眼颞侧和右眼鼻侧视网膜有关。上部的纤维终止于距状裂的上唇即楔叶，下部的纤维终止于下唇即舌回。黄斑的乳斑束纤维终止于纹状区的后极部，即距状裂的后1/3。交叉的纤维终止于深内颗粒层，不交叉的纤维终止于浅内颗粒（图7-12）。

单眼视网膜周边鼻侧纤维（双眼重叠的共同视野区以外的颞侧月牙形视野区）位于纹状区的最前部，尽管是在视交叉之后，但这一区域的病变可产生真正的单眼视野缺损。该区的病变伴视野缺损称为颞侧新月综合征（temporal crescent syndrome）。

由于视觉纤维在视路各段排列不同，其特殊的视野异常对中枢神经系统病变的定位诊断具有重要的意义。

所谓视野是指单眼固定地注视前方一点不动（此时此点的影像正好落在视网膜黄斑中央凹处）所能看到的范围。在同一光照条件下，不同颜色目标物的视野不同，白色最大，黄色次之，红色更次，绿色最小。两眼视野有重叠，仅最外

侧的半月形区域不重叠，他们分别投射到视网膜鼻侧最内部的半月形区域。另外，由于球面的关系，鼻侧视野投射到颞侧视网膜，颞侧视野投射到鼻侧视网膜；上象限的视野投射到下象限的视网膜，下象限的视野投射到上象限的视网膜；视野的中央区投射到视网膜的黄斑区，视野的周围部投射到视网膜的外周部。

（1）视网膜：视网膜内的损伤若累及视神经纤维，会产生视野缺损。即与该处纤维相对应的视野出现暗点。若损伤在视神经盘处，因该处纤维密集，可导致视野中出现较大的暗点；若损伤在视网膜外周部，破坏的纤维较少，与该处相对应的视野暗点则较小，有时被忽视；若黄斑部受损，中央视野会有暗点；若损伤视网膜中央动静脉，有时会产生具有清晰的水平或者垂直象限的象限性暗点。

（2）视神经：症状与损伤程度有关。早期

可以使视力减退。若视神经全部损伤，可导致损伤侧的单眼全盲和直接对光反射消失。此类损伤见于球后视神经炎、占位性病变和外伤（图7-13A）。

（3）视交叉：本身病变少，多为肿瘤压迫所致。双眼视神经纤维在此处进行部分性交叉，即双眼视网膜鼻侧的纤维交叉至对侧。当邻近组织病变影响视交叉部位时，可出现不同的视野缺损。最常见的是损害视交叉引起颞侧偏盲（图7-13B）。如果病变仅累及不交叉的颞侧视网膜纤维，将引起鼻侧偏盲（图7-13D），双鼻侧偏盲很少见。当损伤发生在视交叉前膝时，除损伤侧出现视野缺损外，还将出现对侧颞侧上象限偏盲。

（4）视束：即自视交叉至大脑外侧膝状体节细胞支。因视神经纤维已进行了部分交叉，故每一视束包括同侧的颞侧纤维与对侧的鼻侧纤维。因此，当一侧视束有病变时，可出现同侧偏盲（图7-13C）。

（5）外侧膝状体、视辐射、视皮质：这些部位的完全性损伤后的症状与视束完全性损伤后的症状是相同的，皆为同向性偏盲。但由于视辐射和纹状区的面积甚大，一般不会完全损伤，部分损伤往往造成象限性偏盲。所以，如果发生象限性同向偏盲，损伤很可能不在视束，而在视束之后。

（6）"黄斑回避"：视束以后的部位，如是辐射或视皮质受损，黄斑视觉很少受累，或不受累，即中心视力保存，这种现象人们称为黄斑回避。实际上，黄斑回避不是绝对的。例如损伤部位比较靠后，可出现完全的同向性偏盲，黄斑并未"回避"。关于"黄斑回避"的解释很多。不论作何解释，"黄斑回避"的现象基本上是存在的，它说明损伤部位是在视束之后。

由于视网膜不同部位的纤维在视路不同段程中有精确的排列和投射部位，当视觉传导在不同部位受损，则出现不同的特定视野改变，临床上细微的检查视野，按其缺损变化可做出相关部位病变的定位诊断。

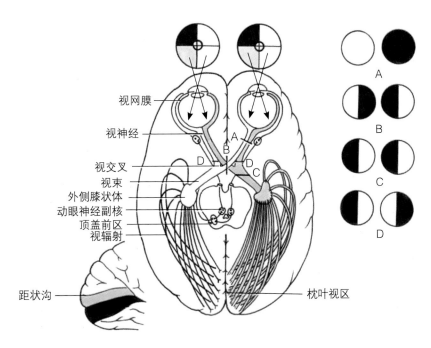

图7-13 视觉传导径路不同部位损伤后视野改变示意图

视网膜
视神经
视交叉
视束
外侧膝状体
动眼神经副核
顶盖前区
视辐射
距状沟
枕叶视区

眼部的神经分布

眼部的神经支配丰富，共有6对脑神经与眼有关。包括视神经、运动神经、感觉神经及自主神经。

■ 眼部的运动神经

眼部的运动神经包括动眼神经、滑车神经、展神经和面神经。

动眼神经

动眼神经（oculomotor nerve）基本是运动神经，但也包括一些本体感觉纤维。它支配7块肌肉：2块为平滑肌，在眼内其副交感纤维支配瞳孔括约肌和睫状肌；5块为横纹肌，在眼球外，有上直肌、下直肌、内直肌、下斜肌，这4块与眼球运动有关，还有上睑提肌，司眼睑上运动。

1. 动眼神经的走行　动眼神经含躯体运动和内脏运动两种纤维。动眼神经从脚间窝出脑，穿过软脑膜合成神经干，并包有软脑膜形成鞘。继而经过大脑后动脉及小脑上动脉之间约占78%，少数走行于大脑后动脉背侧或两条小脑上动脉之间。向前下方，经脚间池后部的外侧，在鞍背的侧缘跨过小脑幕的附着缘，穿蛛网膜及硬脑膜的内层，在前床突与后床突间的中点处，达于海绵窦的外侧壁内。先位于滑车神经的上侧，后滑车神经又绕其外侧而达其上方。到海绵窦的前端，穿眶上裂，经总腱环内入眶。在入眶处分为两支，上下支之间为三叉神经分出的鼻睫神经，外下方是滑车神经，内上方是视神经（图7-14，15）。

入眶后立即分成两支。①上支：细小，支配上直肌，上睑提肌。大约于上直肌中后1/3处由下方进入上直肌，并穿过上直肌或绕过上直肌内缘，进入提上睑肌；②下支：粗大，分三支，

一支经视神经下侧向内支配内直肌，一支支配下直肌，另一支最长，经下直肌和外直肌之间下行至下斜肌。在下斜肌支中分出一支为睫状神经节段根，为副交感节前纤维，与睫状神经节形成突触，发出节后纤维分布于睫状肌和瞳孔括约肌，参与对光反射和调节反射。

2. 动眼神经麻痹　动眼神经麻痹可导致上睑提肌麻痹产生眼睑下垂；动眼神经支配的上直肌、下直肌、内直肌及下斜肌麻痹，因失去对抗外直肌和上斜肌的作用，而产生外下斜视；瞳孔括约肌麻痹，因此瞳孔扩大；瞳孔括约肌及睫状肌麻痹，因此丧失光反射及调节反射的能力；眼外肌大多数麻痹松弛，因此眼球稍向前凸；还将

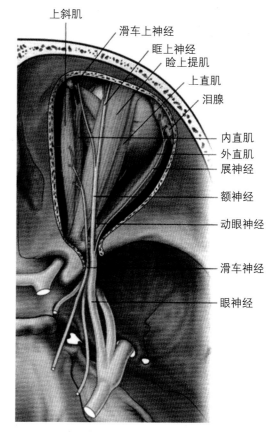

图7-14　动眼神经（眶顶切除后上面观）

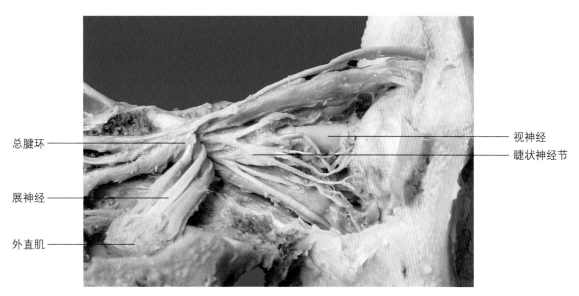

总腱环

展神经

外直肌

视神经

睫状神经节

图7-15 总腱环、直肌的起点及经眶上裂进入眶各神经的周围关系

产生复视。临床上见到这些麻痹的症状要引起重视，可能是基底动脉环发生动脉瘤压迫动眼神经引起。

滑车神经

滑车神经（trochlearis nerve）为一细长运动神经，支配上斜肌，主要是运动神经，可能还含有上斜肌的本体感觉纤维。

1. 滑车神经的走行 起自中脑滑车神经核，它由中脑背侧、下丘下方出脑后，绕小脑上脚及大脑脚外侧向前，继经小脑上动脉与大脑后动脉之间进入基底池。由此继续向前，在小脑幕游离缘下于后床突稍后侧穿过蛛网膜和硬脑膜内层，达颞骨岩部上缘进入海绵窦外侧壁的后端，沿海绵窦侧壁前行。在总腱环外经眶上裂入眶，入眶与额神经傍行3~6 mm后越过上睑提肌向前内，从上面进入上斜肌（图7-15）。

2. 滑车神经麻痹 可导致上斜肌麻痹，患者不能看外下方，俯视时出现轻度内斜视和复视。故自高处下行（如下楼）感到困难。

展神经

1. 展神经（abducens nerve）的走行 为躯体运动神经，起自展神经核，在延脑脑桥沟中部出脑，贴脑桥表面，沿颅后窝的枕骨滑坡，经小脑下动脉背侧前行至颞骨岩部尖端入海绵窦，在窦内位于颈内动脉外侧，出窦后经眶上裂在总腱环内入眶，入眶处其内上方是动眼神经，三叉神经分支鼻睫神经（图7-15），入眶后从内侧转向外侧进入外直肌，支配此肌。

2. 展神经麻痹 在小脑下动脉背侧经过有重要临床意义。即当脑水肿时颅内压升高，可发生外展神经压在此动脉上，出现麻痹，引起外直肌瘫痪，表现为患眼内斜，患眼外转障碍。在极少情况下神经从动脉腹侧通过时则不会引起外直肌瘫痪。

■ 眼部的感觉神经

鼻睫神经

鼻睫神经来自三叉神经（trigeminus nerve），三叉神经为混合神经，是最粗大的脑神经。含躯体感觉和躯体运动纤维，它们组成大的感觉根（大部）和小的运动根（小部），两根在脑桥腹面和小脑中脑交界处出脑。感觉根在颞骨岩部三叉神经压迹处，扩展成扁平的三叉神经节（ganlion trigeminale），其节后发出眼神经、上颌神经和下颌神经。运动根出脑后，紧贴三叉神经节的下面入下颌神经。故眼神经和上颌神经为感觉性神经，下颌神经为混合神经。

1. 眼神经（ophthalmicus nerve） 在三支中最小，自三叉神经节发出后，穿入海绵窦外侧壁，在动眼神经及滑车神经下方经眶上裂入眶。眼神经在起始处发一细支向后，向前分为三支（图7-16）。

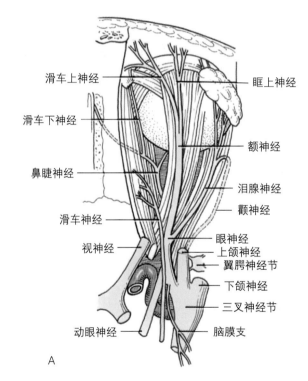

A

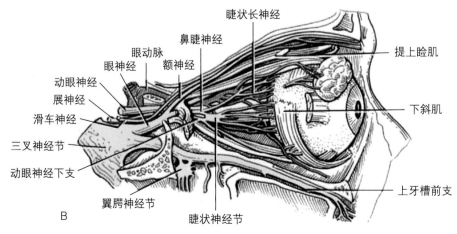

B

图7-16 眼神经

A.上面观；B.外侧面观

（1）泪腺神经（lacrimalis nerve）：细小，沿眶外侧壁，外直肌上方行向前外，分布于泪腺和上睑。

（2）额神经（frontalis nerve）：最粗，在上睑提肌的上方前行，分2~3支，其中眶上神经（supraorbitalis nerve）较大，经眶上切迹分布于额部皮肤。

（3）鼻睫神经（nasociliaris nerve）：在上直肌和视神经之间走行，沿途发出小分支分布于鼻腔黏膜（嗅黏膜除外）、泪腺、泪阜以及鼻背皮肤外，还经视神经外侧发出主要分支：①睫状神经节长根（感觉根），亦称睫状神经节交通支，此支为睫状神经经眶上裂时所分出，在视神经外侧向前至睫状神经节后上脚，有时与动眼神经上支的细支相交通；②睫状长神经，2~3支，当鼻睫状神经跨越视神经上侧时发出，在视神经内侧与睫状短神经伴行，向前穿巩膜沿脉络膜周围间隙前进，分布于巩膜、脉络膜、虹膜、睫状体等；③筛后神经，由鼻睫神经接近内直肌的上缘分出，经筛后孔，分布于后筛窦及蝶窦黏膜，此神经阙如者占30%；④滑车下神经，当鼻睫状神经接近筛前孔时分出，沿上斜肌和内直肌之间前进。不久分为上、下睑支。上睑支分布于上睑，与滑车上神经有交通支。下睑支分布于泪囊、上下两睑内侧的结膜、泪阜及内眦的皮肤；⑤筛前神经，自鼻睫神经分出后向前内侧经上斜肌与内直肌之间，与筛前血管共同穿筛前孔入颅前窝。

2. 上颌神经（maxillaris nerve） 自三叉神经节后发出，穿海绵窦，经圆孔入翼腭窝，进入眶下裂延续为眶下神经。

（1）眶下神经（infraorbitalis nerve）：是上颌神经的终支，经眶下裂入眶，经眶下沟，通过眶下管，出眶下孔分数支分布于下睑、鼻翼、上唇皮肤。

（2）颧神经（zygomaticus nerve）：细小，在翼腭窝分出，经眶下裂入眶，分两支穿经眼眶外侧壁，分布于颧、颞部皮肤。

睫状神经节

睫状神经节（ciliary ganglion）为副交感神经节，位于视神经后部外侧，下斜肌支上方，外直肌内侧，总腱环前10 mm，是一个小扁平四角体（图7-17）。

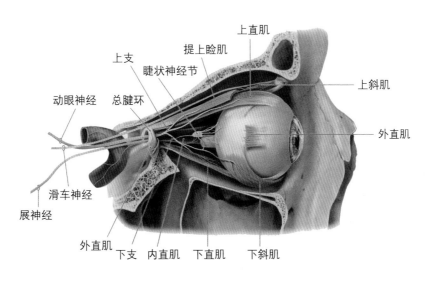

图7-17 睫状神经节

1. 节前纤维　有3根入此神经节：①副交感根即睫状神经节短根，在此节换元，自结内神经细胞发出节后纤维加入睫状短神经；②交感根，来自颈内动脉交感丛的节后纤维，穿过神经节（不交替），随睫状短神经分布至虹膜、睫状体和脉络膜的血管平滑肌上；③长根为感觉根：来

自鼻睫神经。

2. 节后纤维　由节发出6~10个睫状短神经，向前进入眼球。其副交感纤维支支配睫状肌和瞳孔括约肌，其交感纤维支支配瞳孔开大肌，感觉纤维接受眼球的一般感觉。眼内手术施行的球后麻醉即阻断此神经节。

眼部的自主神经

自主神经系统调节部分眼部生理活动，如瞳孔反射、血管收缩舒张等。它包括交感和副交感两部分，都通过神经节换元后发出节后纤维分配到支配组织。交感神经由脊髓的胸、腰神经发出。交感神经节位于脊椎两旁。颈、胸、腹的交感神经节互相串联，形成交感干。支配眼的是颈上交感神经节。副交感神经节由胸、骶神经发出。副交感神经位于支配组织的附近，与眼有关的副交感神经节是睫状神经节和蝶腭神经节。

▰ 交感神经

眼内的交感神经来自颈上交感神经的节后纤维，它随颈内动脉进入颅内，在颈内动脉周围形成交感神经丛，经海绵窦和眶上、下裂，随其他神经入眶（图7-18）。部分随颈外动脉至面部，支配面部血管收缩舒张。

眼交感神经包括以下：

1. 部分纤维随动眼神经上支支配Müller肌。

2. 部分随三叉神经入眶，经鼻睫神经分两部分入眼球；经睫状长神经支配瞳孔开大肌；经睫状短神经和睫状神经节交感支支配瞳孔开大肌。

3. 部分神经纤维由颈内动脉周围交感丛，经岩深神经、翼管神经、蝶腭神经节、蝶腭神经进入上颌神经，由眶下裂入眶支配眶底平滑肌。

4. 部分纤维由颈内动脉四周交感神经丛，经颧神经、颧颞神经、泪腺神经分布于泪腺。

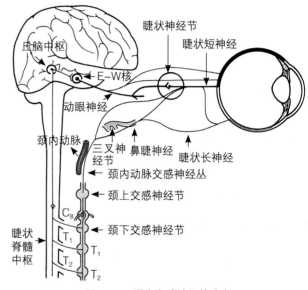

图7-18　眶内交感神经的分布

▰ 副交感神经

1. 睫状神经节发出节后纤维　经睫状短神经入眼内，支配瞳孔括约肌、睫状肌，司缩瞳和晶体调节作用。

2. 蝶腭神经节发出节后纤维　经蝶腭神经入上颌神经，经颧神经、颧颞神经，再通过交通支入泪腺神经，司泪腺分泌。

3. 光反射　瞳孔传入纤维伴视觉纤维同行，通过视神经、视交叉和视束，在接近外侧膝状体时，离开视束，经四叠体上丘臂进入中脑顶盖核前区，然后到达顶盖前核。在顶盖前核内换元，再与同侧和对侧的Edinger-Westphal核联系。传出

神经纤维由Edinger-Westphal核发出，经动眼神经入眶后，止于睫状神经节。节后纤维经睫状短神经引起瞳孔收缩。

4. 近反射　包括瞳孔缩小、晶状体调节和集合反射。

（1）调节反应：传导途径由Brodmann第19区，经枕叶中脑束，到中脑顶盖前区，后

止于Perlia核和Edinger-Westphal核。有人认为Edinger-Westphal核发出的调节纤维经Axenfeld副交感节，其节后纤维支配睫状肌和瞳孔括约肌，支配瞳孔缩小和晶体调节。

（2）集合反应：Perlia核发出节后纤维，至两眼内直肌，司集合作用。

眼部的神经反射

■ 调节反射

调节的概念

人眼能看清远近不同距离的物体，就是由于眼所具有的调节功能。处于休息时的正视眼，能将无限远（5 m以外）物体发出的平行光线聚焦于视网膜上；但位于有限距离的物体（5 m以内），其物像焦点在视网膜后，以致视物不清，此时为了看清物体必须增加眼的屈光力，使焦点前移在视网膜上，眼的这一功能称为调节（accommodation）。

与调节有关的眼组织解剖

1. 晶状体　晶状体为双突的透明体，其屈光力约+19.00D，晶状体直径约10 mm，中央区厚约3.8 mm，周边部较薄。看远物时，晶状体前表面的曲率半径为10~12 mm；后表面为4.6~7.5 mm。调节时，晶状体后表面因玻璃体的限制而变化微少，主要为前表面的中央区向前突出，厚度增加（由3.6 mm增到4 mm），屈折力加强，从而能看清近处的物体。随着年龄的增长，晶状体逐渐变硬，弹性减弱（加上睫状肌的收缩力减弱），调节力亦减弱，以致看近物不清或阅读困难，称为老视。一般正常眼40~45岁开始出现老视而需佩戴近用眼镜。

2. 睫状肌　睫状肌按肌纤维排列方向分为纵行纤维、斜行纤维和环行纤维，其中环形纤维与调节关系最为密切。调节时环形纤维收缩，使睫状突与晶状体赤道部更接近，晶状体小带松弛，小带对晶状体的牵拉力减弱，晶状体依自身的弹性变厚。

3. 晶状体小带　又称Zinn小带，是一系列精细的、均质透明纤维细丝，起于睫状突和锯齿缘，止于晶状体赤道部的前后囊的周边部。小带纤维走行较直、坚韧、无弹性。完整正常的晶状体小带对维持晶状体正常位置起重要作用，部分小带先天阙如者或外伤后损伤部分晶状体小带者均可致晶体不全脱位。在调节作用时，晶状体小带在睫状肌与晶状体之间起重要的联结作用，否则会失去眼的调节力。

调节的分类

通常可将调节分为四个功能部分：反射性调节、集合性调节、近感性调节和紧张性调节。

1. 反射性调节　因物像不清而获取清晰物像做出的调节，是最重要且占最大一部分的调节功能。

2. 集合性调节　因双眼集合引起调节变化的部分，即调节与集合的关系，后面会详细讲述。

3. 近感性调节　因感知近处物体引起的调节，只占调节总量的很小部分，约4%。

4. 紧张性调节 指不存在物像不清、双眼视网膜影像移开、视近感和主观意志刺激时的调节部分，反映脑干发出的最基础的神经冲动。青年人紧张性调节约1.00D，随着年龄增加，紧张性调节逐渐减少。

调节时的联动现象

调节时除表现为晶状体增厚、调节力增加外，还同时出现双眼瞳孔缩小和双眼向内转动（集合），三者一起构成视近反应（near reaction）。调节与集合同时发生并相互协调，双眼注视不同距离的物体时，所用的调节和集合保持一定的比例关系。其关系以单位调节量（accommodation）的调节性集合量（accommodative convergence）即AC/A表示，A为调节力，以D为单位；AC为调节性集合量，以△为单位。同一人的这一比例通常不变化，正常为3~5△/D。如某人看远为4△外隐斜，两眼均加−3.0D镜片后变为5△内隐斜，则AC/A为（4+5）/3=3△/D；如把4△外隐斜变为8△的内隐斜，则AC/A为（4+8）/3=4△/D。

调节的神经通路

调节的详细神经通路不明，目前比较公认的情况是：引起调节的刺激（如视近物时视物不清，焦点位于视网膜后方），经视网膜、视神经、视交叉、视束、外侧膝状体，到枕叶或额叶（详情不明），发出信号到中脑的Perlia核和Edinger-Westphal核（简称E-W核），再经动眼神经、睫状神经节、节后纤维（副交感纤维）沿睫状短神经引起睫状肌的收缩。支配睫状肌的交感神经起自丘脑中枢，纤维下行到颈8至胸2的脊髓侧角，从此发出白交通支纤维随脊髓相应节段神经纤维前根进入交感干，通过颈下、颈中和颈上神经节更换神经元，节后纤维经颈内动脉交感神经丛，随颈动脉入颅，在海绵窦处与眼神经一起或单独进入眶内，经睫状长神经支配睫状肌。关于交感神经在调节中的作用尚有争论，目前比

较明确的是副交感与交感神经都起作用，但以副交感为主，通常副交感司主要的看近时的调焦，交感司次要的看远时的调焦（图7-19）。

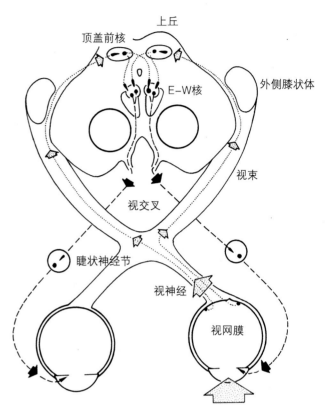

图7-19 调节的神经通路

近点、远点和调节范围

眼能清晰地看到最远距离处物体的位置称为眼的远点（far point）。正视眼看清位于这一点的物体时处于休息状态，睫状肌完全松弛，此时眼的屈折力最小；当眼处于最大调节时所能看清的最近距离物体的位置称为眼的近点（near point），此时眼的屈折力最大。远点与近点的距离称为调节范围（range of accommodation），在这一范围内，眼可通过调节看清不同距离的物体。眼的静态屈光（static refraction）与最大调节时的屈光之差称为调节力或调节幅度（power or amplitude of accommodation）。正视眼的年轻成人，眼的总屈光力可由调节时的60D增到最大调节时的70D。临床上常用主观方法即近点测量和

调节幅度测定来测定眼的调节力。调节力差的患者容易表现为视近物稍久即出现视疲劳，称为调节性疲劳。而青少年如果长时间近距离阅读，致双眼睫状肌长期处于收缩状态，发生调节痉挛，使远点和近点均移近，造成假性近视。有些患者因药物、缺血、手术或外伤损伤动眼神经等可引起调节麻痹，使患者视近物不清，无法正常阅读。

■ 辐辏反射

辐辏（集合）的概念

当双眼向无限远注视时，两眼的视线平行，其集合角为零；当物体移近时，双眼即向内集合，看远时又向外散开，这样，双眼为观察不同距离的物体而不停地进行集合和散开运动。由于看远时集合角为零，因此把这种双眼的同步运动称为集合运动（convergence movements）。集合的单位用米角表示，如注视1米物体的集合为1米角，注视50 cm处物体为2米角，5米以外的物体双眼视线平行，则集合角为零。

辐辏的分类

一般可将其分为4种类型。

1. 调节性集合　眼的调节作用可以刺激双侧视轴向内集合。

2. 心理性集合　物体位于近处时双眼不自主的反射性集合。

3. 合像性集合　双眼看近调节时产生调节性集合，但因双眼合像功能使集合能力更强，故称为合像性集合，但实际应用中很难将调节性集合与合像性集合完全分开。

4. 强直性集散　是集合和散开处于平衡时的眼球位置，相当于功能性静止眼位。

辐辏的神经通路

中枢性神经核联系尚不明确。辐辏反射与调

节反射不同的是辐辏不通过大脑，而调节反射要通过大脑，传入刺激为近处的物体，传出径路通过动眼神经到双眼内直肌引起内直肌收缩，双眼向内集合。

调节与辐辏的关系

前已述及，调节反射与集合反射联系密切，通常一定量的调节会产生相应量的集合，两者由中脑Perlia核相联系，且该核为双眼单视时的控制中心。然而，为了适应某些生理和病理需要还应有一定的单独活动范围，如老年人晶状体硬化或用睫状肌麻痹剂后，眼失去了调节作用，但集合仍可单独存在。又如3.0D的远视患者，注视25 cm处的物体，要用7.0D的调节；而3.0D的近视注视同样远的物体只用1.0D的调节，但集合都是4米角。因此，远视眼的调节超过集合，近视眼的集合超过调节。如果超过的范围过大，在调节和集合功能中只能选择一个功能时，人眼通常选择调节功能以便有一个清晰的物像，放弃集合功能的结果是一眼发生斜视，从而失去双眼单视功能。

1. 比较性调节（relative accommodation）　比较性调节是指把集合固定后，调节可以单独活动的范围。以正视眼为标准，超过集合固定点所使用的调节称为正比较性调节；低于集合固定点所使用的调节称为负比较性调节。如正视眼看33 cm处的物体，要用3.0D的调节和集合3米角，物体固定不动，在眼前加凹透镜，加到-4.0D时视物模糊，则阳性比较性调节为4.0D；再用凸透镜，当加到+2.5D时视物模糊，则负比较性调节为2.5D，总比较性调节为6.5D。一般要尽可能使正比较性调节大些，这样视物较舒适，近距离工作时要有1/3的调节性储备，否则视物易疲劳。

2. 比较性集合（relative convergence）　把调节固定不变，使集合单独改变，其超过和放松的集合程度称为比较性集合。测量比较性集合时，把所注视物体固定放在某一位置，用三棱镜改变集合力，被试者能耐受未发生复视的最大的三棱镜度数就是比较性集合的度数，用三棱镜基底向外所测得的度数为正比较性集合，用三棱镜基底向内所测得的度数则为负比较性集合。例如注视眼前33 cm的物体，能耐受外展4△和内收8△，则正比较性集合为8△，负比较性集合为4△。一般比较性集合中1/3区域为集合的舒适区，工作距离应位于该区域内。

辐辏功能异常

分为以下四种情况。

1. 集合功能不全（convergence insufficience） 特点为看远时眼位正常，看近时为外隐斜，AC/A低于正常，为临床上较常见的病变，主要表现为近距离工作时视疲劳，如视近物模糊、复视、头痛等；如遮盖一眼则症状消失。

2. 集合功能过强（convergence excess） 特点为看远时眼位正位，看近时为内隐斜，AC/A常高于正常，临床上较常见的情况为未矫正的远视眼患者。也表现为读写和近距离工作困难。

3. 散开功能不足（divergence insufficience） 特点为看远时眼位为内隐斜，看近时为正位或外隐斜，AC/A低于正常。临床上较少见。

4. 散开功能过强（divergence excess） 特点为看远时明显外隐斜，看近时为正位，AC/A高于正常，临床主要表现为看远物时易发生视疲劳，具有典型的广场恐怖症和不喜欢集体活动。

■ 瞳孔近反射

瞳孔反射（pupil reflex）是临床上检查瞳孔的主要部分，它代表虹膜内瞳孔括约肌和瞳孔开大肌以及瞳孔反射径路的神经功能是否正常，为一种反射性的不随意运动。瞳孔反射有很多种，主要的有瞳孔对光反射（pupil light reflex）和瞳孔近反射（pupil near reflex）等。

瞳孔近反射的检查方法：先令被检者注视远方5 m以外的物体，然后嘱其注视近处15 cm的物体，可见被检者双眼向内集合，瞳孔缩小和能看清近物的调节活动，此即为近反射，实为调节、集合和瞳孔缩小的联合动作，故又称为调节集合联动（accommodation convergence synkinesis）。

瞳孔近反射的神经通路比瞳孔对光反应复杂，目前尚未完全清楚，当视网膜的影像模糊或意识性注视近物时，传入纤维随视神经出眼球，至视交叉处鼻侧纤维交叉，颞侧纤维不交叉，经视束、外侧膝状体、视放射，到达纹状区17区，并传到18区、19区；传出纤维下行到间脑，止于E–W核，由E–W核发出的副交感神经纤维随动眼神经前行，在睫状神经节换元，节后纤维经睫状短神经支配瞳孔括约肌、睫状肌、内直肌，引起三者的收缩而形成近反射。

■ 瞳孔对光反射

瞳孔对光反射是指眼接受光照射时引起的瞳孔收缩。对一眼进行光照时引起的瞳孔收缩反应称为瞳孔直接对光反射，此时另一眼瞳孔也会出现等量收缩反应则称为瞳孔间接对光反射。正常人的直接和间接瞳孔对光反射的时间和幅度应保持一致。

1. 直接对光反射（direct pupillary light reflex） 被检者面向检查者，双眼注视远处以消除近反射，检查者用手电筒从侧方照向一眼，观察被照眼瞳孔的反应情况。正常者被照后瞳孔即缩小，停止照射即散大。要分别检查左右眼并比较双眼瞳孔反应的程度和速度。

2. 间接反光反射（indirect papillary light reflex） 与直接对光反射的检查相似，但要观察对侧眼的瞳孔反应。正常情况下，一眼被光照后，不仅被照侧瞳孔缩小，其对侧瞳孔亦同时缩小，此即为瞳孔间接对光反射。也要分别检查左右两眼。

瞳孔对光反射的神经通路是：传入道是光刺激从视网膜、视神经至视交叉，在视交叉处鼻侧纤维交叉，颞侧纤维不交叉，在视束后1/3处传入纤维与视路分开，沿上丘臂绕过四叠体的上丘到顶盖前区；更换神经元后到对侧和同侧的E-W核。E-W核发出的传出纤维沿动眼神经前行，在睫状神经节换元、节后纤维经睫状短神经，支配瞳孔括约肌引起同侧和对侧瞳孔同时收缩。

瞳孔大小除主要与瞳孔括约肌有关外，也与支配瞳孔开大肌的交感神经通路有关。支配瞳孔开大肌的交感神经通路始于下丘脑后外侧，纤维经中脑、脑桥和延髓下行，止于颈8到胸2脊椎的内外侧之间的细胞柱（又称Budge睫状脊髓中心）；第2级节前纤维主要与胸1腹侧根一起离开脊髓，经白交通支后加入与肺尖处胸膜相邻的脊椎旁交感神经链，在锁骨下交感神经纤维围绕锁骨下动脉走行，过颈下、颈中神经节（无突触联系），上行到颅骨基底部止于颈上神经节；第3级节后纤维沿颈内动脉上行至颅内，在海绵窦处与眼神经一起或单独进入眶内，经睫状长神经支配瞳孔开大肌（图7-20）。

瞳孔类似于眼光学系统的光圈，瞳孔对光反射具有以下作用：①调整视网膜的感光量，光线强时瞳孔缩小，光线弱时瞳孔扩大；②瞳孔缩小时可除去周边部的光线，减少球面像差和色像差；③瞳孔缩小可增加焦点深度，增加了看清远近物体的范围。

由瞳孔对光反射的神经通路可知，如果一眼完全失去视力，则光照射该眼时，该眼的直接瞳孔对光反射和另一眼的间接瞳孔对光反射均表失，但用光照射另一眼时，另一眼的直接瞳孔对光反射和该眼的间接瞳孔对光反射仍存在。如果是一侧的动眼神经失去功能，则该侧的直接瞳孔对光反射和间接瞳孔对光反射均失去，另一眼的直接瞳孔对光反射和间接瞳孔对光反射均存在。视神经或视网膜病变使一眼视功能障碍时，会表现为该眼的直接对光反射迟钝，而另一眼的间接对光反射正常，这种异常的瞳孔直接对光反射和对侧正常的瞳孔间接对光反射称为相对瞳孔传入缺损（relative afferent papillary defect）。中枢神

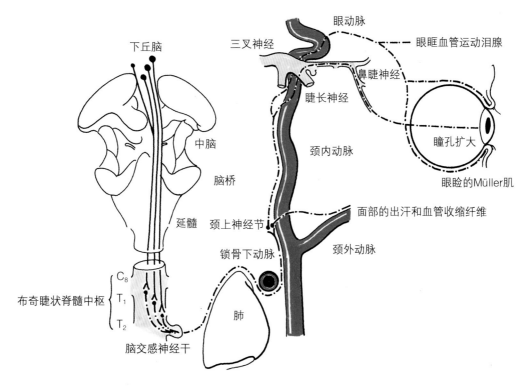

图7-20 瞳孔交感神经通路

经系统梅毒患者常表现为Argyll Robertson瞳孔，即瞳孔缩小、瞳孔对光反射消失，但瞳孔近反射存在，这是因为病变损伤了瞳孔对光反射的神经通路，但近反射通路未受到损害。眼的交感神经通路受损害则表现为Horner综合征，即患侧瞳孔缩小、上睑下垂、眼球内陷和面部少汗等。

其他瞳孔反射还有如焦虑、恐惧、疼痛或快乐时的瞳孔散大反射（亦称心理感觉反射，psycho-sensory reflex）；前庭刺激、旋转试验和冷热试验时瞳孔散大的耳蜗迷路反射；以及眼睑闭合时同侧瞳孔缩小的闭睑反射等。

（刘　骁　唐罗生　颜建华）

主要参考文献

1. 曾丽芳. 视路及视觉中枢. 见: 李凤鸣. 眼科全书. 北京: 人民卫生出版社, 1996.

2. 杨少梅. 瞳孔与眼内肌. 见: 李凤鸣. 眼科全书. 北京: 人民卫生出版社, 1996.

3. 李荣德. 眼的调节作用. 见: 李凤鸣. 眼科全书. 北京: 人民卫生出版社, 1996.

4. 徐广第. 眼的集合及其功能异常. 见: 李凤鸣. 眼科全书. 北京: 人民卫生出版社, 1996.

5. 谢瑞满. 实用神经眼科学. 上海: 上海科学技术文献出版社, 2004.

6. Kasthurirangan S, Glasser A. Characteristics of pupil responses during far-to-near and near-to-far accommodation. Ophthal Physiol Opt, 2005, 25:328-339.

7. Gamlin P DR. Subcortical neural circuits for ocular accommodation and vergence in primates. Ophthal Physiol Opt, 1999, 19:81-89.

8. Mays LE, Gamlin P DR. Neuronal circuitry controlling the near response. Current Opinion in Neurobiology, 1995, 5:763-768.

9. Albert & Jakobiec. Principles and Practice of Ophthalmology. 2nd Edition. Philadelphia: W. B. Saunders Company, 2000.

眼部与毗邻器官的解剖关系

眼部为一相对独立的全身感觉器官之一，然而眼部与相邻器官关系密切。左右眼球分别位于面部两侧锥形的骨性眼眶内，眼眶借骨壁及各种孔、管及沟等与邻近的鼻窦和颅脑等相连。眼眶的上方为前颅窝、内侧为筛窦、内上方前部为额窦、下方为上颌窦、外侧为颞窝。眼眶后方又通过视神经孔和眶上裂与颅中窝相通，眶外侧壁的眶下裂与翼腭窝相通，翼腭窝又与口腔相通。这些部位的病变可相互影响，产生相应的临床症状和体征。因此，熟悉眼部与毗邻器官的解剖关系十分重要。临床上，对于后天性麻痹性斜视的患者，为寻找病因，我们常规请神经内（外）科和耳鼻喉科医生会诊，以了解是否有颅脑和鼻部的病变。对于眼眶蜂窝织炎的患者，也需要常规检查鼻窦与口腔是否有感染性病灶。下面分别介绍眼部与中枢神经系统、眼部与鼻窦、眼部与口腔的毗邻临床解剖。

眼部与中枢神经系统的解剖关系

眼部与中枢神经系统关系十分密切，从胚胎发生学角度看，眼球由胚胎前脑头侧的外胚层憩室发育而来，实为中枢神经系统的一部分。为了解眼部与中枢神经系统的解剖关系，宜同时介绍颅骨的正、侧面和颅底的内、外面解剖，从而可从头颅整体来理解眼与中枢的临床解剖关系。

颅骨的正面观

颅骨（cranial bone）由23块形状不同的扁骨和不规则骨组成，颅分为脑颅和面颅。脑颅骨有8块，分别是额骨、枕骨、蝶骨和筛骨各1块，顶骨和颞骨各2块。面颅骨有15块，分别是成对的上颌骨、鼻骨、泪骨、颧骨、下鼻甲、腭骨和单个的犁骨、下颌骨、舌骨（图8-1）。

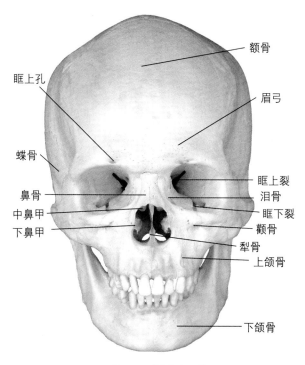

图8-1　颅骨正面观

（图中标注）额骨、眶上孔、眉弓、蝶骨、眶上裂、泪骨、鼻骨、眶下裂、中鼻甲、颧骨、下鼻甲、犁骨、上颌骨、下颌骨

颅的前面由额骨、蝶骨、筛骨和大部分面颅骨组成，共同围成左右对称的两个眼眶以及骨性鼻腔和口腔。眼眶为容纳眼球和眼附属器的四面锥形骨腔，底部向前外方，尖部向后内方，由额骨、颧骨、蝶骨、筛骨、腭骨、泪骨和上颌骨组成，有关眶部的解剖及其临床关系见第五章眼眶的解剖。两块鼻骨形成鼻桥，双侧鼻骨的下缘和上颌骨共同构成鼻前孔。骨性鼻中隔由筛骨垂直板和犁骨组成，将鼻腔分成左右两部分。鼻腔内下鼻甲为独立的骨块，上、中鼻甲是筛骨迷路内侧壁突出伸向两侧鼻腔的结构。每个鼻甲下方的空隙分别称为下鼻道、中鼻道和上鼻道。鼻泪管的开口位于下鼻道的前部，上颌窦、额窦和前组中组筛窦开口于中鼻道，后组筛窦开口于上鼻道，蝶窦开口于上鼻甲后上方的蝶筛隐窝。

上颌骨组成骨腭的前部，且构成眼眶下壁和鼻腔外侧壁，左右两侧上颌骨相连于中部的上颌骨缝。上颌骨的下缘容纳上颌牙根的牙槽，左右两侧上颌骨体内有一个较大的含气腔，即上颌窦。颧骨构成面颊最突出的部分，且参与形成眼眶外侧壁下壁。颧骨的颞突向后与颞骨的颧突相连构成颧弓。下颌骨位于颅正面的最下方，分一体两支，中央的下颌骨体部呈马蹄形，上缘容纳下颌牙根的牙槽，下颌骨体的两侧面第2前磨牙下各有一孔，即颏孔，颏神经由此通过。下颌骨体部后方上耸的方形骨板为下颌支，下颌支与下颌体相交处为下颌角。

■ *颅骨的侧面观*

颅骨的侧面由额骨、顶骨、颞骨、枕骨、颧骨、上颌骨、蝶骨和下颌骨组成（图8-2）。

额骨位于颅骨侧面的前部，通过冠状缝与顶骨相邻，左右两块顶骨相连于矢状缝，构成脑颅骨的外壁和顶壁，顶骨和枕骨相连于人字缝。颅骨的侧面可见到的结构包括枕鳞、颞骨的鳞部、

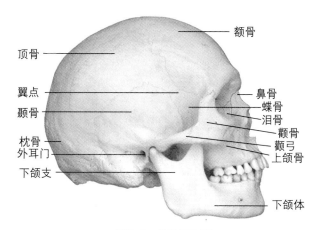

图8-2 颅骨侧面观

鼓部、乳突、茎突和颧突、蝶骨大翼、下颌支、外耳门、颞窝、颞下窝和翼腭窝等。

下颌支的上端有前后两个突起，前者为冠突，后者为髁突，髁突的上端膨大，称下颌头，下颌头与颞骨下方的下颌窝和关节结节形成下颌关节，下颌骨是唯一通过关节形式与其他骨块相连的颅骨。

颞窝起自额骨和颧骨相连处，弯向上后，经额骨和顶骨再转向前下，在乳突前方与乳突上嵴相连续，其上界为颞线，下界为颧弓的假想平面。颞窝的前下部有额骨、顶骨、颞骨、蝶骨四骨交汇形成H缝，称为翼点。该处骨质薄弱，其内面有脑膜中动脉的前支通过，受伤时容易伤及脑膜中动脉而致颅内血肿。

颧弓下方的骨性凹陷为颞下窝，该窝上壁由蝶骨大翼和部分颞鳞组成，蝶骨大翼下面的后部有卵圆孔和棘孔，与颅中窝相通；前壁由上颌骨体和颧骨后部组成；内壁为蝶骨的翼突；外侧壁为颧弓和下颌支。

翼腭窝位于眼眶后下方，为上颌骨体、蝶骨翼突和腭骨垂直板之间的空隙。翼腭窝向前经眶下裂与眼眶相通；向后经圆孔与颅中窝相通；向内经蝶腭孔通鼻腔；向外经翼上颌裂通颞下窝；向下经腭大管出腭大孔、腭下孔与口腔相通。

■ 颅底的外面观

颅底（cranial base）的外面（去除下颌骨后）凹凸不平，有很多孔、裂、窝和管等。

颅底的前部为上颌骨牙槽突形成的牙槽弓，上颌骨腭突和腭骨水平板组成的骨腭。骨腭的正中线前端有一切牙孔，后缘左右两侧有腭大孔和腭小孔。

腭骨的后缘为鼻后孔的下界，犁骨后缘将鼻后孔分为左右两半，其外侧缘是蝶骨的翼突内侧板，翼突内侧板根部后方有翼管的开口，翼管的前端开口于翼腭窝，翼突内侧的外侧为翼突外侧板，翼突外侧板的外后方蝶骨大翼上有卵圆孔和棘孔。

颅底后部中央有枕骨大孔，孔的两侧有椭圆形的枕髁，髁的前外方有舌下神经管的开口，枕髁的外侧，枕骨和颞骨岩部交界处有一不规则的颈静脉孔。颈静脉孔的前面有圆形的颈动脉管外口，颈静脉孔的外后方有颞骨的茎突、乳突和鼓部，茎突和乳突之间有茎乳孔，颞骨鼓部前方有下颌窝，下颌窝的前方隆起为关节结节，自结节向前伸出颧突。枕骨大孔的前方是枕骨基底部，枕骨大孔的后方可见枕外嵴、枕外隆凸、上项线、下项线。颞骨岩部尖端、枕骨基底部和蝶骨大翼间有破裂孔，活体上此孔被软骨片和结缔组织膜封闭。

■ 颅底的内面观

颅底的内面与颅底的外面结构相对应，其内有三个凹陷，自前向后分别称为颅前窝、颅中窝和颅后窝（图8-3，4）。

颅前窝

颅前窝（anterior cranial fossa）主要容纳大脑半球的额叶，颅前窝底的两侧是额骨眶板，也是眼眶的顶壁。颅前窝的前部中央是筛骨，其正中有向上突出的鸡冠，鸡冠前方有一导血管通过的盲孔，其前部两侧有小的裂隙，筛前神经及血管由此进入鼻腔，筛骨筛板上有15~20个筛孔，孔内通过嗅神经的嗅丝，筛板上方容纳嗅球。眶板后方通过蝶额缝与蝶骨小翼相接，颅前窝的后方以蝶骨小翼后缘、前床突后缘和交叉前沟前缘与颅中窝分界。

额骨眶板和筛骨筛板均很薄，头部外伤时容易发生骨折，骨折后常有明显的眼部和鼻部表

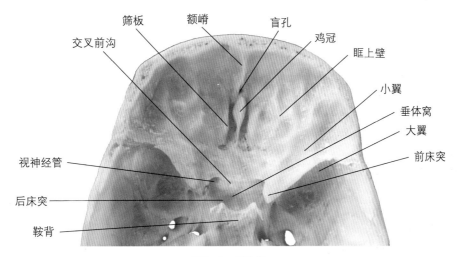

图8-3　颅前窝

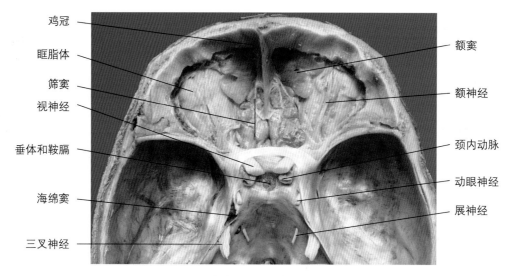

鸡冠
眶脂体
筛窦
视神经
垂体和鞍膈
海绵窦
三叉神经

额窦
额神经
颈内动脉
动眼神经
展神经

图8-4　颅底及眼眶内容（上面观）

现：额骨眶部骨折，血液和脑脊液等可向下流入眼眶，引起眼睑青紫、肿胀、球结膜水肿、结膜下大片出血等；如骨折累及视神经管，可引起视野缺损、视力下降或丧失；如筛骨筛板骨折，则可伤及嗅神经、嗅球和嗅束等，造成嗅觉障碍；如伴脑膜破裂，则常会伤及沿筛板外侧缘走行的筛前、筛后动脉，血液和脑脊液可流入鼻腔和筛窦，形成脑脊液鼻漏。

颅中窝

颅中窝（middle cranial fossa）主要容纳大脑半球颞叶和脑垂体，由蝶骨和颞骨构成，与颅后窝之间以颞骨岩部上缘和蝶骨鞍背为界。

颅中窝的中间部为蝶骨体上面的蝶鞍，蝶鞍的中央凹陷为垂体窝，容纳脑垂体。蝶窦位于窝下方的蝶骨体内。窝的前方有横位的鞍结节，鞍结节前方是横行的交叉前沟，沟的两端通向左右视神经管，视神经通过眶内段后，经眶尖、视神经管从眼眶进入颅中窝，眼动脉也由视神经管从颅脑进入眼眶。视神经管外侧，蝶骨小翼后缘的内端膨大突出，称为前床突，垂体窝的外前方有结节状的中床突，窝的后方是鞍背，鞍背的两端稍突出为后床突。蝶鞍的两侧有矢状位的颈动脉

沟，沟的后端朝向颞骨岩部尖端的颈动脉管内口（图8-5~8）。

颅中窝的前部有由蝶骨体、蝶骨大翼和蝶骨小翼围成的眶上裂，眶上裂内有动眼神经、滑车神经、眼神经、展神经和眼静脉通过。蝶骨体两侧自前向后有圆孔、卵圆孔和棘孔，分别通过上颌神经、下颌神经和脑膜中动脉。自棘孔向颅底外侧骨面上有呈树枝状的脑膜中动脉沟。颞骨岩部尖端有三叉神经压迹，该处骨质较薄，颞骨岩部前外侧部分为薄的鼓室盖，覆盖鼓室和乳突小房。鼓室盖的前内侧有弓状隆起，弓状隆起的前下方有岩大神经管裂孔、岩大神经沟和岩小神经沟，岩部上缘有岩上窦沟。

颅中窝的孔、管、裂隙较多，与眼眶、鼻窦及耳部等关系密切，该处的外伤、炎症和肿瘤等病变会相互影响。如眶上裂处的骨折或肿瘤等病变会影响通过此裂的动眼神经、滑车神经、眼神经、展神经和眼静脉等，引起病变侧眼球完全固定不能活动、上睑下垂、瞳孔散大、角膜知觉消失和额部皮肤感觉消失等症状，即眶上裂综合征。如外伤伤及蝶窦，可致鼻腔内出血和脑脊液鼻漏。当病变累及颞骨岩部，可造成面神经麻痹或听力下障。如外伤伤及鼓室盖，其血液和脑脊

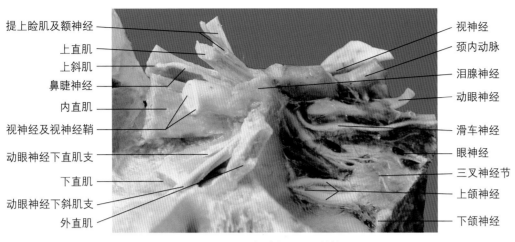

提上睑肌及额神经
上直肌
上斜肌
鼻睫神经
内直肌
视神经及视神经鞘
动眼神经下直肌支
下直肌
动眼神经下斜肌支
外直肌

视神经
颈内动脉
泪腺神经
动眼神经
滑车神经
眼神经
三叉神经节
上颌神经
下颌神经

图8-5 视神经及周围结构

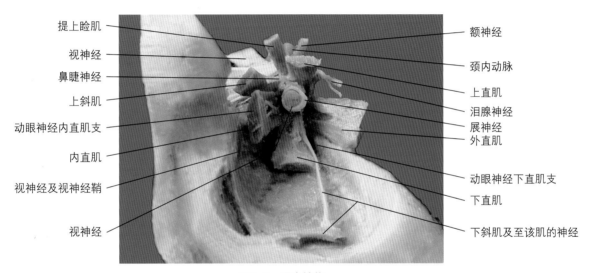

提上睑肌
视神经
鼻睫神经
上斜肌
动眼神经内直肌支
内直肌
视神经及视神经鞘
视神经

额神经
颈内动脉
上直肌
泪腺神经
展神经
外直肌
动眼神经下直肌支
下直肌
下斜肌及至该肌的神经

图8-6 眶尖结构

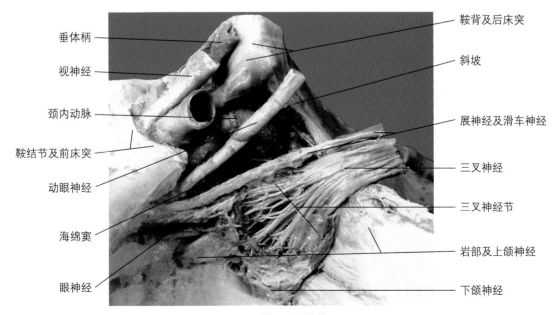

垂体柄
视神经
颈内动脉
鞍结节及前床突
动眼神经
海绵窦
眼神经

鞍背及后床突
斜坡
展神经及滑车神经
三叉神经
三叉神经节
岩部及上颌神经
下颌神经

图8-7 鞍区周围结构

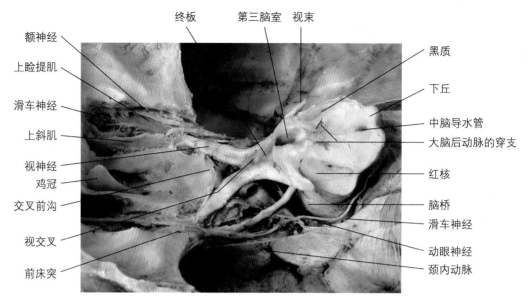

终板　第三脑室　视束

额神经
上睑提肌
滑车神经
上斜肌
视神经
鸡冠
交叉前沟
视交叉
前床突

黑质
下丘
中脑导水管
大脑后动脉的穿支
红核
脑桥
滑车神经
动眼神经
颈内动脉

图8-8　视交叉及周围结构

液可流入中耳，流入中耳的血液又可经破损的鼓膜从外耳道流出或经咽鼓管流入咽与口腔。如病变累及蝶骨体两侧的海绵窦，则可致经过其内的颈内动脉、动眼神经、滑车神经、展神经和眼神经受累，造成这些神经麻痹、颈内动脉海绵窦漏而出现眼部结膜血管高度扩张淤血、眼外肌麻痹、眼球突出和视力下降等。

与眶颅解剖相关的临床实际病例介绍。

1. 患者女，42岁，因左眼视力下降2年就诊。检查见左眼视力0.1（矫正后），左眼球轻度向前方突出，双眼结膜不充血，双眼前节检查无异常，眼底检查示左视乳头苍白，边界尚清，双眼正位，无眼球运动障碍。双眼眶MRI检查示左眼球后软组织肿物，为视神经本身的肿物，近眶后段肿物明显增大，病变已同时累及颅中窝。诊断为眶颅沟通脑膜瘤。需同时开颅开眶联合手术治疗（图8-9）。

2. 患者男，56岁，因左眼失明、不能转动4个月就诊。检查见左眼视力无光感，左眼瞳孔散大，其余眼前节和眼底检查无特殊，左眼轻度向

前方突出，左眼固定不能向任何方向运动。眼眶CT检查示左眼球后眶深部有一软组织密度肿物，肿物侵犯部分后组筛窦及颅中窝，眶上裂明显扩大。诊断为鼻咽癌眼眶转移并眶尖综合征（左）（图8-10）。

3. 患者女，26岁，因发现双眼视力下降2周于晚上急诊。不伴有眼部红痛，无头痛及恶心等。眼科检查：右眼视力光感，左眼视力0.1，双眼前节和眼底无异常。双眼正位，眼球运动无受限。因眼部检查除视力下降外无其他异常改变，急诊按球后视神经炎治疗，全身用静滴糖皮质激素及维生素和血管扩张药物治疗。第2天做头颅CT检查发现颅中窝垂体窝处有一肿物，压迫双侧视神经和视交叉部位，致视力下降，诊断为颅咽管瘤（图8-11），转神经外科诊治。

4. 患者女，67岁，因双眼发红伴视物成双（重影）半年就诊，无眼部外伤史。检查见双眼视力1.0，双眼结膜血管明显扩张，作余双眼前节（－），眼底检查双视乳头边清，色正常，视网膜静脉扩张，视网膜无出血及渗出等。眼位，左

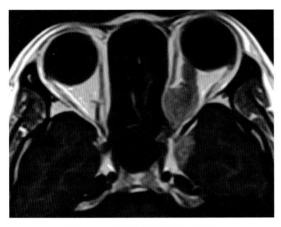

图8-9 眶颅沟通脑膜瘤MRI像

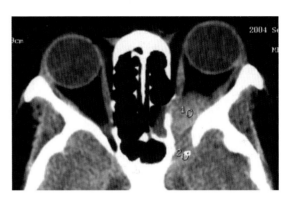

图8-10 鼻咽癌眼眶转移并眶尖综合征CT像（左）

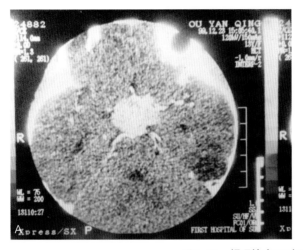

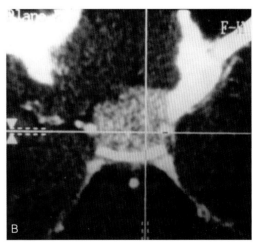

图8-11 颅咽管瘤CT（致双眼视力下降）

眼内斜约25°，右眼外展不能。CT检查示双侧眼上静脉明显增粗，脑血管造影示颈内动脉海绵窦漏（图8-12）。

颅后窝

颅后窝（posterior cranial fossa）容纳小脑、脑桥和延髓。其底由枕骨和颞骨构成，鞍背为其前界，颞骨岩部上缘为其前外侧界，横窦沟为其后外侧界。颅后窝的中央是枕骨大孔，脊髓和延髓的连接部、副神经的脊髓根和椎动脉通过该孔。枕骨大孔的前外侧缘有舌下神经管，舌下神经穿过该管。枕骨大孔前方平坦的斜面称斜坡，由鞍背和枕骨基底部构成，承托脑桥和延髓。枕骨大孔后方和两侧有枕内隆突、枕内嵴、上矢状窦沟、横窦沟、乙状窦沟、颈静脉孔、岩下窦沟等。

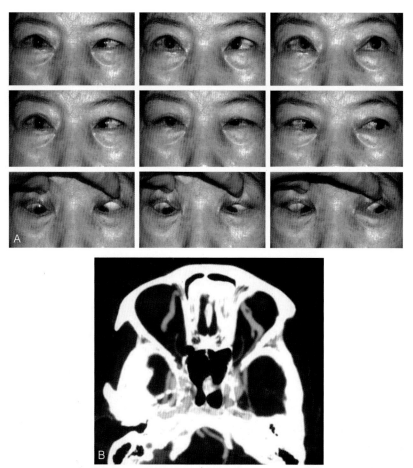

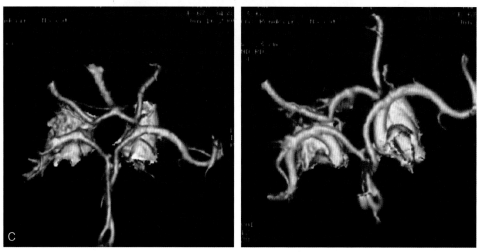

图8-12 颈内动脉海绵窦漏

A.双眼九个方位照相：双眼结膜血管明显扩张，左眼内斜约25°，右眼外展受限（患者采用麻痹眼即右眼作注视眼，故表现为左眼内斜）；B.眼眶CT：双侧眼上静脉扩张增粗；C.颈内动脉海绵窦患者脑血管造影所见

眼眶与鼻窦的关系

眼眶周围被4个鼻窦环绕，鼻窦是眼眶的邻居。眼眶的上方有额窦，下方有上颌窦，内侧有筛窦，后方有蝶窦（图8-13）。眼眶与鼻窦关系密切，临床上鼻窦的炎症和肿瘤等可侵犯眶内，引起眼球突出和眼球移位等，反之眼眶的炎症和肿瘤也可侵犯鼻窦，引起鼻部症状。由于眼眶与鼻窦之间仅有很薄的骨板相隔，眼眶外伤、骨折等多发生于眼眶和鼻窦之间的眶壁，导致眼眶内容物疝入或嵌顿到鼻窦内，引起眼球移位、眼球凹陷和复视等。

■ 额窦

额窦（frontal sinus）位于眼眶和筛窦的前上方，额骨眉弓后方的内外侧骨板之间的窦腔。其体表投影为由鼻根点及其上方3 cm的点和眉弓内中1/3点形成的三角形范围，但个体差异较大。出生时在筛漏斗前上方存在额隐窝，此后逐渐扩大形成额窦。大约到25岁额窦基本发育正常。额窦左右各一，似三棱锥体形，有时形状不规则，且左右不对称，大小一般为高30 mm，宽25 mm，深20 mm，两窦之间常有中隔分开。额窦前壁较厚，为额骨外板，后壁和底很薄，后壁以脑膜和大脑额回相隔，底壁为眶上壁的前部。额窦由鼻额管与鼻腔相通，开口于中鼻道的半月裂孔，如因鼻炎或肿瘤等阻塞鼻额管，则易引起额窦囊肿形成，长久可侵犯眼眶，引起眼球向下方突出（图8-14）。额窦其他肿瘤和炎症等也容易波及眼眶（图8-15）。

■ 上颌窦

上颌窦（maxillary sinus）为锥体形空腔，是鼻窦中最大的窦，容量为15~30 mL。在眼眶的下方，位于上颌骨内，呈金字塔形，底为鼻外侧壁的一部分，尖端指向上颌骨颧突，上颌窦开口于中鼻道，其窦口位于内侧壁最高处，骨性窦口由腭骨垂直板、下鼻甲上颌突、筛骨钩突和泪骨下段围成的一个小骨孔，称为半月裂孔。因上颌窦窦口较高，易引起引流不畅，发生炎症，从而可波及眶内。出生时上颌窦在鼻腔外壁为长形小空腔，第2次生牙时开始快速发育，至15岁左右时发育完全。上颌窦的上壁由上颌骨的眶面形成，也即是眼眶下壁的组成部分，骨壁仅0.5~1.0 mm厚，其中又含有通过眶下神经和血管的眶下沟或眶下管。该处是眼眶爆裂性骨折最常发生的部

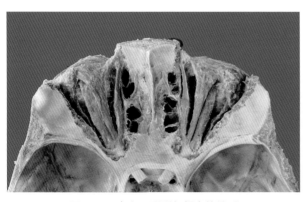

图8-13 鼻窦、眼眶与颅底的关系

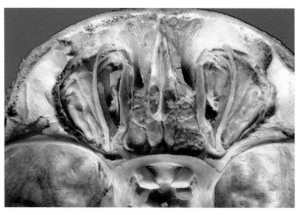

图8-14 眼眶与额窦和额窦的开口

位，且可损伤眶下神经导致眶下神经分布区域感觉减退和丧失（图8-16）。眶下壁开眶减压术后也常出现眶下神经的损伤致术后侧面颊麻木。部分人群眶下神经管有先天裂隙，眶下神经直接在上颌窦黏膜中经过，行鼻窦和眶下部病变手术时易伤及，需注意。上颌窦的肿瘤侵犯眶内引起眼球向前上方突出，眼球下转受限。

■ 筛窦

筛窦（ethmoidal sinus）位于眶的内侧，鼻腔外上方的筛骨迷路内，由筛骨、腭骨、蝶骨、上颌骨和泪骨组成。筛窦上方为颅前窝的脑膜和

额回，前上方为额窦，后方为蝶窦，下方为鼻腔，外侧为眼眶。筛窦内共有8~18个小气房，气房的大小、排列和范围极不规则，左右两侧也不对称，个体之间变异较大。可分成前、中、后三组，彼此不相通，前中组筛窦开口于中鼻道，后组筛窦开口于上鼻道内。如果筛窦开口阻塞，形成筛窦黏液性囊肿，则其囊肿常可经极薄的筛骨纸样板侵犯眼眶，造成眼球向颞侧突出（图8-17）。整个筛窦与眼眶之间仅由极薄的骨板隔开，其中尤以纸板最薄，当眼眶骨折时，此处容易爆裂，从而使眼眶内容嵌顿和疝入筛窦内。筛窦小房感染也易发展到眶部。球后视神经炎的

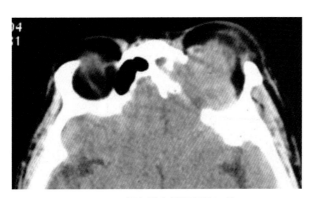

图8-15 额窦鳞癌侵犯眼眶CT像

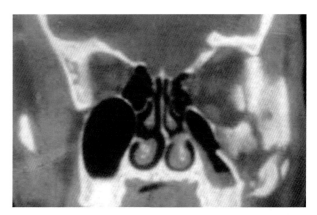

图8-16 左眼眶内、下、外、上壁骨折，累及前颅窝底和鼻窦骨折

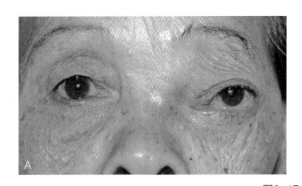

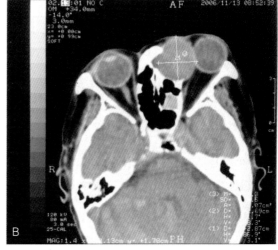

图8-17 筛窦

A.左侧筛窦黏液性囊肿侵犯左眼眶致左眼向颞侧突出；B.左侧筛窦黏液性囊肿侵犯眼眶CT表现

病因部分也与后组筛窦的炎症及与视神经邻近相关。鼻窦手术时清除后组筛窦的炎症要注意保护视神经。

■ 蝶窦

蝶窦（sphenoidal sinus）位于蝶骨体内，在上鼻甲的后上方，左右各一，但其大小、形状和骨壁的厚薄等个体差异较大。通常在胚胎第4个月时已能辨出蝶窦，3岁时开始发育，青春期发育成熟，发育良好者可延伸至蝶骨大翼、翼突和枕骨基底部内，两侧的大小和形态一般不对称，中隔常偏于一侧，有时上下及左右窦房相重叠，可将窦壁分为前、后、上、下、内、外侧等六个壁。蝶窦的上方为脑垂体和视神经，两者间的骨壁相当薄，甚至阙如。蝶窦的下方为后鼻孔，前方为筛窦。蝶窦开口于上鼻道最高的蝶筛隐窝处。部分个体的视神经可突入蝶窦中，因此，蝶窦炎时常可波及视神经，引起球后视神经炎。

眼部与口腔的解剖关系

眼部与口腔并不直接相邻，因此，两者病变相互影响的情况临床上较少见。然而，眶下裂与口腔的翼腭窝、颞窝与眼眶、构成眶外下壁的颧骨与颧弓以及颞下颌关节等有重要的解剖相邻关系，炎症和肿瘤等病变也可相互影响。即使没有相邻关系，有些病变可同时累及眼部与口腔，如Mikulicz病会同时累及双侧泪腺和腮腺，致双侧泪腺和腮腺同时肿大，为一种不明原因的炎症性病变（图8-18）。

■ 眶下裂与翼腭窝

翼腭窝（pterygopalatine fossa）位于眼眶后下方，向前经眶下裂（interaorbital fissure）与眼眶相通，向下经腭大管出腭大孔、腭下孔与口腔相通。因此，眼眶与口腔的病变如急性感染性炎症等可经此通道相互影响，临床上牙源性感染如齿槽脓肿等引起的眼眶急性蜂窝织炎有可能经此途径所致。另外，齿槽脓肿的脓液也可通过上颌

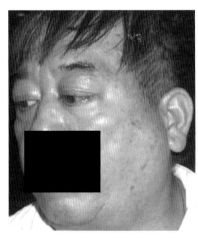
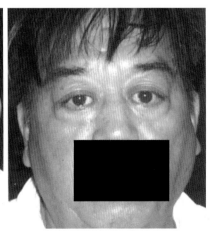

图8-18 Mikulicz病同时累及双侧泪腺和腮腺

骨或上颌窦直接引起眶内感染。当然，致病菌也可进入血液引起菌血症，从而发生化脓性眼内炎或眶内化脓性炎症。因此，临床上遇到不明原因的眼部化脓性炎症患者，尤其是小儿患者，要注意询问是否存在牙源性病灶。

■ 颞窝与眼眶

颞窝（temporal fossa）起自额骨和颧骨相连处，位于眼眶外侧壁的外侧，其上界为颞线，下界为颧弓的假想平面。颞窝和眼眶外侧部位的肿瘤等病变可互相侵犯，从而引起相应的病变，如急性白血病的眼眶绿色瘤常影响眼眶外侧壁，引起眶外侧壁骨质破坏，同时累及颞窝，造成颞窝部位软组织隆起，形成临床上常见的"青蛙面"外观（图8-19）。眼眶内肿瘤等病变需行侧壁开眶肿瘤摘除术时，常需锯开眼眶外侧壁骨质，以扩大手术野，这时要仔细剥离位于颞窝内的颞肌，尽量使颞肌完整不受损伤。严重的甲状腺相关眼病行外侧壁开眶减压手术时，也是打开眼眶外侧壁，使眼眶内软组织经打开的通道进入颞窝，以减轻眼眶内的压力，保护视神经，减少眼球突出的程度。眼眶恶性肿瘤眶内容剜除术后行眼眶成形术时，临床上经常利用其颞窝内的颞肌以填补眶内缺损，改善容貌外观。

■ 颧弓和下颌关节

颧弓（zygomatic arcade）为面部的重要骨性标志，颧弓后方有由颞骨下方的下颌窝和关节结节形成的下颌关节。颅面部骨折时容易同时累及颧弓和下颌关节，因眼眶外下壁部分由颧骨构成，临床上经常见到既有眼眶骨折，又有颧弓和下颌关节损伤的情况。眼科医生和口腔颌面外科医生应互相熟悉相应的解剖关系和外伤处理原则，最好是两个专科的医生一起手术修复骨折，以最大限度减少手术次数和提高手术效果。

■ 上颌骨和眼眶

上颌骨（maxillary bone）组成骨腭的前部和眼眶下壁，上颌骨的下缘容纳上颌牙根的牙槽，其内为上颌窦。牙槽的牙源性感染也可经眼眶下壁及上颌骨内的导血管等影响眼眶，造成眼眶内感染。眶下神经经眼眶下壁内的眶下神经管从上颌骨的眶下神经孔穿出，临床上如眼眶下壁爆裂性骨折时，会影响眶下壁内眶下神经的功能，致眶下神经支配的面颊部皮肤感觉麻木；开眶手术时如损伤位于下壁的该神经束也会造成面部皮肤麻木现象。上颌骨的肿瘤可侵犯眼眶引起眼球突出和眼球向上方移位（图8-20）。

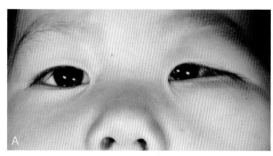
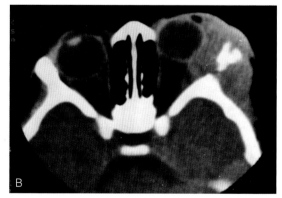

图8-19　眼眶绿色瘤
A.急性白血病眼眶绿色瘤病变侵犯颞窝和眼眶外观；B.急性白血病眼眶绿色瘤病变侵犯颞窝和眼眶（CT）

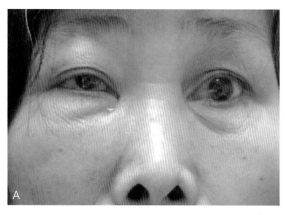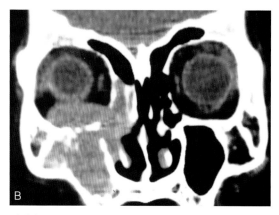

图8-20 右上颌窦鳞癌侵犯眼眶

A.外观照相显示右眼球突出并向上移位，睑裂变小；B.眼眶及鼻窦CT显示右上颌窦软组织肿物，破坏眶下壁侵犯眼眶下部

（颜建华）

主要参考文献

1. 李秋英, 李进凯, 张爱武. 眼眶. 见: 李秋英, 郑广瑛. 眼科应用解剖学. 郑州: 郑州大学出版社, 2002.

2. 李梅. 颅骨解剖概况. 见: 李美玉, 王宁利. 眼解剖与临床. 北京: 北京大学医学出版社, 2003.

3. Ettl A, Zwrtek K, Daxer A, Salomonowitz E. Anatomy of the orbital apex and cavernous sinus on high-resolution magnetic resonance images. Surv Ophthalmol, 2000, 44(4):303-323.

4. Demer JL. Mechanics of the orbita. Dev Ophthalmol, 2007, 40:132-157.